Haug

Alexander Gothe (Text)
Julia Drinnenberg (Illustrationen)

Homöopathische Leit-*Bilder*

Lernen mit Cartoons

2., unveränderte Auflage

669 Abbildungen

Karl F. Haug Verlag · Stuttgart

Bibliografische Information der Deutschen Nationalbibliothek

Die Deutsche Nationalbibliothek verzeichnet diese Publikation in der Deutschen Nationalbibliografie; detaillierte bibliografische Daten sind im Internet über http://dnb.d-nb.de abrufbar

Anschrift des Autors:
Alexander Gothe
Leipziger Str. 10
34292 Ahnatal-Kammerberg

Anschrift der Illustratorin:
Julia Drinnenberg
Lamerder Str. 10
34369 Hofgeismar

Wichtiger Hinweis: Wie jede Wissenschaft ist die Medizin ständigen Entwicklungen unterworfen. Forschung und klinische Erfahrung erweitern unsere Erkenntnisse, insbesondere was Behandlung und medikamentöse Therapie anbelangt. Soweit in diesem Werk eine Dosierung oder eine Applikation erwähnt wird, darf der Leser zwar darauf vertrauen, dass Autoren, Herausgeber und Verlag große Sorgfalt darauf verwandt haben, dass diese Angabe dem Wissensstand bei Fertigstellung des Werkes entspricht.
Für Angaben über Dosierungsanweisungen und Applikationsformen kann vom Verlag jedoch keine Gewähr übernommen werden. Jeder Benutzer ist angehalten, durch sorgfältige Prüfung der Beipackzettel der verwendeten Präparate und gegebenenfalls nach Konsultation eines Spezialisten festzustellen, ob die dort gegebene Empfehlung für Dosierungen oder die Beachtung von Kontraindikationen gegenüber der Angabe in diesem Buch abweicht. Eine solche Prüfung ist besonders wichtig bei selten verwendeten Präparaten oder solchen, die neu auf den Markt gebracht worden sind. Jede Dosierung oder Applikation erfolgt auf eigene Gefahr des Benutzers. Autoren und Verlag appellieren an jeden Benutzer, ihm etwa auffallende Ungenauigkeiten dem Verlag mitzuteilen.

Geschützte Warennamen (Warenzeichen) werden nicht besonders kenntlich gemacht. Aus dem Fehlen eines solchen Hinweises kann also nicht geschlossen werden, dass es sich um einen freien Warennamen handelt.
Das Werk, einschließlich aller seiner Teile, ist urheberrechtlich geschützt. Jede Verwertung außerhalb der engen Grenzen des Urheberrechtsgesetzes ist ohne Zustimmung des Verlags unzulässig und strafbar. Das gilt insbesondere für Vervielfältigungen, Übersetzungen, Mikroverfilmungen und die Einspeicherung und Verarbeitung in elektronischen Systemen.

1. Auflage 2005

© 2012 Karl F. Haug Verlag in
MVS Medizinverlage Stuttgart GmbH & Co. KG
Oswald-Hesse-Str. 50, 70469 Stuttgart

Unsere Homepage: www.haug-verlag.de

Printed in Germany

Cartoons: Julia Drinnenberg, Hofgeismar
Umschlaggestaltung: Thieme Verlagsgruppe
Cartoons von Julia Drinnenberg
Satz: DOPPELPUNKT Auch & Grätzbach GbR, Leonberg
Satzsystem: QuarkXpress
Druck: Offizin Andersen Nexö Leipzig GmbH, 04442 Zwenkau

ISBN 978-3-8304-7487-6   1 2 3 4 5 6

Auch erhältlich als E-Book:
eISBN (PDF) 978-3-8304-7488-3
eISBN (ePub) 978-3-8304-7611-5

Inhalt

Wie es zu diesem Buch kam VII

Einleitung 1

Aconitum napellus
Sturmhut 2

Aethusa cynapium
Hundspetersilie 6

Apis mellifica
Honigbiene 10

Argentum nitricum
Silbernitrat 14

Arnica montana
Bergwohlverleih 18

Arsenicum album
Weißes Arsenik 22

Aurum metallicum
Gold 26

Barium carbonicum
Bariumcarbonat 30

Belladonna
Tollkirsche 34

Bryonia alba
Weiße Zaunrübe 38

Calcium carbonicum
Austernschalenkalk 42

Calcium phosphoricum
Calciumphosphat 46

Cantharis
Spanische Fliege 50

Carcinosinum
Nosode, hergestellt aus Brustkrebsgewebe . . . 54

Causticum
„Hahnemanns Ätzstoff" 58

Chamomilla matricaria
Echte Kamille 62

Chelidonium majus
Schöllkraut 66

Cimicifuga
Wanzenkraut 69

Conium maculatum
Gefleckter Schierling 73

Ferrum metallicum
Eisen 77

Gelsemium
Gelber Jasmin 81

Hyoscyamus
Bilsenkraut 85

Ignatia
Ignatiusbohne 89

Kalium carbonicum
Kaliumkarbonat 93

Lachesis muta
Buschmeisterschlange 97

Lycopodium clavatum
Bärlapp 101

Magnesium carbonicum
Magnesiumcarbonat 105

Magnesium muriaticum
Magnesiumchlorid 109

Medorrhinum
Nosode, hergestellt aus Trippersekret 113

Mercurius solubilis
Quecksilbergemisch 117

Natrium carbonicum
Sodasalz 121

Natrium muriaticum
Kochsalz 125

Natrium sulfuricum
Glaubersalz 129

Nux vomica
Brechnuss 133

Opium
Getrockneter Milchsaft des Schlafmohns 137

Phosphorus
Gelber Phosphor 141

Phosphoricum acidum
Phosphorsäure 145

Platinum metallicum
Platin 149

Psorinum
Nosode, hergestellt aus der
Flüssigkeit von Krätzebläschen 153

Pulsatilla
Küchenschelle 157

Rhus toxicodendron
Giftsumach 161

Sepia
Getrockneter Inhalt des Tintenfischbeutels . . . 165

Silicea
Bergkristall 169

Staphisagria
Rittersporn 173

Stramonium
Stechapfel 177

Sulfur
Schwefel 181

Thuja occidentalis
Lebensbaum 185

Tuberculinum
Nosode, hergestellt aus einem
tuberkulösen Abszess 189

Veratrum album
Brechwurz 193

Zincum metallicum
Zink 197

Literatur 201

Abbildungsnachweis 202

Wie es zu diesem Buch kam ...

Treu begleitet von sulphurischen Gedankenblitzen, die mir in unregelmäßigen Abständen plötzlich erscheinen und eine wirklich gute Erfindung oder Illusion vorschwärmen (und ebenso schnell wieder verschwinden, weil die Zeit, Lust oder das wirkliche Talent zu ihrer Verwirklichung fehlten), kamen mir im Laufe meines Lebens schon oft spontane Ideen oder Verbesserungsvorschläge für den Alltag in den Sinn.

Eine dieser Ideen halten Sie nun, werter Leser, als Buch in Ihrer Hand. Die Beharrlichkeit, die zu seiner Fertigstellung nötig war, schöpfte ich aus der (manchmal auch bitteren) Erkenntnis, dass das erfolgreiche Arbeiten für die Gesundheit der Patienten vom Therapeuten ein ungemein großes, gut fundiertes und jederzeit abrufbares homöopathisches Wissen erfordert.

Aufgrund seiner unglaublichen Menge entzieht sich dieses Wissen aber leider oft scheu dem neugierigen Betrachter und gestattet ihm, meist nur einen Teil seiner tief in den Büchern verborgenen Weisheiten aufzunehmen. Nur durch unermüdliches und ausdauerndes Studieren der (oft sehr trockenen) Texte der Materia Medica und der Rubriken des Repertoriums gelang es bisher, ein Verständnis für die Arzneimittelbilder zu entwickeln.

Dieser schwierige Weg musste doch irgendwie erleichtert werden können!

Angeregt durch die Bücher von Frau V. Birkenbiel („Stroh im Kopf") und auch von Frau Dr. Zimmerli („Homöopathische Arzneimittel-Typen") kam mir nun der Gedanke, den bereits vorhandenen, aber noch ausbaufähigen Pfad der visuellen Lernvereinfachung für homöopathisches Wissen selber beschreiten und erweitern zu wollen.

**Es sollte einfacher werden,
Homöopathie zu erlernen!**

Da meine künstlerischen Fähigkeiten jedoch recht mager sind, suchte ich nach einem geeigneten Illustrator. Dieser sollte einerseits vor der erforderlichen Menge der Zeichnungen nicht zurückschrecken, aber trotz des immensen Arbeitsaufwandes immer noch kreativ genug sein, um viele ansprechende und vor allem einprägsame Bilder zeichnen zu können.

Nach mehreren Anläufen führte mich mein Weg zu der Illustratorin und Karikaturistin Julia Drinnenberg. Ein Teil ihrer illustrierten Bücher sind Schulbücher, die ebenfalls das Ziel haben, durch eine anschauliche grafische Darstellung der Themen *das Lernen zu vereinfachen.*

Gemeinsam erarbeiteten wir ein Konzept aus zunächst 50 bekannteren homöopathischen Arzneimitteln, suchten und fanden einen kompetenten und ambitionierten Verlag und freuen uns, Ihnen hiermit die Früchte unserer gemeinsamen Anstrengung präsentieren zu können.

**In diesem Sinne wünschen wir Ihnen viel Erfolg
und viel Spaß mit:**
Homöopathische Leit-*Bilder* –
Lernen mit Cartoons

Danksagung

Wir danken Frau Gabriele Müller und Herrn Dr. Sverre Klemp vom Haug Verlag für die gute Zusammenarbeit und ihr großes Vertrauen in dieses Werk.

Julia Drinnenberg
Alexander Gothe

Ich danke meiner lieben Frau Christina für ihre Anregungen, ihren Zuspruch und ihre Hilfe bei der Korrektur und Fertigstellung. Ihre Freude und Begeisterung für dieses Buch gaben mir Kraft und Mut, meine Ideen zu Papier zu bringen, dadurch meine Liebe zur Homöopathie ausdrücken zu können und auch einen kleinen Beitrag für die Weiterverbreitung dieser einzigartigen Heilmethode leisten zu dürfen.

Alexander Gothe

Einleitung

Die Homöopathie ist eine der wenigen Therapiearten, die den Patienten mit all seinen körperlichen und seelischen Beschwerden in einer einzigartigen Gesamtheit betrachtet. Mit ihr können wirkliche Heilungen erzielt werden – abseits der gebräuchlichen, oft einfacheren symptomatisch-lokalen Behandlungsmethoden.

Die Homöopathie ist aber auch eine schwer zu erlernende Wissenschaft. Ihre enorme Komplexität und die Vielzahl der bekannten Arzneien, die sich durch neue Arzneiprüfungen ständig erhöht, erschweren ihre Anwendung.

An diesem Punkt möchte dieses Buch ansetzen. Es möchte helfen, homöopathisches Wissen schneller auffassen und auch länger im Gedächtnis behalten zu können.

Der gewünschte Lerneffekt wird besonders durch die Karikatur erreicht, die sich durch Zuspitzung und Hintergründigkeit im Gedächtnis festhakt. Da sich der „Witz" eines Bildes oft gerade im Zusammenspiel von Bild und Text erschließt, verknüpft auch das Gedächtnis spontan das gelesene Wort mit dem Bild.

Das Buch beschreibt 50 Arzneimittelbilder in jeweils drei unterschiedlichen Abschnitten:

- Zunächst wird ein einprägsamer Zusammenhang zwischen dem Wesen der Ausgangssubstanz – sei es nun Pflanze, Mineral, Tier oder Nosode – und dem homöopathischen Symptom- oder Charakterbild am Menschen herausgestellt. Auf ausführliche botanische, mineralische oder zoologische Einzelheiten wurde bewusst verzichtet, da dabei oft der gewünschte homöopathisch-interessante Zusammenhang und die damit verbundene Anwendbarkeit für die Praxis fehlt.

- Der Textteil gibt einen Überblick über das jeweilige homöopathische Arzneimittelbild und verleiht seiner speziellen Pathologie durch die Beschreibung der *Ursachen*, des *Verlaufs* oder einzelner *aufeinander folgender Etappen* Gestalt.

- Im Anschluss daran verdeutlichen zahlreiche ausdrucksvolle Zeichnungen Symptome, Charaktereigenschaften oder seelische Merkmale der zum Arzneimittelbild gehörenden Menschen. Diese Zeichnungen stehen oft mit dem Textteil im Zusammenhang, stellen aber teilweise auch eigenständige Symptome oder Themen dar.

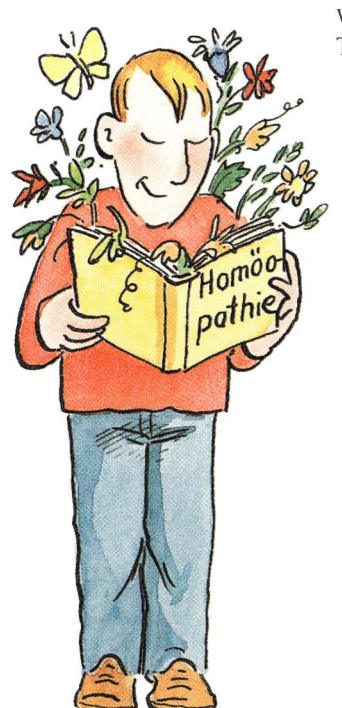

Aconitum napellus
Sturmhut

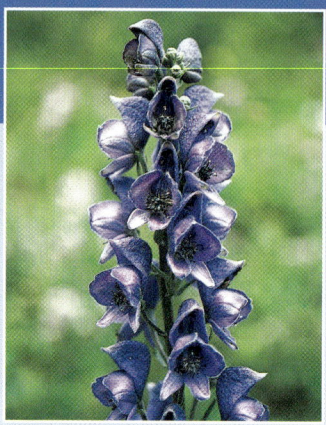

Aconitum wurde schon früher als schnell tötendes Gift verwendet und ist heute im Gegensatz dazu ein wertvolles Medikament bei der Behandlung hoch akuter, stürmischer Krankheitszustände. Die Beschwerden sind so intensiv und beängstigend, dass die Patienten auch hier (ähnlich den Vergiftungsopfern) denken, ganz sicher bald sterben zu müssen.

- Der homöopathische Einsatz von Aconitum eignet sich für Menschen, die unter einer Überempfindlichkeit des Nerven- oder des Herz-Kreislauf-Systems leiden.
- Das Nervensystem reagiert nach Schock oder Schreckerlebnissen, das Herz-Kreislauf-System nach Einwirkungen von kaltem Wind oder Hitze. Beide können eine heftige Reaktion in Form von einer akuten, plötzlichen und sehr intensiven Erkrankung bewirken, die von Ängsten und enormer Unruhe begleitet wird.
- Aconitum ist eine wichtige Arznei für das Frühstadium vieler Erkrankungen und wird im weiteren Verlauf bei Änderung der Symptomatik oft von anderen Mitteln abgelöst. Akute Infektionskrankheiten beginnen nicht selten mit typischen Aconitum-Beschwerden.
- Die Patienten sind dabei kurzatmig, ihr Herz rast, der Puls ist voll und kräftig. Sie bekommen hohes Fieber, der Kopf ist heiß und rot oder zeigt Blässe auf nur einer Wange. Durch Aufsetzen wird ihnen schwindelig, und sie erblassen jetzt vollständig.
- Schüttelfrostattacken wechseln sich mit dem Fieber ab und zwingen sie, trotz ihrer starken Ruhelosigkeit im Bett liegen zu bleiben.
- Im Gegensatz zum sehr ähnlichen Bild eines *Belladonna*-Zustandes sind ihre Pupillen enggestellt. Sie sind sehr durstig, verlangen kalte Getränke und haben eine auffallend trockene Haut. Der baldige Wechsel zu anderen Arzneimitteln wird dann durch beginnendes Schwitzen angekündigt.
- Alle Beschwerden sind so intensiv, schnell und bedrohlich, dass die Patienten oft ängstlich glauben, in Kürze (zu einer ganz bestimmten Zeit) sterben zu müssen.
- Aconitum ist nicht nur in akuten Stadien einer Erkrankung angezeigt, sondern hat auch eine wichtige Bedeutung in der Therapie chronischer Beschwerden.
- Durch eine konstitutionelle Übererregbarkeit des Nervensystems leiden die Patienten an sehr intensiven plötzlichen Angstanfällen, die von völlig symptomfreien Phasen abgewechselt werden – bis zum erneuten Ausbruch.
- Sie werden sehr unruhig, gehen hin und her und zeigen ihre innerliche Qual durch Zittern oder Flucht vor der verursachenden Situation.
- Es sind einerseits Situationen der Bedrängnis, die sie zum Flüchten zwingen, so z. B. aus einer Menschenmenge oder aus dem Kino (sie setzen sich gerne in die Nähe des Ausgangs), andererseits zeigen sich auch Ängste auf Grund von plötzlicher Weite auf großen leeren Plätzen, Straßen oder beim Verlassen des Hauses.
- Auch dieser chronische Aconitum-Zustand hat seine Ursache in einem früher erlebten intensiven Schreckerlebnis (Autounfall, Erdbeben oder andere plötzliche Bedrohungen mit Todesangst).
- In den symptomfreien Phasen besteht hier ebenso eine unterschwellige Furcht vor dem Tod.
- Die Patienten sagen jedoch im Gegensatz zu den akuten Phasen nicht direkt ihre Todesstunde voraus, sondern wissen, dass sie *bald* sterben werden. Sie fertigen daraufhin evtl. ihr Testament an und verabschieden sich innerlich langsam, aber bestimmt vom Leben.

Aconitum napellus

Akuter Aconitum-Zustand

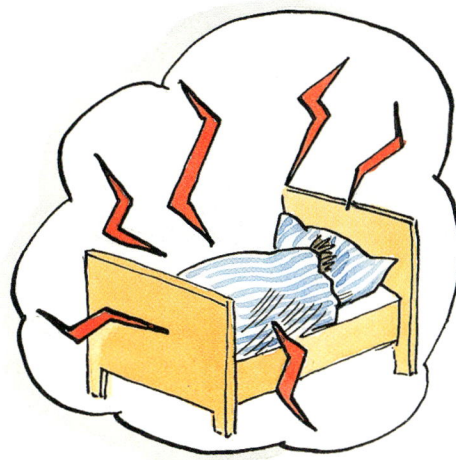
- Starke Beschwerden, die von heftiger Ruhelosigkeit begleitet sind

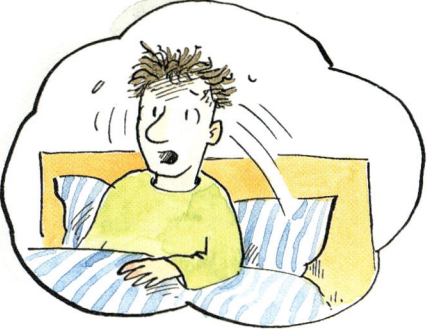
- Beim Aufsetzen wird der Kopf blass

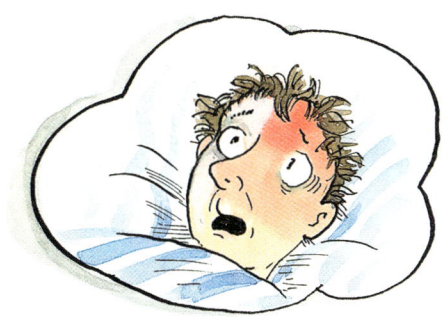
- Roter Kopf – oder eine rote und eine blasse Wange

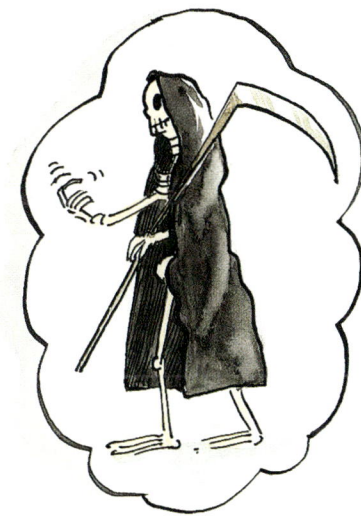
- Gefühl, dass der Tod nahe bevorsteht

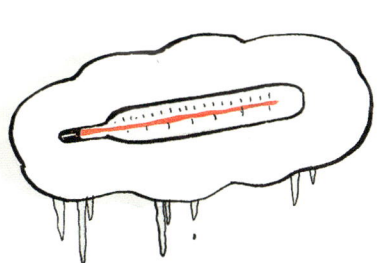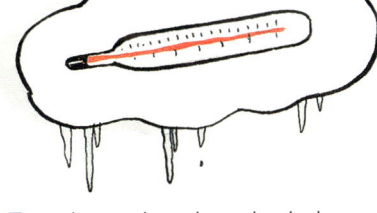
- Hohes Fieber abwechselnd mit Frostschauern

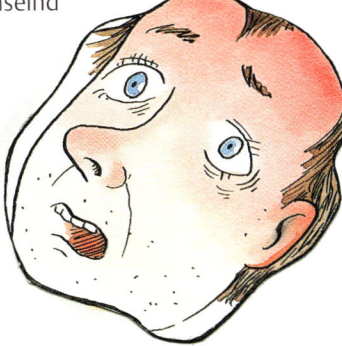
- Außer sich vor Schmerzen
- Trockene Hitze
- Pupillen sind enggestellt

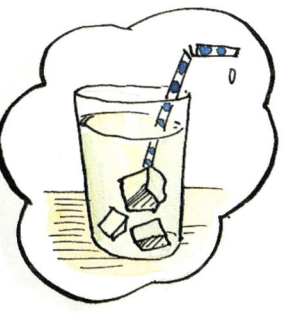
- Starkes Verlangen nach kalten Getränken

Aconitum napellus

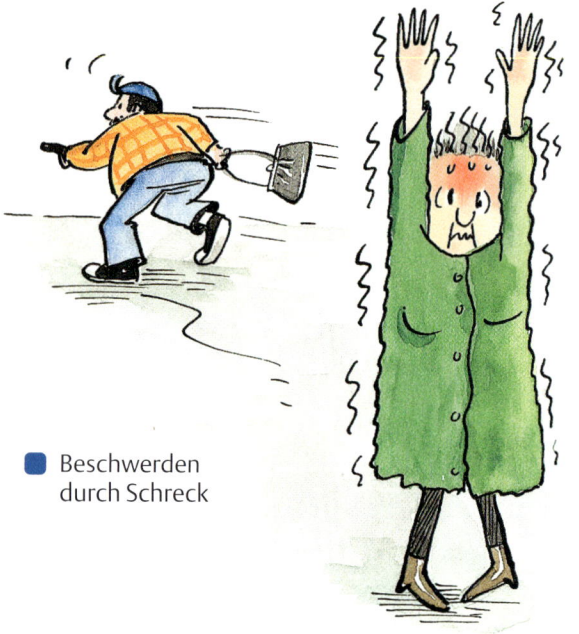

- Beschwerden durch Schreck

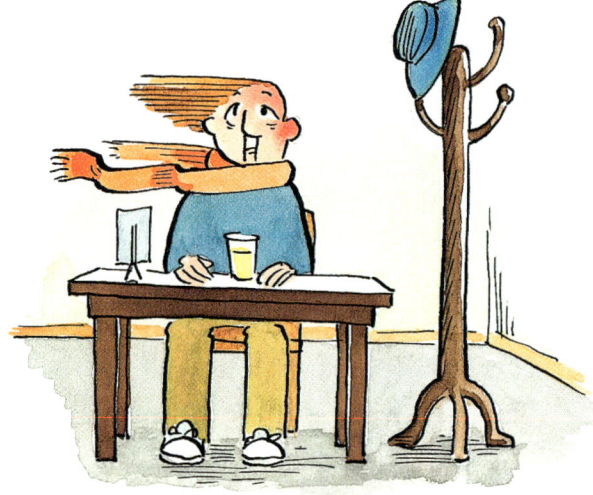

- Beschwerden durch kalten Wind

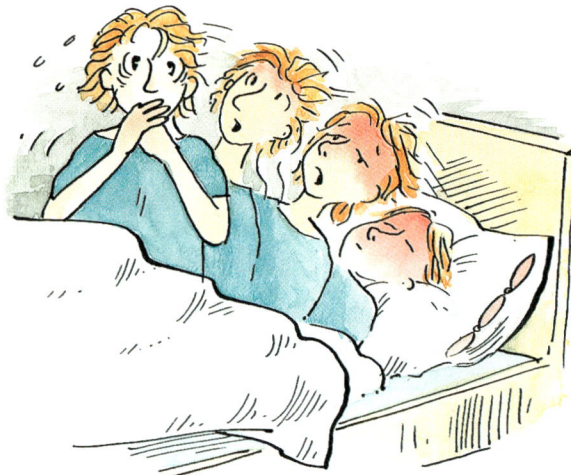

- Erwacht ein bis zwei Stunden nach dem Einschlafen mit heftigem Schrecken

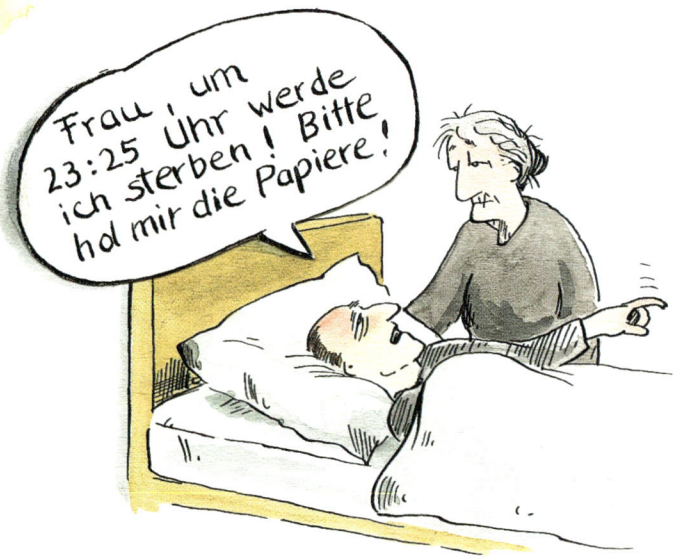

- Sagt seine Todesstunde voraus

Aconitum napellus

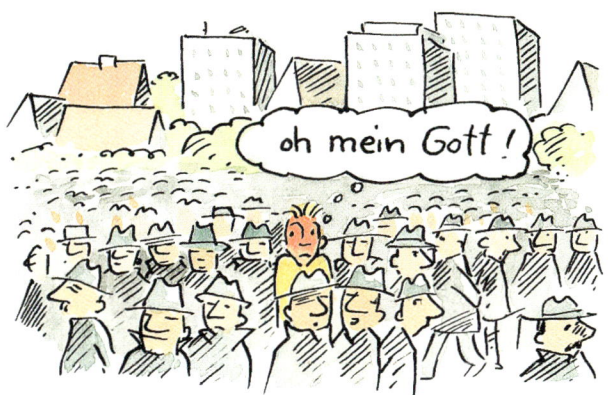
● Furcht in einer Menschenmenge

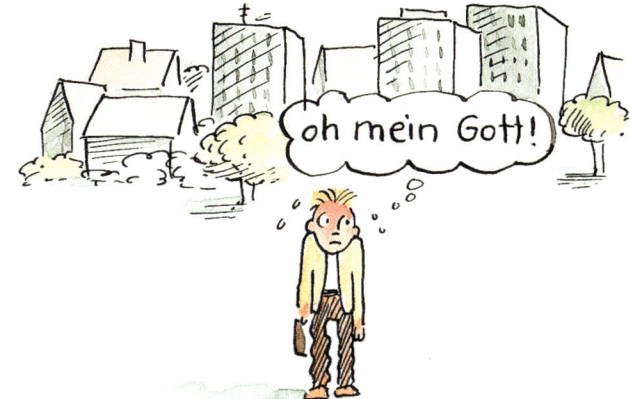
● Furcht auf großen leeren Plätzen

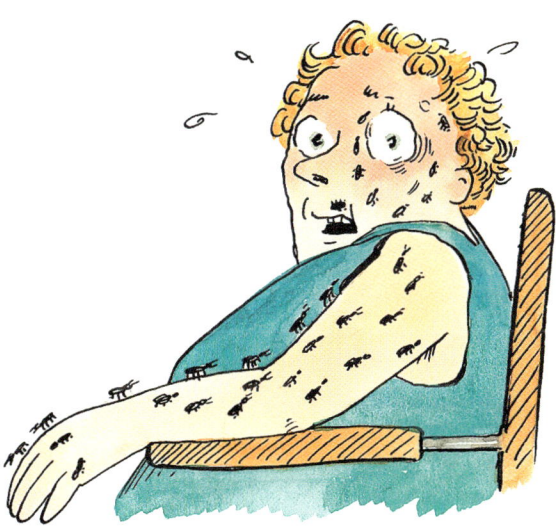
● Ameisenlaufen und Taubheitsempfindungen

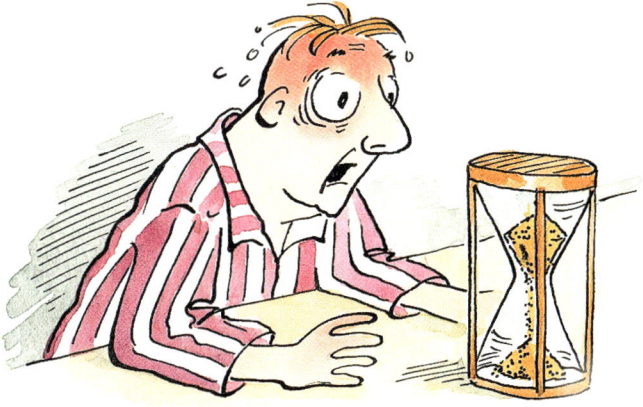
● Panikzustände mit der Überzeugung, dass das Leben bald vorbei sein wird

Aethusa cynapium

Hundspetersilie

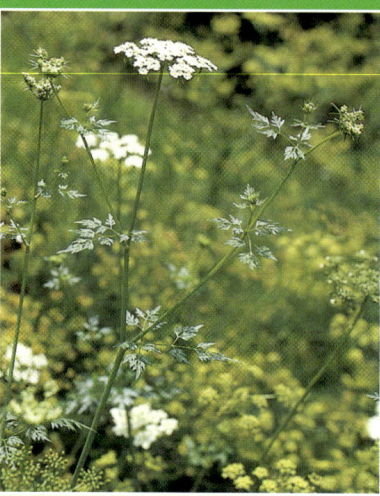

Aethusa cynapium bedeutet übersetzt „Brennende Hundspetersilie" und weist uns auf ihren brennenden Geschmack, ihren Bezug zu Tieren (die diese Pflanze wegen ihres abstoßenden Geruchs stark meiden) und ihre äußere Ähnlichkeit zur Petersilie hin. Auch Aethusa-Patienten können unter brennenden Schmerzsymptomen leiden, bemühen sich aber im Gegensatz zu der Pflanze, möglichst viele Tiere um sich zu scharen.

- Aethusa-Patienten findet man oft unter verschlossenen Einzelgängern, die zurückgezogen mit einem oder meist sogar mehreren Tieren zusammenleben.
- Dieser Rückzug in die Einsamkeit entwickelt sich langsam aus persönlichen Enttäuschungen und dem Gefühl, die Gesellschaft mit ihren vielfältigen Gedanken, Meinungen und Trends nicht zu verstehen. Sie fühlen sich anders!
- Es fällt ihnen schwer, Kontakte und Beziehungen zu anderen Menschen zu entwickeln, mit ihnen zu kommunizieren oder Interesse an deren Themen zu zeigen.
- Sie haben eigene intensive Gedanken und Gefühle, behalten sie aber scheu für sich, weil sie glauben, dass sie niemand versteht oder niemand etwas davon wissen will.
- Dadurch stauen sich ihre Emotionen an, sie sind nicht fähig, sie zu äußern und ziehen sich durch diesen unbewussten Konflikt immer mehr zurück.
- So kommt es, dass sie andere Menschen meiden, zu Außenseitern werden, sich zum Ausgleich viele Tiere anschaffen und ihnen ihr ganzes Leben widmen.
- Auf diese Weise bilden sie sich eine Ersatzwelt, in der die Gemeinschaft und Zuneigung der Tiere all ihre Kontaktbedürfnisse zu Menschen überflüssig werden lassen.
- Durch ihre feinfühlige Kommunikation mit ihnen setzen sie ihre zurückgehaltenen Emotionen frei und erhalten eine angenehme Geborgenheit, die sie so bei den Menschen nicht finden konnten.
- Gelingt es ihnen nicht, diese Art der Gemeinschaft bilden zu können, um sich damit emotional zu entspannen, so beginnen ihre Gemütsbewegungen, sich in Selbstgesprächen oder Krankheiten zu äußern.
- Ihre intensiven Gefühle und Anspannungen müssen irgendwie aus ihnen heraus!
- Vergleichbar mit einer Eruption löst sich der angestaute innere Druck oft durch ganz plötzlich auftretende Beschwerden, wie z. B. heftigem Erbrechen, Durchfall, Schwächezuständen oder Schmerzen.
- Die Patienten entwickeln Ängste vor allem vor Situationen, in denen sie die Kontrolle an ihr angestautes Unterbewusstsein abgeben müssen und haben daher große Angst, die Augen zu schließen oder einzuschlafen – und danach nicht mehr aufzuwachen.
- Neben dem Einsatz bei diesen chronischen Krankheitsverläufen bewährt sich Aethusa auch bei akuten Beschwerden.
- Schon Säuglinge mit heftigem Brechdurchfall und damit verbundener auffallend starker Entwässerung brauchen dieses Medikament.
- Weiterhin ist es ein wichtiges Arzneimittel für Beschwerden durch lange geistige Anstrengungen. Das Lernen und Konzentrieren fällt den Betroffenen sehr schwer, ihr Kopf scheint wie leer, stumpf und betäubt zu sein.
- Sie werden immer erschöpfter, und durch das Gefühl, nichts Gelerntes im Kopf behalten zu können, leiden sie zusätzlich noch unter starken Prüfungsängsten.

Aethusa cynapium

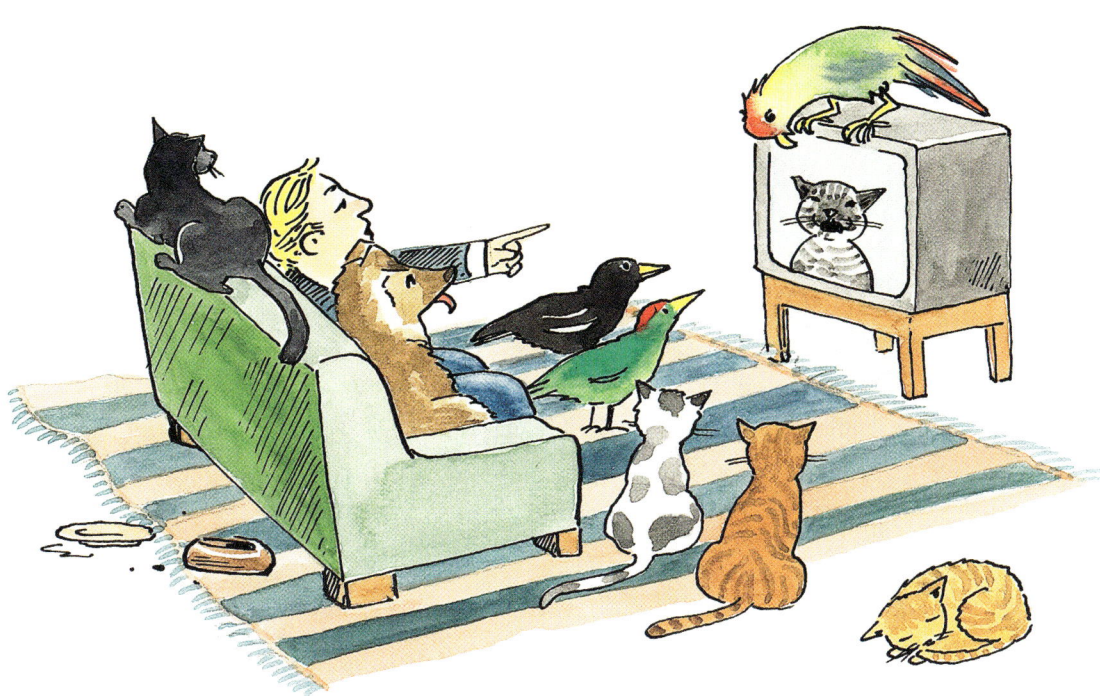

● Starke Tierliebe – lebt allein mit vielen Tieren zusammen

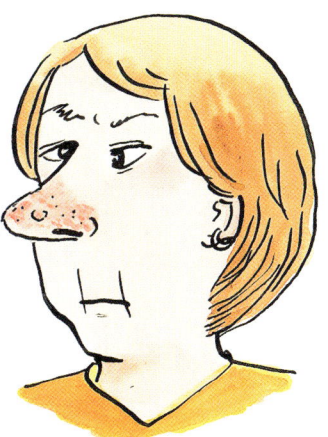

● Hautausschläge auf der Nasenspitze

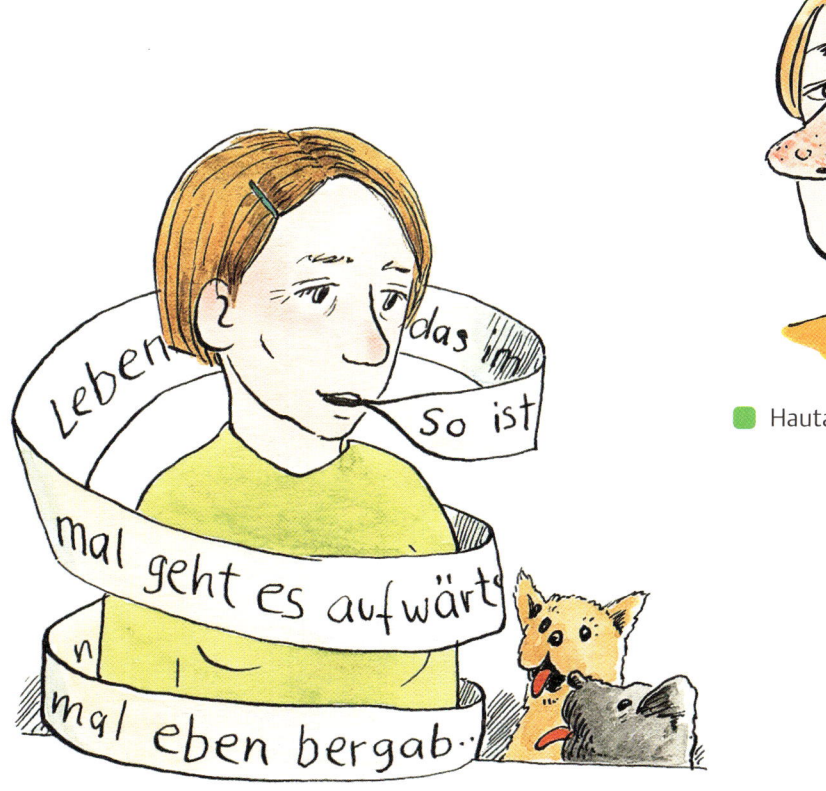

● Selbstgespräche

Aethusa cynapium

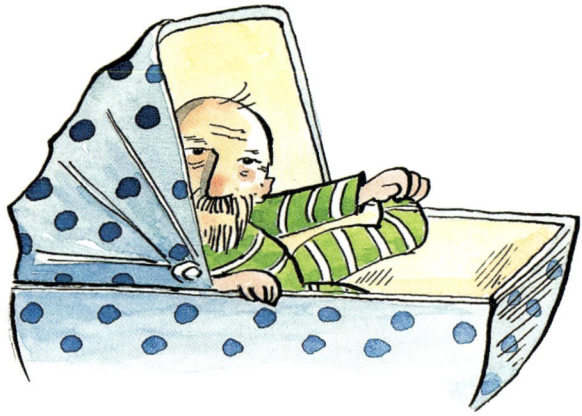

- Säuglinge mit alt aussehendem „hippokratischem" Gesicht

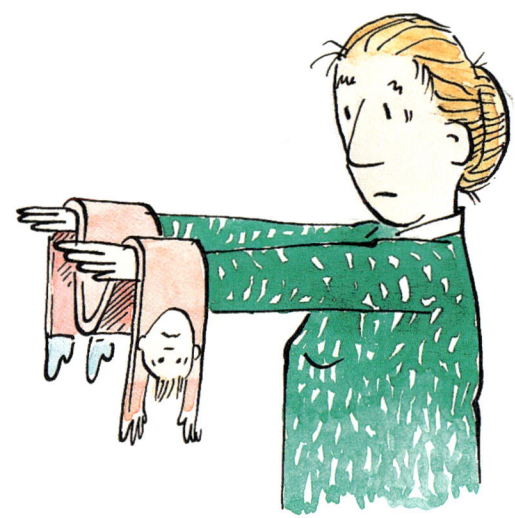

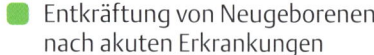

- Milchunverträglichkeit bei Säuglingen

- Entkräftung von Neugeborenen nach akuten Erkrankungen

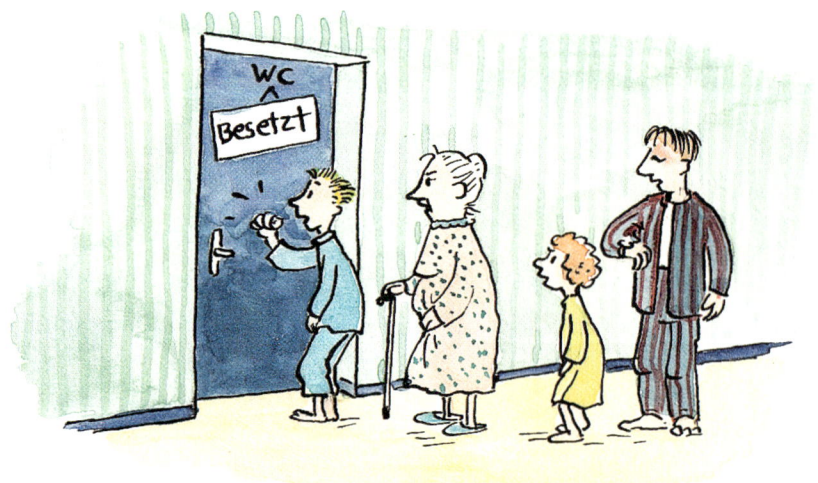

- Häufiger Harndrang

Aethusa cynapium

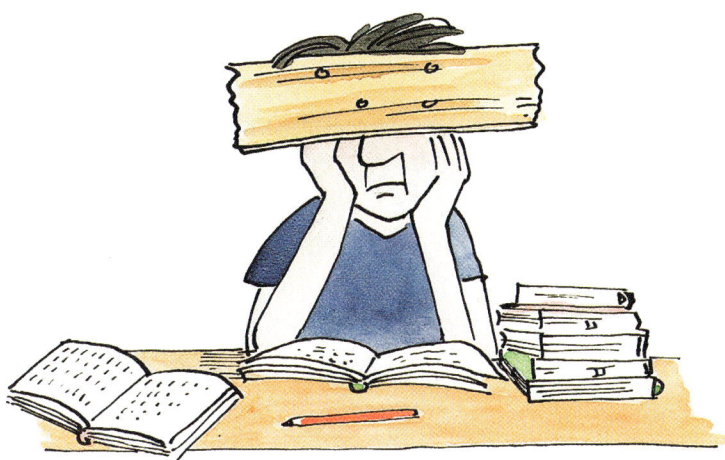

- Stumpfheit beim Lernen
  Furcht, vor Prüfungen zu versagen

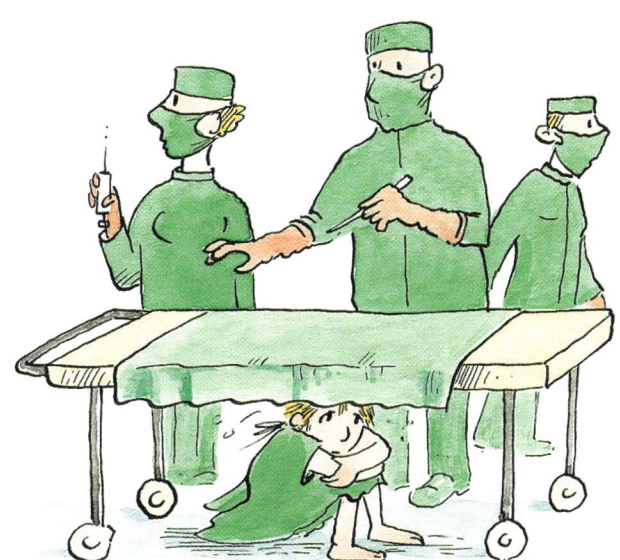

- Enorme Furcht vor Operationen

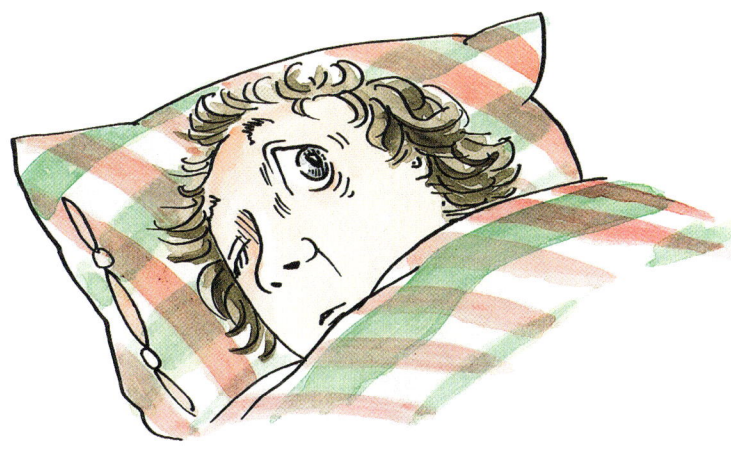

- Furcht einzuschlafen aus Angst, nicht mehr aufzuwachen

Apis mellifica

Honigbiene

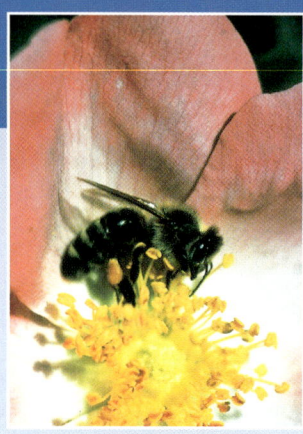

Bienen sind sehr fleißige und pflichtbewusste Insekten, die Wert auf Ordnung, gute Organisation und gezielte Arbeitsaufteilung legen. Sie wollen nicht berührt werden und mögen keine Hitze. Die Königin im Bienenstock bestimmt das Verhalten der anderen Tiere und ist sexuell sehr aktiv. Diese Eigenschaften finden sich auch im Arzneimittelbild von Apis wieder.

- Die akute homöopathische Anwendung von Apis leitet sich aus der auffallenden Ähnlichkeit zu Bienenstich-Symptomen ab.
- Durch einen Stich entsteht lokal eine heiße, rote Schwellung mit starken stechenden oder brennenden Schmerzen. Die verletzten Patienten wollen dringend die betroffene Stelle kühlen und vermeiden mögliche Berührungen.
- Unter Umständen entsteht aber auch eine starke allergische Reaktion am ganzen Körper, die sich in großflächigen Ödemen, Schmerzen und Schocksymptomen äußert.
- Apis hilft nun beim Einsatz gegen genau diese beschriebenen Krankheitszeichen: bei heißen, roten Schwellungen (egal welcher Ursache), die von stechenden oder brennenden Schmerzen begleitet sind, sich durch Wärme und schon kleinste Berührungen verschlimmern und durch Abkühlung bessern.
- Diese Symptome können lokal als abgegrenzte Entzündung oder als Erguss auftreten, aber auch generalisieren und als starke ödematöse Schwellung eine Nieren- oder Herzschwäche begleiten.
- Apis-Pathologien entstehen (außer Kopfschmerzen oder Zosterneuralgien) bevorzugt auf der rechten Seite.
- Die konstitutionellen Apis-Patienten legen – wie die Bienen – ein sehr geschäftiges und fleißiges Verhalten an den Tag.
- Sie sind vital, energiegeladen und oft, auf Grund ihrer Eile und nicht selten übermäßigen Körperfülle, auffallend ungeschickt. Ständig stoßen sie sich oder lassen etwas fallen.
- Sie sind sexuell sehr aktiv und haben einen großen Familiensinn. Ihre Familie ist ihr Ein und Alles, sie halten sie zusammen, bestimmen aber diktatorisch über deren Aufgabenverteilungen. Alles muss organisiert sein, und jeder hat seine Arbeiten gut zu erledigen!
- Dieses dominante und übermäßig verantwortungsbewusste Verhalten kann sie auf Dauer jedoch überfordern. Sie strapazieren sich in ihren Bemühungen und unterdrücken ihre eigenen Bedürfnisse nach dem Motto: „Alles zum Wohle der Familie"...
- Viele ihrer Erkrankungen beginnen durch familiäre oder geschäftliche Überlastungen, aber auch durch Schreck oder schlimme Nachrichten.
- Weiterhin ist Apis eine wichtige Arznei für die Folgen von unterdrückter Sexualität (oft bei Witwen) oder Eifersucht. Die Patienten haben starke Angst, ihren Partner zu verlieren, da ja durch seine mögliche Untreue ihre so wichtige Familienidylle zerstört werden könnte.
- Ihre Eifersucht ist anfangs noch mild und steigert sich durch verschiedene, oft unbedeutende Vorfälle zu einem regelrechten Wutanfall.
- Vor lauter Zorn können sie etwas zerbrechen und all ihre Gedanken herausschreien, aber sie bereuen diese Entgleisungen schnell und bemühen sich zunehmend und wieder zum Wohl der Familie, ihre innerlichen emotionalen Anspannungen mehr und mehr zurückzuhalten.
- Dadurch werden sie im Laufe der Zeit immer kränker, entwickeln körperliche Beschwerden oder werden zunehmend apathisch. Irgendwann ist ihnen dann einfach alles egal.

Apis mellifica

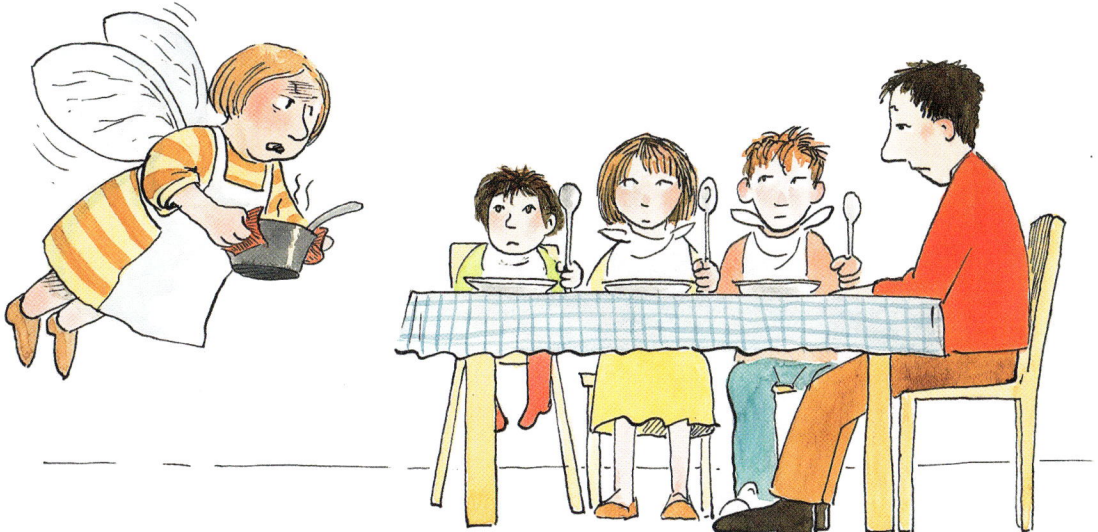

● Fleißig, emsig und immer in Bewegung für ihr „Volk" zu Hause

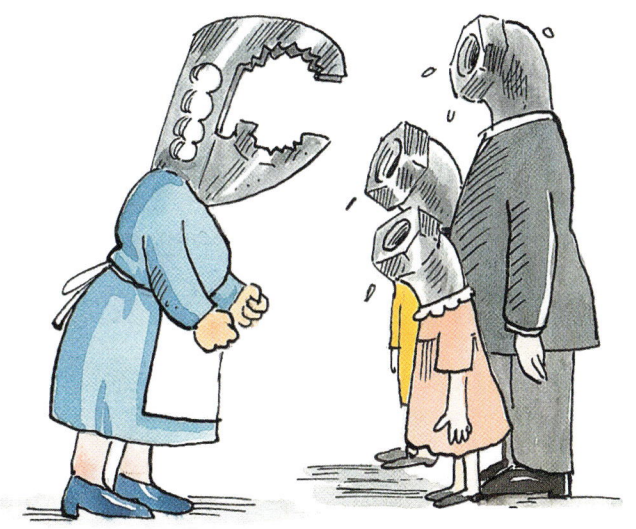

● Sehr autoritär zu ihrer Familie – alle haben zu gehorchen

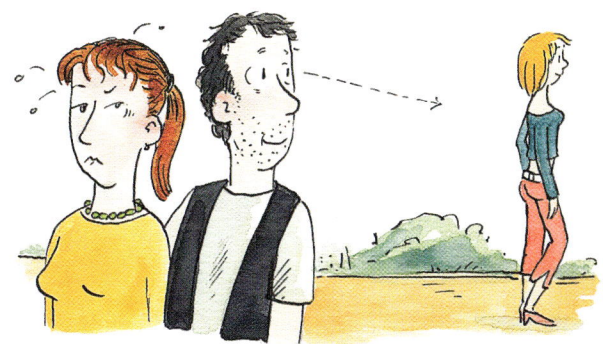

● Starke Eifersucht

Apis mellifica

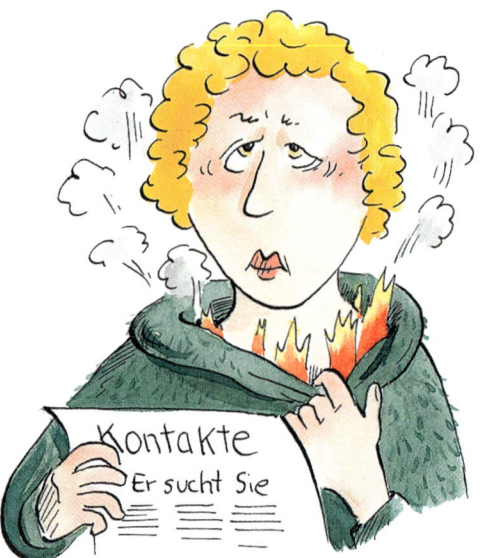

- Beschwerden durch Unterdrückung des sexuellen Verlangens

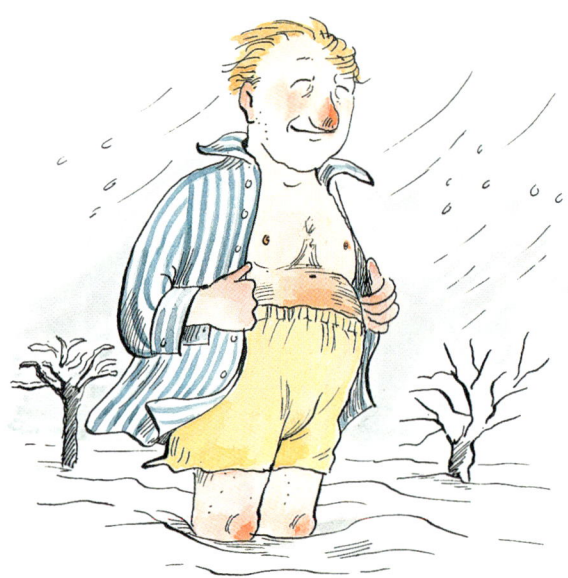

- Sehr warmblütig – Kälte tut ihnen außerordentlich gut

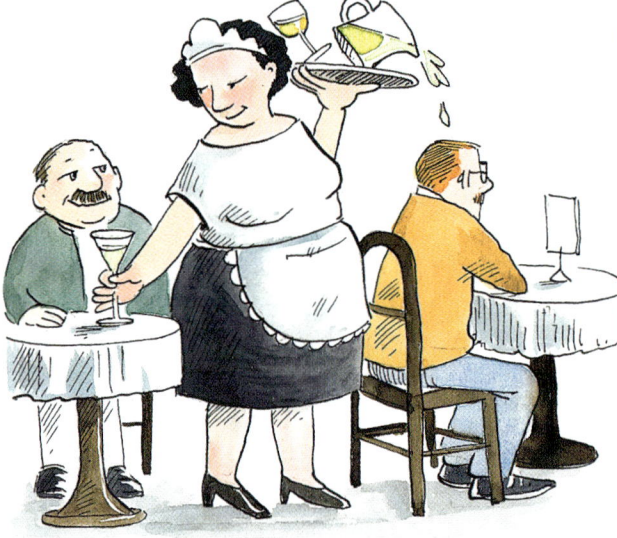

- Ungeschickt, lässt oft Dinge fallen

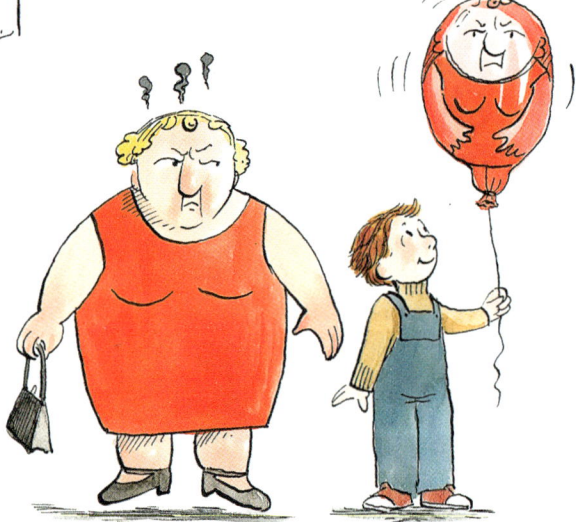

- Starke Schwellungen am ganzen Körper – mit bis zum Platzen gespannter Haut

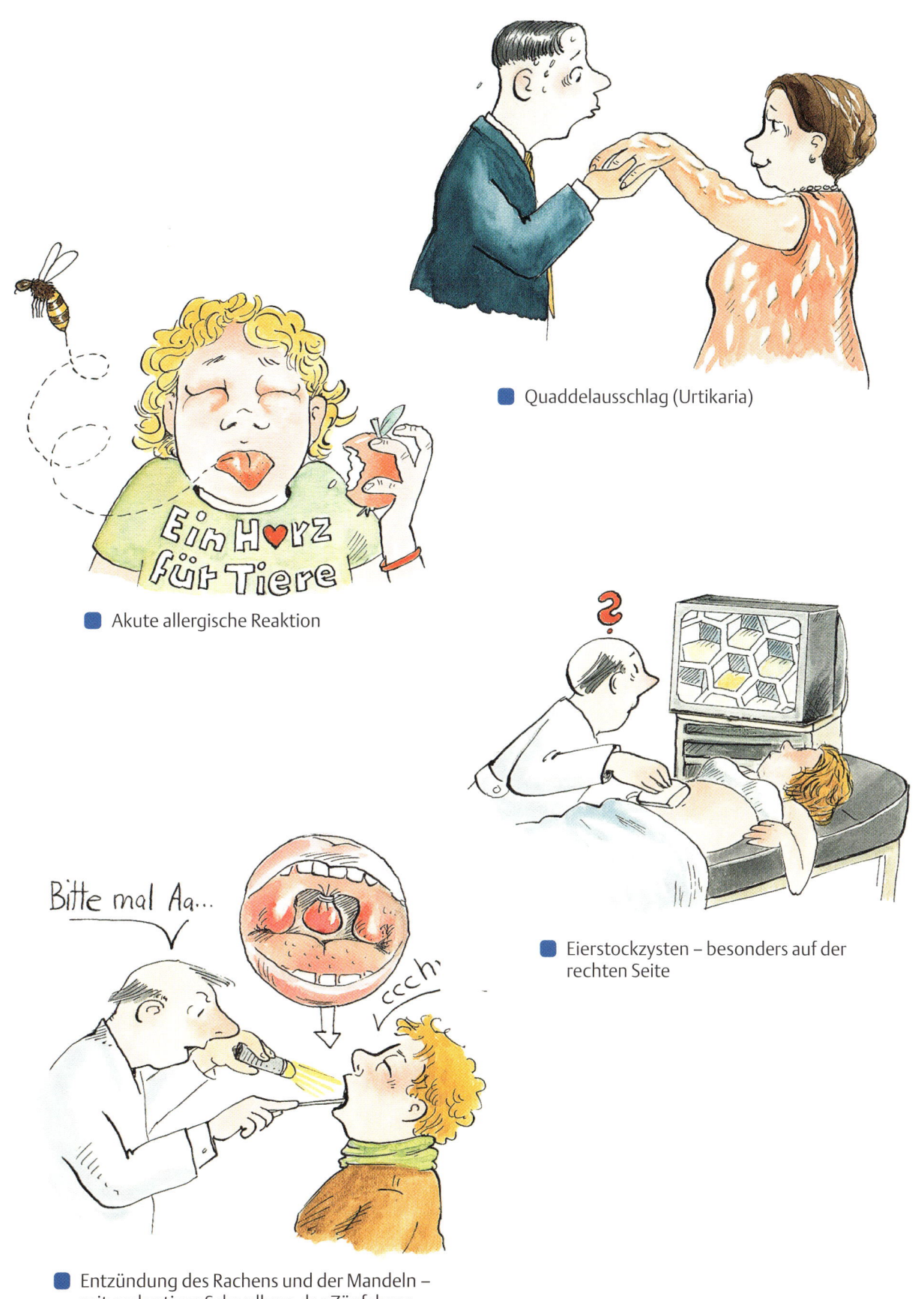

Argentum nitricum

Silbernitrat

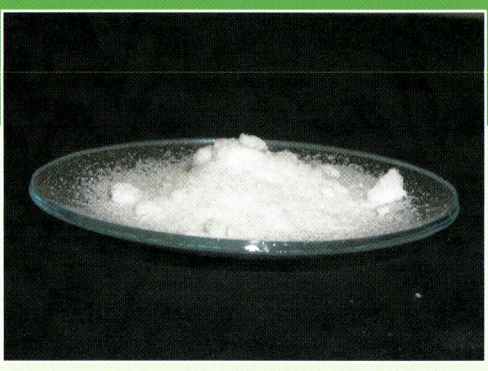

Silbernitrat ist sehr lichtempfindlich und wird zur Herstellung von Spiegeln und in der Fotografie verwendet. Passend dazu zeigen Argentum nitricum-Patienten eine ebenfalls starke Lichtempfindlichkeit und leiden unter einer Vielzahl von Augenerkrankungen.

- Argentum-nitricum-Patienten sind fröhliche, extrovertierte, aber auch sehr nervöse Personen, die ihre Gefühle und Gedanken ohne einen Filter direkt nach außen bringen.
- Sie stecken voller unüberlegter impulsiver Gedankensprünge, und ihre teilweise verrückten Ideen scheinen wie aus einer turbulenten inneren Quelle emporzusprudeln. Manche Patienten fühlen sich sogar wirklich wie eine Flasche Sodawasser.
- Alles quillt nur so hervor: Sie reden viel, sind immer ruhelos beschäftigt und stets in Eile. Ihnen fehlt die Fähigkeit, ihre Handlungen zu kontrollieren! Plötzliche Einfälle werden sofort und ohne vorheriges Abwägen in die Tat umgesetzt.
- Durch ihre Übererregbarkeit leiden sie unter vielen Ängsten. Entweder fühlen sie sich zu sehr eingeengt, oder es erscheint ihnen alles viel zu weit und ausgedehnt. Menschenansammlungen, geschlossene Räume wie Fahrstühle, Tunnel oder Flugzeuge machen ihnen genauso Angst wie große, offene Flächen oder das Überqueren von Brücken.
- Durch ein fehlendes Zeitbewusstsein haben sie oft Angst, einen festgelegten Termin nicht einhalten zu können, werden schnell nervös und geraten in hektische Eile. Sie gehen erst im normalen Tempo los und werden durch den inneren falschen Zeiteindruck immer schneller, bekommen durch ihre Hektik unerklärliche Angst, hetzen nun noch schneller, rennen fast – bis sie sich der unangemessenen Eile erschrocken bewusst werden und sich wieder abbremsen.
- Auf Grund ihrer nervösen und impulsiven Verhaltensweisen unterlaufen ihnen viele Fehler im Leben, die sie glauben lassen, irgendwie nie etwas richtig zu machen. Ihr ehemals sprudelndes Naturell wird dadurch immer bekümmerter und lässt die Quelle ihrer Energien zunehmend versiegen.
- Alles geht angeblich schief. Durch ihre allgemeine Erfolglosigkeit resignieren sie, haben oft schon am Morgen Angst vor den erneuten Herausforderungen des Tages und bleiben dann am liebsten gleich im Bett liegen.
- Die Angst zu versagen zeigt sich auch ganz deutlich vor Prüfungen. Die Patienten sind so extrem nervös, fahrig und angespannt, dass sie sich kaum konzentrieren können und dazu noch an Durchfällen oder Erbrechen leiden. Argentum nitricum ist daher neben *Aethusa*, *Gelsemium*, *Silicea* u. a. ein weiteres wichtiges „Prüfungsmittel".
- Durch ihre Übererregbarkeit bekommen sie oft neurologische Erkrankungen wie Zuckungen, Taubheitsgefühle, Multiple Sklerose oder epileptische Anfälle.
- Sie leiden unter verschiedenen Vergrößerungsgefühlen, die am Kopf, Augen, Hoden oder den Eierstöcken, aber vor allem am Bauch auftreten.
- Dadurch erinnern sie wieder an eine Sprudelflasche voller Druck, denn dieser Überdruck muss durch oft lautstarkes Rülpsen oder ebensolche Blähungen wieder abgelassen werden.
- Ein Grund für diesen abdominalen Überdruck liegt in ihrem häufig nur ungenügend arbeitenden Verdauungssystem. Die Bauchorgane neigen zu Entzündungen und Schmerzen und geben eine Menge Geräusche von sich. Oft wird die Nahrung nur unzureichend verdaut, und selbst Süßigkeiten, die sie über alles lieben, vertragen sie leider überhaupt nicht gut.

Argentum nitricum

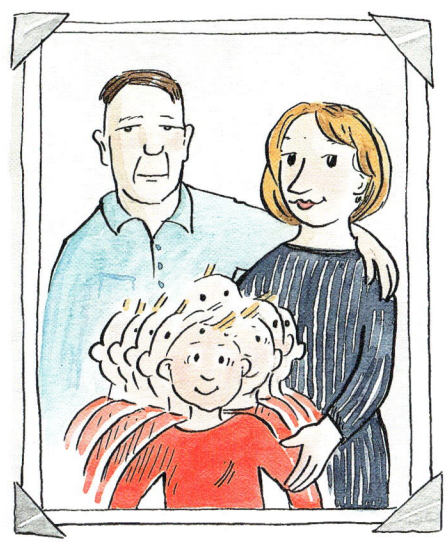

- Extrovertierte, spritzige und unruhige Menschen

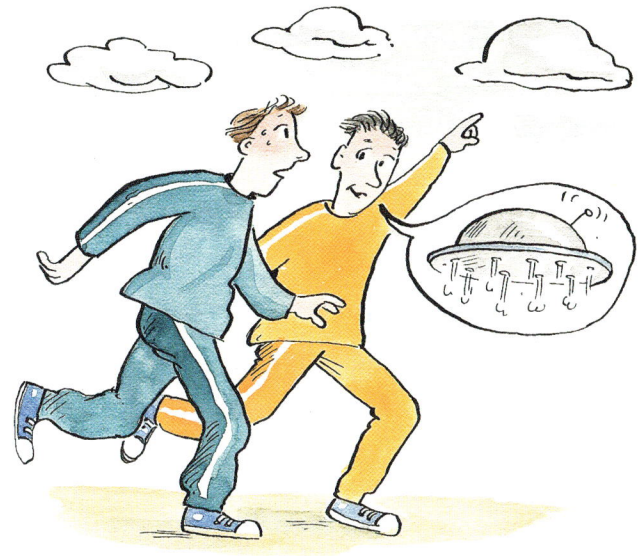

- Leicht beeinflussbar und leichtgläubig

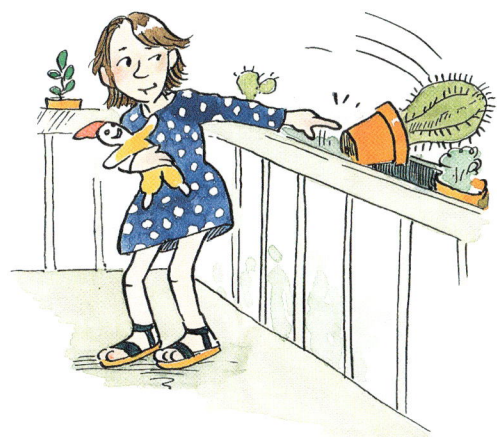

- Unerklärliche, plötzliche, impulsive Handlungen

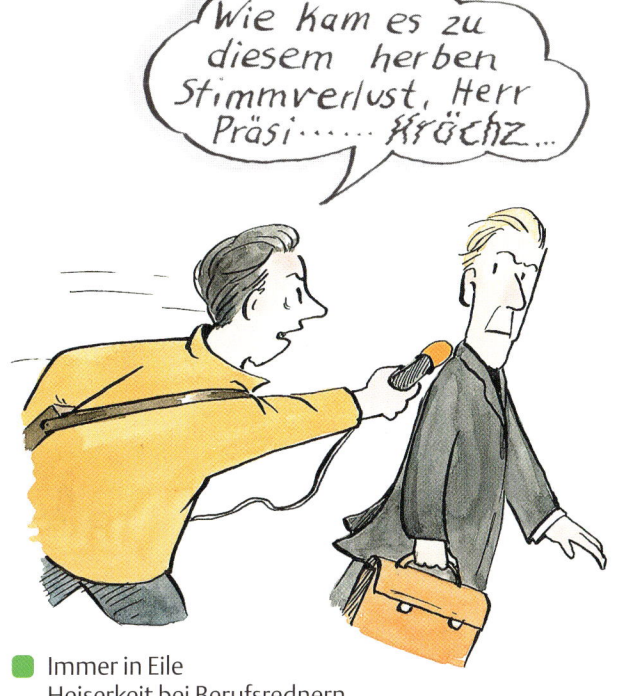

- Immer in Eile
  Heiserkeit bei Berufsrednern

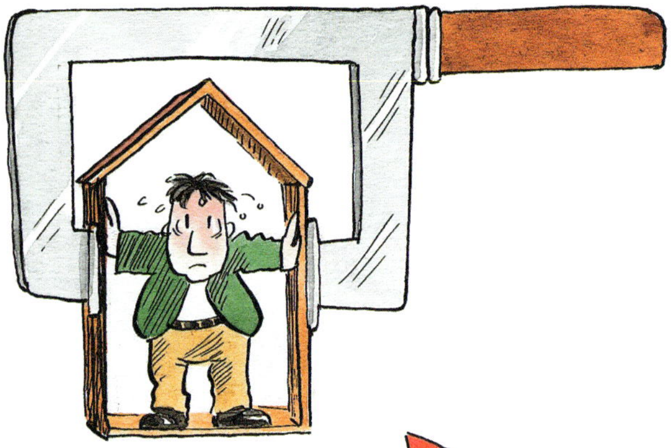

Argentum nitricum

Angst

- … in engen Räumen
- … eine festgesetzte Zeit nicht einhalten zu können 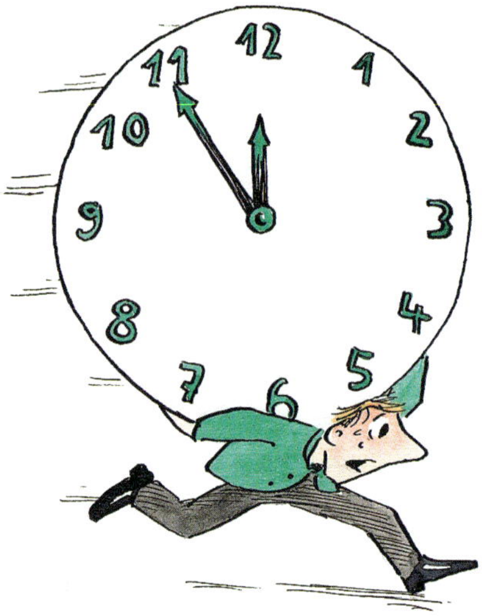
- … hohe Gebäude könnten auf ihn stürzen 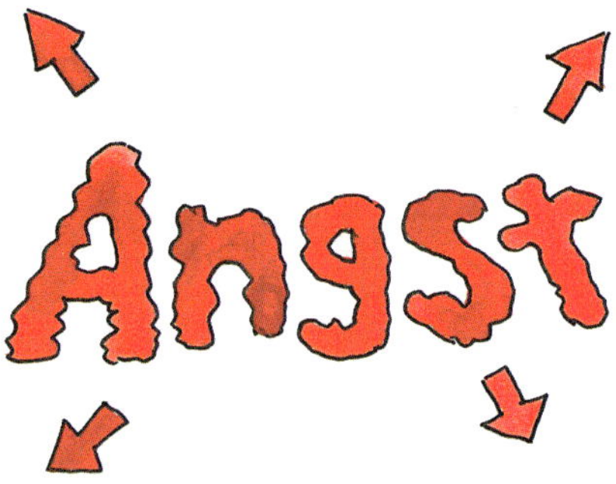 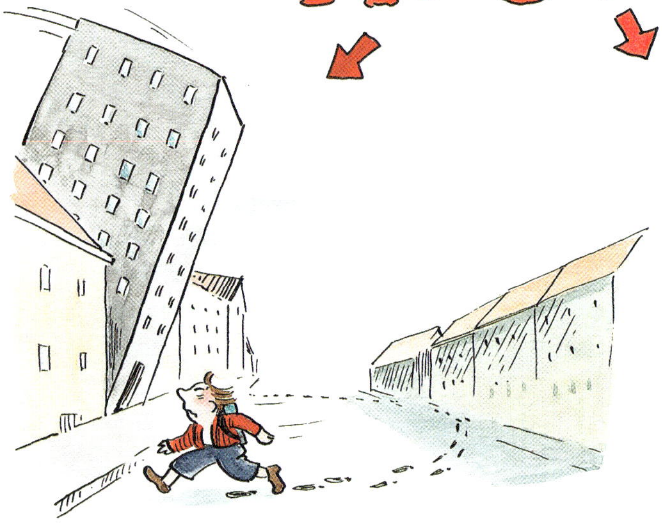
- … vor drohenden Krankheiten 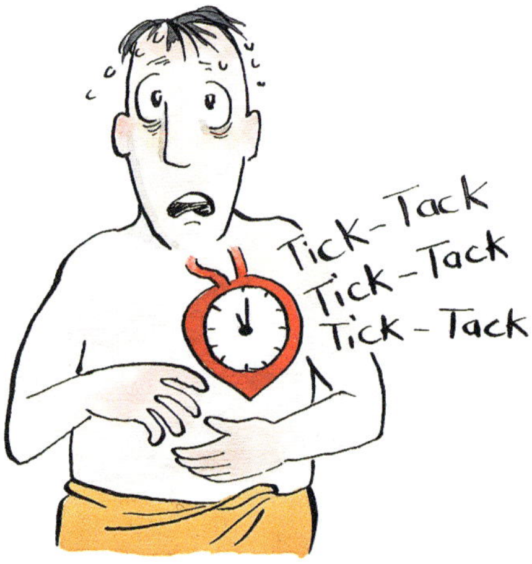
- Heftiges Herzklopfen mit der Empfindung, das Herz würde wegspringen

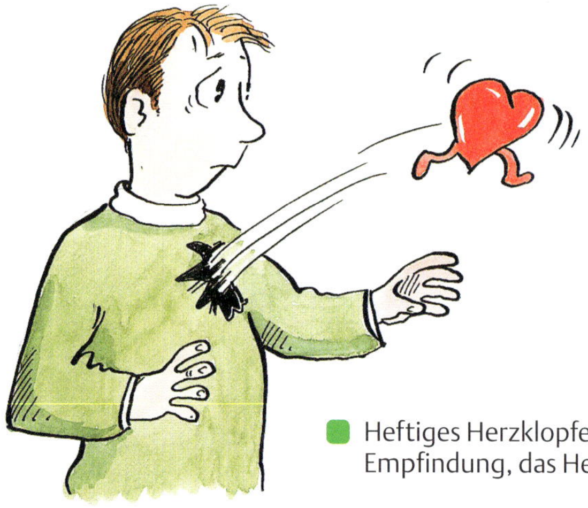

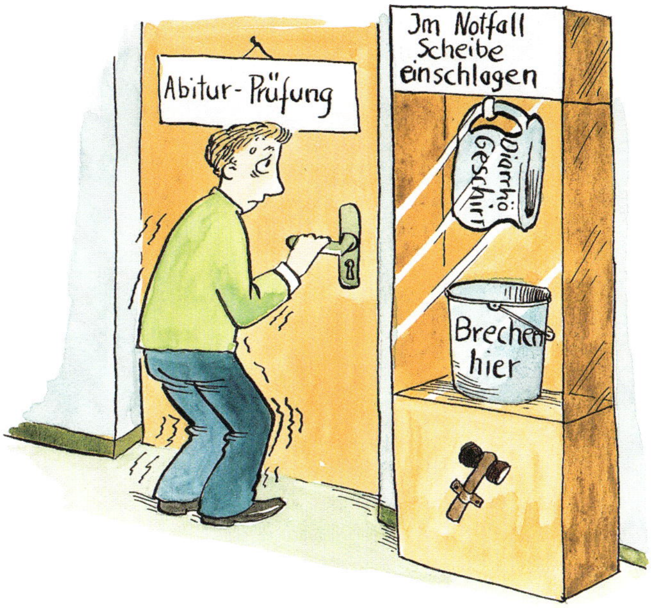

Argentum nitricum

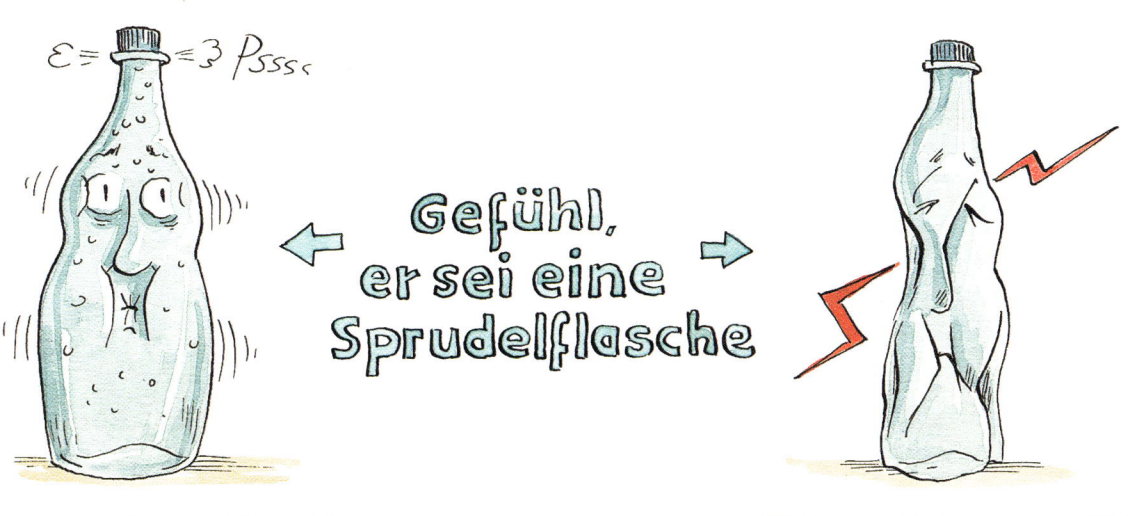

- Durchfall oder Erbrechen vor Prüfungen
- Verlangen nach Süßigkeiten, die jedoch ihr Befinden verschlechtern 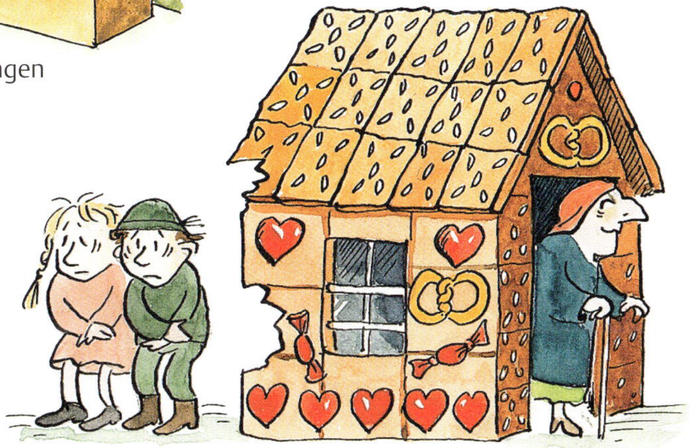
- Auftreibungsgefühle – Blähungen, Rülpsen, Pupsen
- Enge- und Beklemmungsgefühle Zusammendrückende Schmerzen

Gefühl, er sei eine Sprudelflasche

Arnica montana

Bergwohlverleih

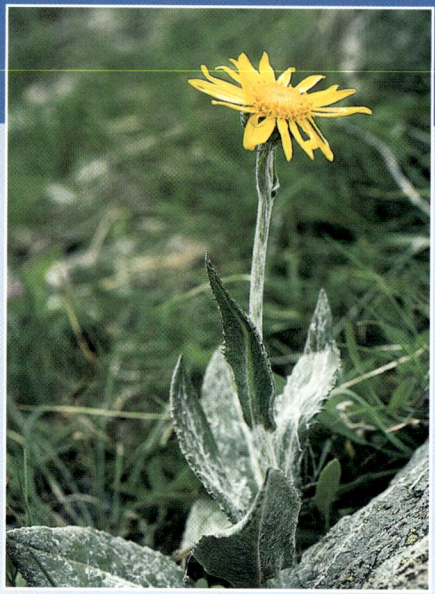

Durch übermäßigen Verzehr der Arnica-Pflanze entwickeln sich Muskelschmerzen, die von starken Wund- und Zerschlagenheitsgefühlen begleitet werden. Diese Symptome treten oft auch nach körperlichen Überlastungen oder Verletzungen auf und lassen sich hier durch das homöopathisch zubereitete Medikament Arnica wieder beseitigen.

- Arnica-Zustände finden wir meistens nach akuten oder länger zurückliegenden Verletzungen, in selteneren Fällen aber auch bei Erkrankungen ohne traumatische Ursache.
- Arnica wird vor allem nach Quetschungen, Prellungen, Zerrungen oder nach Operationen angewandt und wirkt am besten überall dort, wo auch Blut in das Gewebe ausgetreten ist: angefangen vom einfachen kleinen Bluterguss bis hin zu großflächigen Verletzungen.
- Die Patienten klagen über ein charakteristisches Wund- oder Zerschlagenheitsgefühl, bei dem ihnen einfach alles wehtut. Sie vermeiden ängstlich die Bewegung der verletzten Partien und fürchten sich vor jeglicher Berührung.
- Auffallend ist, dass sie den zu Hilfe eilenden Personen trotz ihres eigentlich hilfsbedürftigen Zustandes beteuern, dass es ihnen ganz sicher gut gehe und sie wieder wegschicken. Sie ziehen sich zurück und wollen dringend ihre Ruhe haben.
- Nach größeren Traumen sind sie sehr benommen und geistesabwesend. Stellt man ihnen dann eine Frage, so werden sie geistig kurz klar, geben die richtige Antwort und gleiten danach aber sofort wieder in ihre Benommenheit zurück.
- Charakteristisch sehen wir bei Arnica-Patienten einen roten, heißen Kopf, der von einem kalten Rumpf oder kalten Extremitäten begleitet wird. Diese Symptomkombination findet man besonders nach schwereren Traumen, aber auch bei akuten Infektionskrankheiten, wie z. B. Scharlach, Malaria oder dem Erysipel.
- Ihre Absonderungen, ihr Atem, Schweiß oder ihre Blähungen riechen sehr auffallend nach „faulen Eiern".
- Außerhalb der akuten Anwendungsmöglichkeiten findet Arnica auch Verwendung in der Therapie chronischer Krankheiten.
- Diese haben ihren Ursprung oft in einem früher erlebten körperlichen oder seelischen Trauma und sind durch starke Ängste vor dem Näherkommen anderer Personen oder direkten Berührungen gekennzeichnet. Arnica ist daher sehr hilfreich bei Beschwerden nach einem sexuellen Missbrauch!
- Durch den erlittenen und nicht verarbeiteten Schmerz entwickeln sich auch körperliche Pathologien, die zu nächtlichen Anfällen und Panikattacken (oft bei Angina pectoris) und der Furcht vor dem baldigen Tod führen können.
- Gesunde Arnica-Menschen haben eine athletische und widerstandsfähige Konstitution, und man findet sie besonders häufig unter Bergbauern, Holzfällern oder Waldarbeitern.
- Entgegen ihrer Robustheit reagieren sie aber auffallend empfindlich gegenüber Schmerzen, fürchten sich unbewusst sehr vor Verletzungen und zeigen wieder eine deutliche Abneigung gegen Berührungen oder dem Näherkommen anderer Personen.

Arnica montana

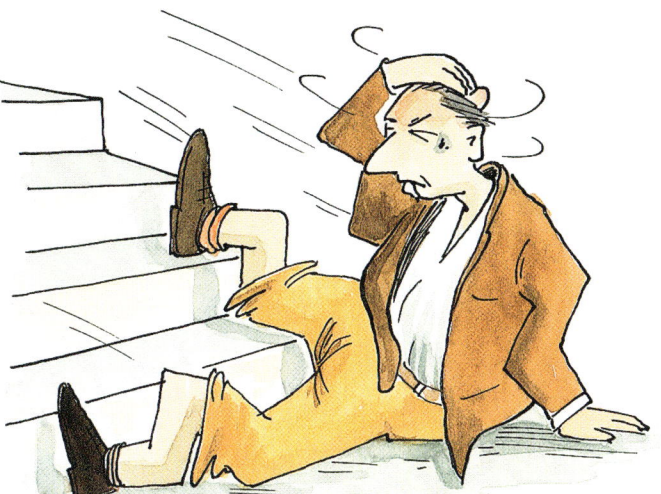

● Beschwerden nach akutem Trauma

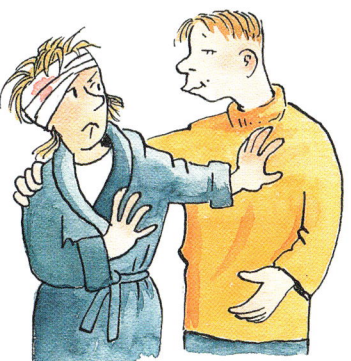

● Große Abneigung, berührt zu werden

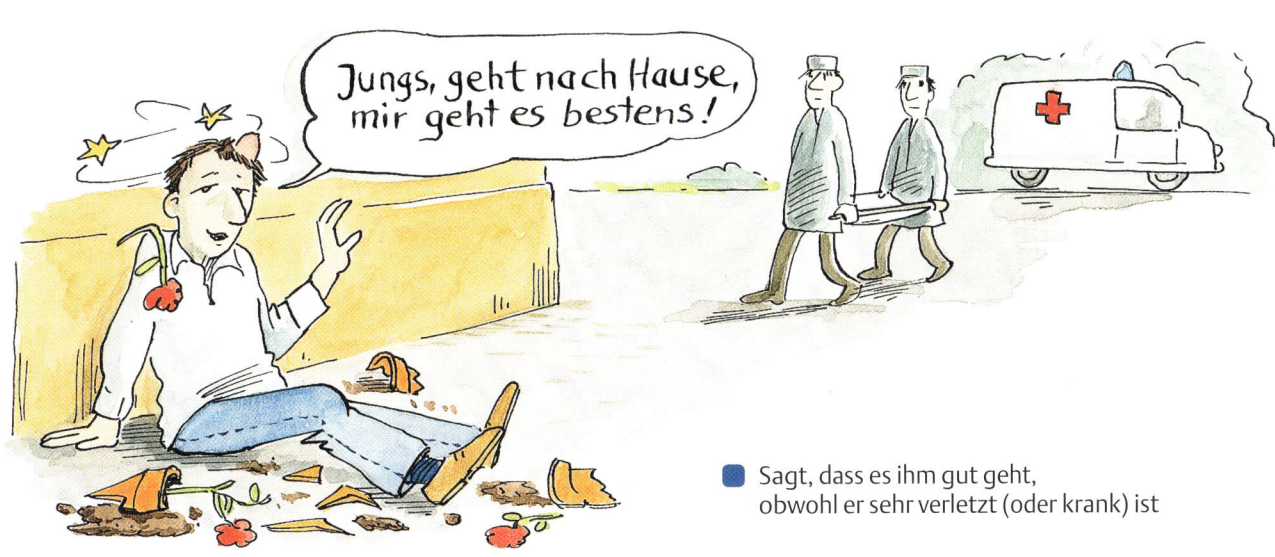

● Sagt, dass es ihm gut geht, obwohl er sehr verletzt (oder krank) ist

Arnica montana

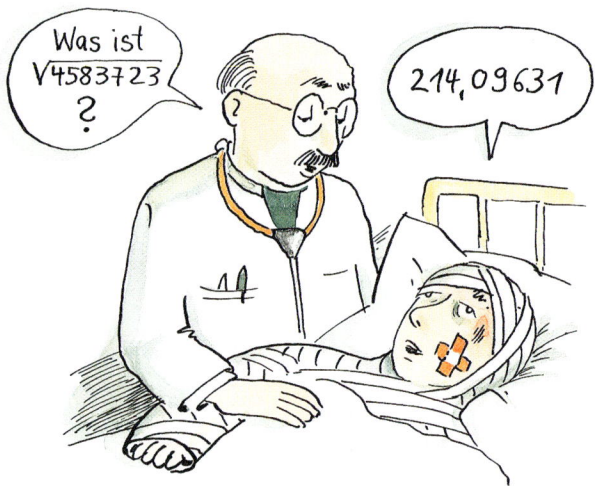

- Starke Benommenheit – gibt auf Anfrage die richtige Antwort, sinkt aber anschließend wieder in seine Stumpfheit zurück

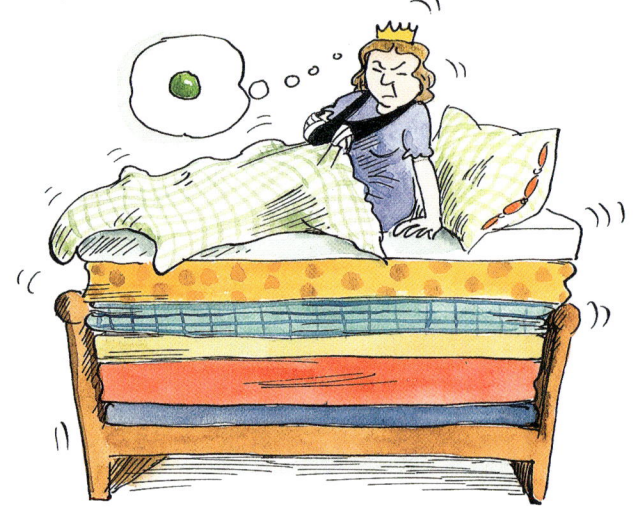

- Schmerzen lassen keine bequeme Lage zu – selbst das Bett ist zu hart

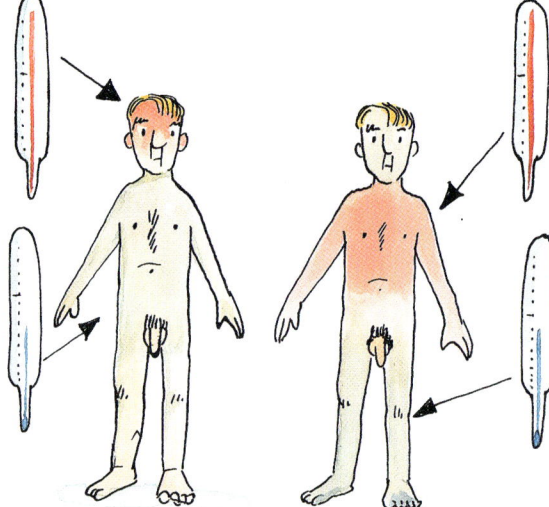

- Heißer Kopf und kalter Rumpf
  Oder: Heißer Oberkörper mit Kälte der unteren Körperhälfte

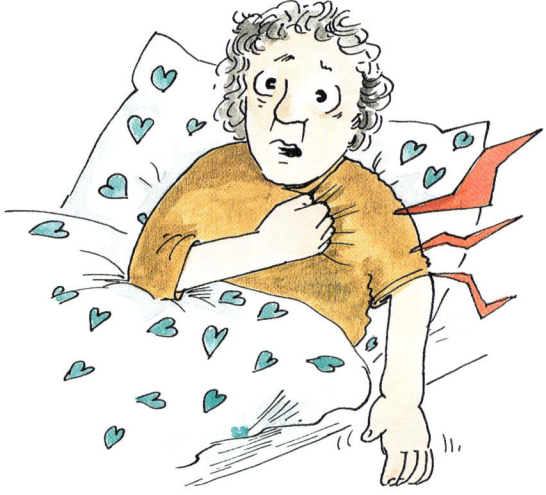

- Nächtliches Erwachen durch starke Herzschmerzen mit Ausstrahlungen bis zum linken Ellenbogen

Arnica montana

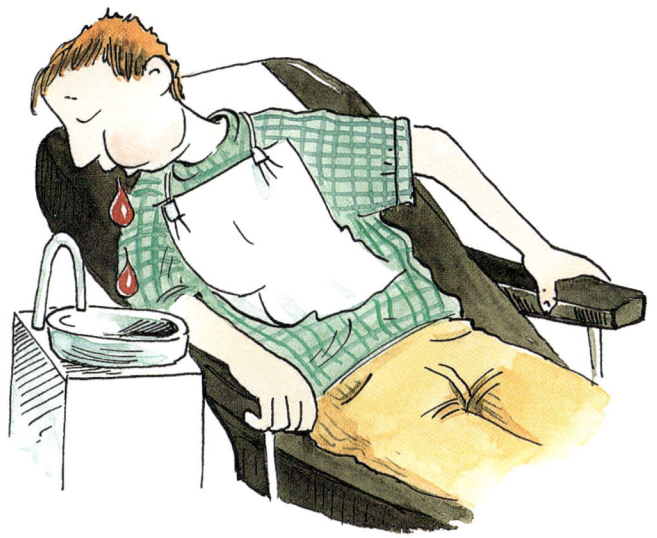

- Blutungen oder Schmerzen nach einer Zahnbehandlung

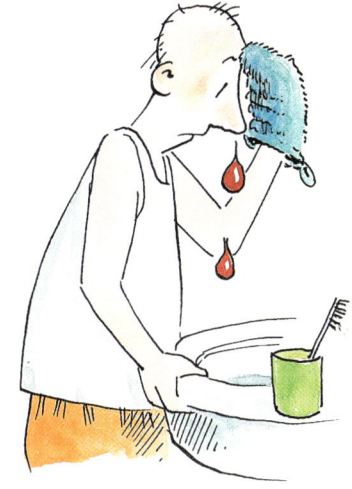

- Nasenbluten, während er das Gesicht wäscht

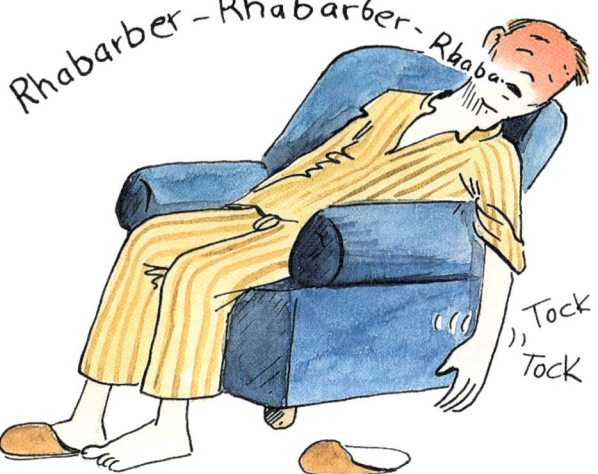

- Schlaganfall mit sehr rotem Kopf und vollem kräftigem Puls

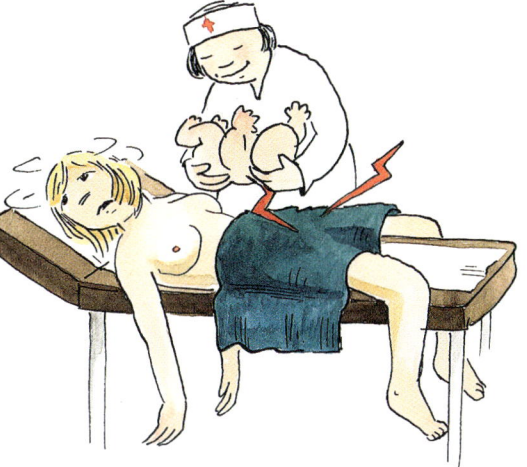

- Wund- und Zerschlagenheitsgefühl nach einer Geburt

Arsenicum album

Weißes Arsenik

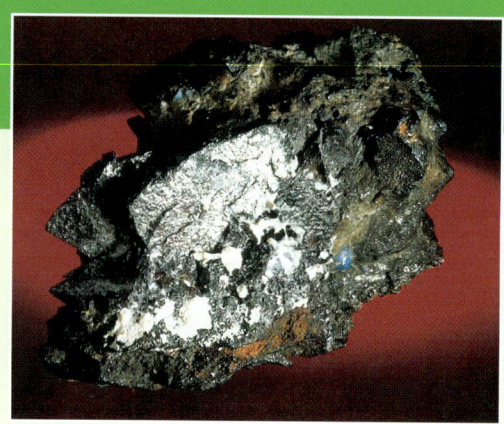

Arsen hat eine austrocknende Wirkung auf den Körper. Es mumifiziert und lässt damit getötete Menschen auffallend langsamer verwesen, wodurch man früher auch deren Vergiftungen nachweisen konnte. Im Gegensatz dazu zeigen Arsenicum-album-Menschen ein sehr starkes Durstgefühl. Erkranken sie aber an langwierigen, chronischen Beschwerden, so lässt ihr Durst immer mehr nach, und ihr Körper trocknet nun ebenfalls langsam aus.

- Patienten, die Arsenicum album benötigen, fühlen sich innerlich wehrlos und verletzlich. Sie leiden dadurch unter massiven Ängsten und bemühen sich vorsichtig, ein abgesichertes und gut geschütztes Leben zu führen.
- Diesen Schutz suchen sie in der Umgebung nahe stehender Menschen, treiben Sport, ernähren sich gesundheitsbewusst und achten darauf, stets allen möglichen Gefahren aus dem Weg zu gehen.
- Ebenso glauben sie, durch das Anhäufen von Geld und materiellen Gütern ihre Sicherheit zu erhöhen, werden sehr sparsam, geizig und haben große Angst vor Armut.
- Obwohl sie nun möglichst die Gemeinschaft anderer suchen, trauen sie ihnen im Laufe der Zeit immer weniger. Sie kommen zu der Überzeugung, dass diese Menschen bestimmt nur an ihr Geld wollen (damit ihre Sicherheit wieder gefährden könnten) und werden sehr misstrauisch.
- Arsen-Menschen sind sehr perfektionistisch, unglaublich ordentlich und sauber, planen alles extrem genau und sind bei Fortschreiten ihrer Pathologie überaus zwanghafte Menschen.
- Ihr Reinlichkeitsverlangen ist enorm, jeder kleinste Schmutzrest muss sofort entfernt werden. Sie putzen, saugen, desinfizieren und sind sehr darum bemüht, alles sauber und wenn möglich keimfrei zu halten.
- Durch diese Sauberkeit, Ordnung und Planung in ihrem Leben versuchen sie, sichere Situationen und Verhältnisse zu schaffen, um allen möglichen Gefahren zu entgehen.
- Arsen-Patienten sorgen sich massiv um ihre Gesundheit und haben enorme Angst vor Krankheiten, vor allem vor Krebs und Herzerkrankungen. Jede kleinste körperliche Veränderung macht sie nervös und lässt sie unverzüglich alle möglichen medizinischen Untersuchungen zu deren Abklärung durchführen.
- Leider helfen ihnen ihre gesundheitlichen Ängste und Vorsorgemaßnahmen oft gar nicht gesund zu bleiben. Durch ihre enorme Reinlichkeit erkranken sie erst recht, da ihre Jagd nach Mikroben eine natürliche Abwehrstärkung durch die Auseinandersetzung des Immunsystems mit den Keimen verhindert.
- Arsen-Patienten sind immer am Frieren. Alle Beschwerden bessern sich durch Wärme – mit Ausnahme von Kopfschmerzen bei akuten Erkrankungen.
- Sie leiden oft unter brennenden Schmerzen, die sich (entgegen den Erwartungen) durch Hitze bessern.
- Arsenicum album ist ein hervorragend bewährtes Medikament und für sehr viele Erkrankungen hilfreich, hat aber eine besondere Nähe zu Beschwerden des Verdauungstraktes, der sich schnell entzündet, Durchfallerkrankungen entwickelt oder Geschwüre bis hin zum Krebs ausbildet.
- Alle arsentypischen Erkrankungen werden von einer starken Ruhelosigkeit und Erregung der Patienten begleitet, die wieder die unbewussten Ängste vor ihrer Krankheit oder darüber hinaus sogar vor dem Tod anzeigen.

Arsenicum album

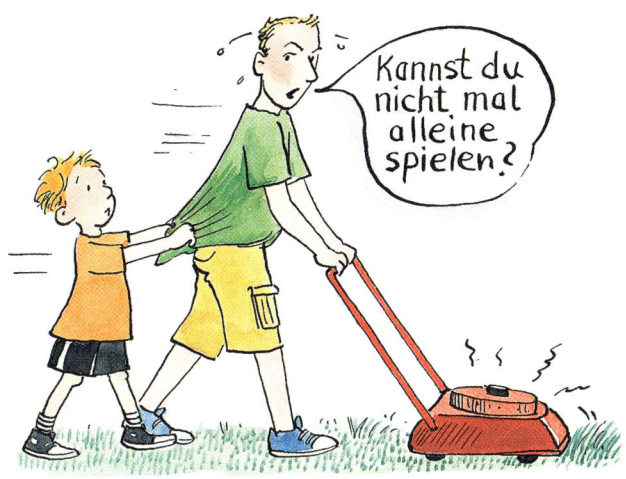

● Große Furcht vor dem Alleinsein

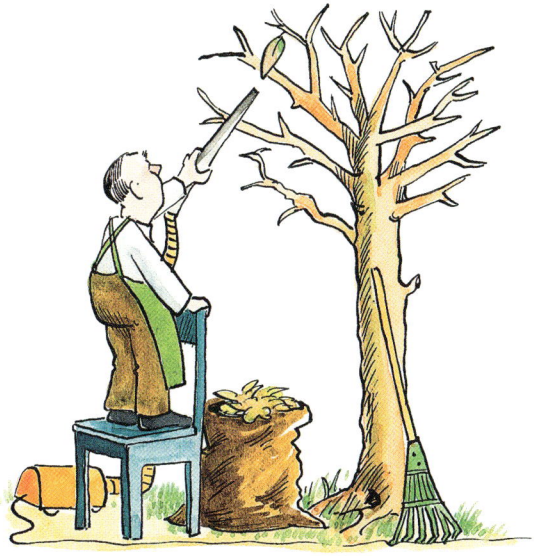

● Extreme Ordnungsliebe

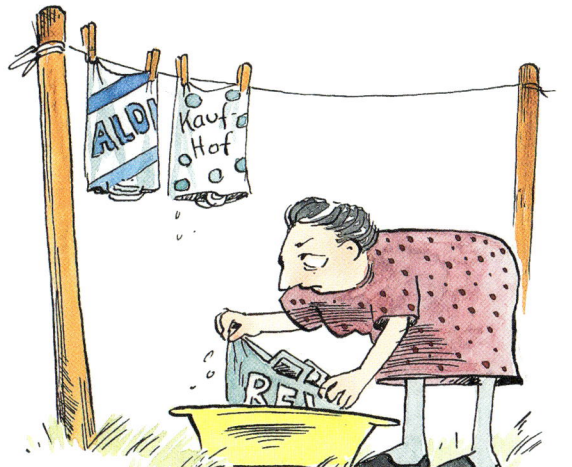

● Geiziges Verhalten

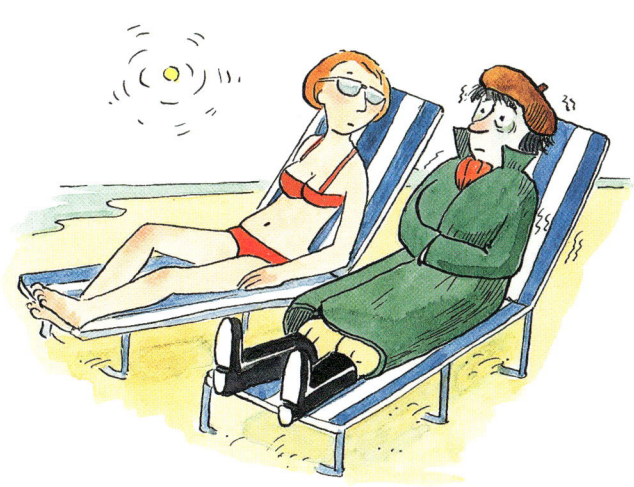

● Es ist ihnen fast immer zu kalt

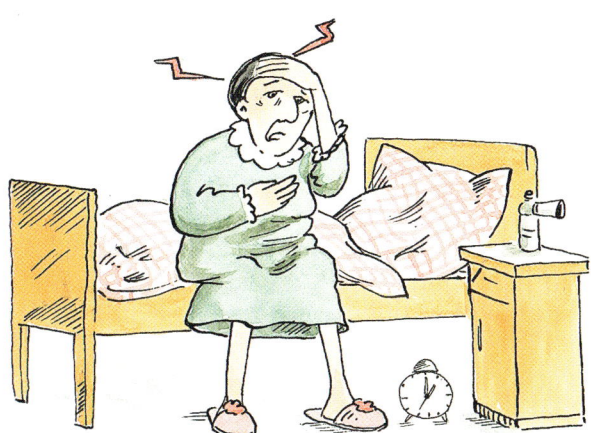

● Nächtliche Verschlimmerung der Beschwerden

Arsenicum album

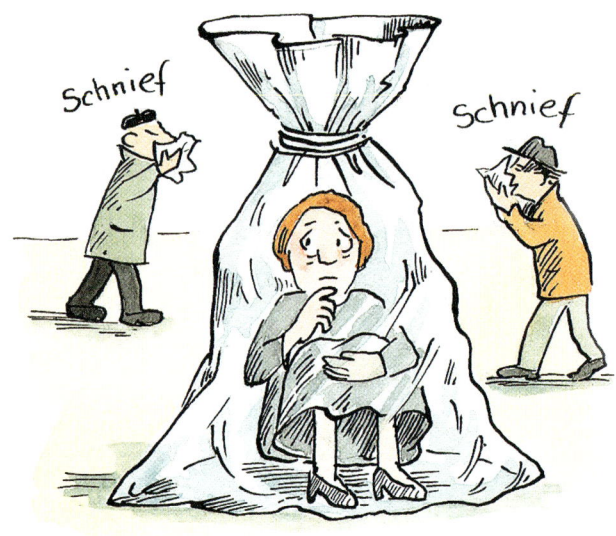

Ängste

... sich zu infizieren

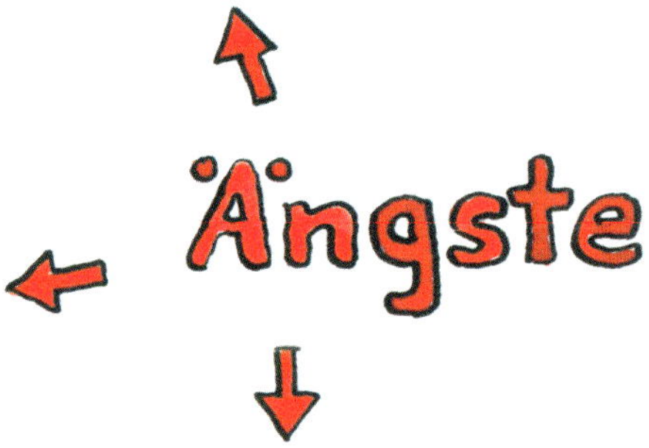

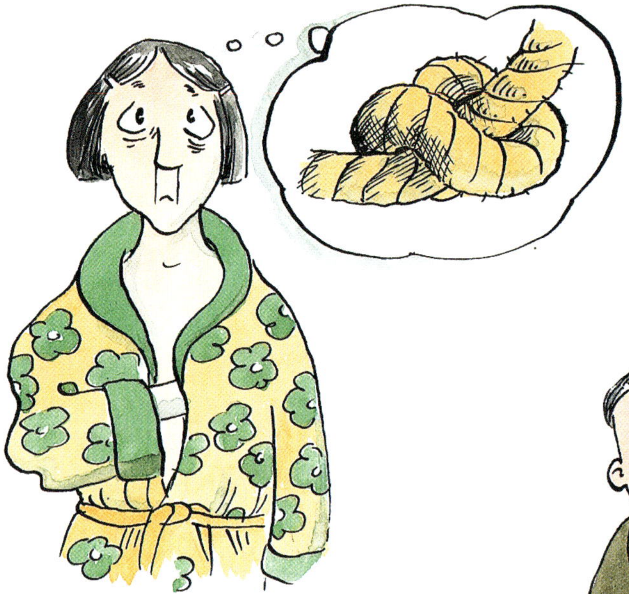

... vor Krebs

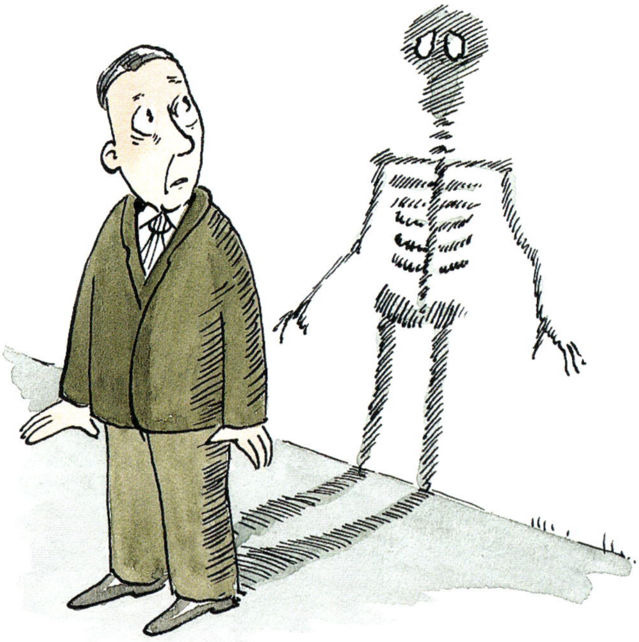

... vor dem Tod

Arsenicum album

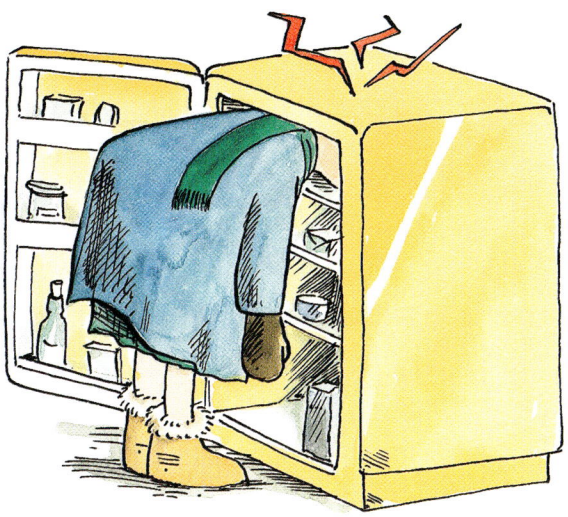

- Hitze des Kopfes, aber frierender Körper (bei akuten Erkrankungen)

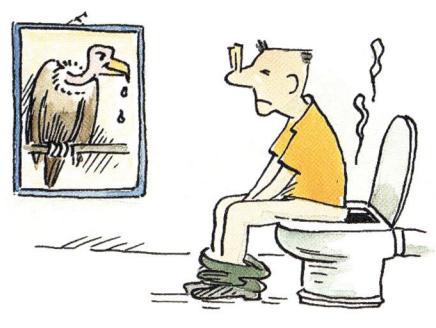

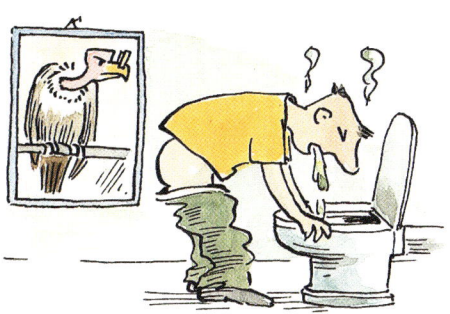

- Durchfall mit äußerst üblem Geruch
  Erbrechen mit Durchfall

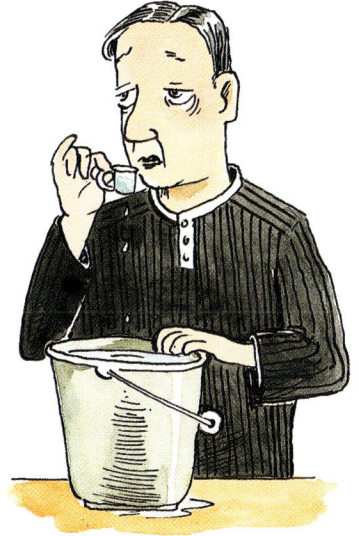

- Großer Durst mit häufigem Verlangen nach kleinen Schlucken

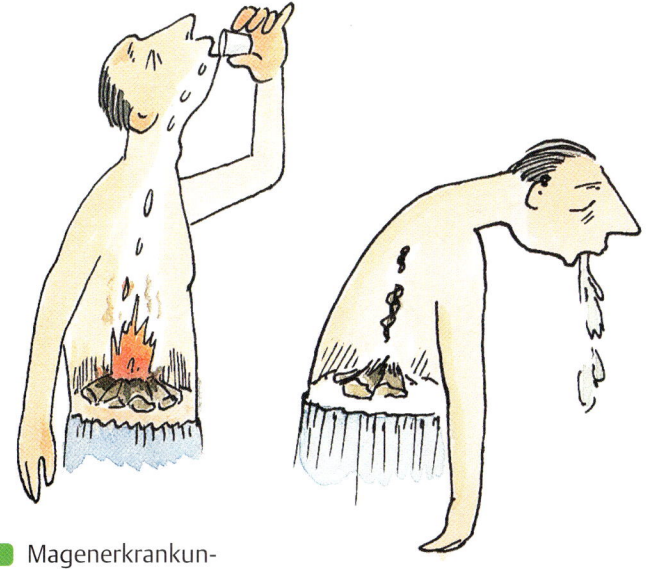

- Magenerkrankungen mit brennenden Schmerzen und starkem Verlangen nach Wasser ...

... was aber schlecht vertragen und gleich wieder erbrochen wird

Aurum metallicum
Gold

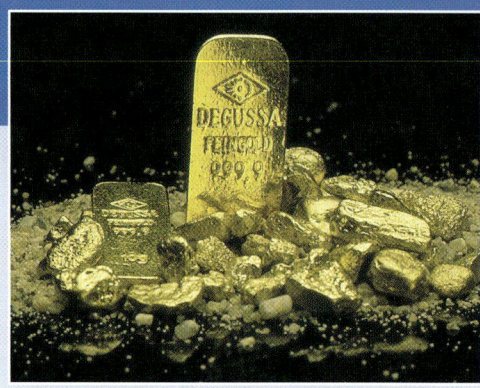

Gold vermengt sich nur sehr selten mit anderen Elementen. Es ist rein, königlich und gehört zu den „besten" Edelmetallen. Aurum-Menschen sind ebenso bemüht, zu den Besten zu zählen. Sie streben nach Erfolg, Macht und Anerkennung.

- Aurum ist ein syphilitisches Mittel. Das bedeutet, dass häufig die Patienten selber oder einer ihrer Vorfahren an Syphilis erkrankt war. Durch diese Vererbung leiden die Patienten oft an selbstzerstörerischen Pathologien, die sich körperlich durch schwere bedrohliche Erkrankungen oder im Gemütsbereich durch Depressionen und Selbstmordtendenzen äußern.
- Aurum-Patienten sind sehr ernste Menschen mit trauriger, intensiver und manchmal einschüchternder Ausstrahlung.
- Sie glauben oft, für etwas Großes bestimmt zu sein, setzen sich dementsprechend hohe Ziele im Leben und streben voller Ehrgeiz zu beruflichen oder gesellschaftlichen Erfolgen. Es ist wichtig für sie, ihre Pflichten und ihre Arbeiten zu höchster Zufriedenheit zu erfüllen. Ihre Karriere geht steil voran, und man findet diese Menschen schnell in hohen Positionen von Unternehmen, Behörden oder der Politik wieder.
- Fast alle Aurum-Menschen zeigen die Kombination von starken ehrgeizigen und aufstrebenden Tendenzen – gepaart mit traurigen Charakterzügen.
- Erreichen sie ihre Ziele nicht, erleiden sie Kummer (oft Liebeskummer) oder geschäftliche Rückschläge, so steigert sich ihre innere Traurigkeit, und es entwickeln sich Depressionen. Diese sind sehr massiv und werden später verstärkt von Selbstmordgedanken begleitet, die ziemlich verlockend sind, da sie eine wohltuende Erlösung und Befreiung von ihren irdischen Sorgen andeuten.
- Gelingt es ihnen nicht, ihren schweren Kummer zu überwinden, so bringen sie sich wirklich um. Meistens springen sie dann kurzentschlossen bevorzugt von einem hohen Gebäude hinab in die Tiefe und scheinen die Schwere ihrer seelischen Belastungen in der Leichtigkeit eines Absturzes endgültig verlieren zu wollen.
- Nicht alle Aurum-Patienten zeigen jedoch dieses fortgeschrittene Stadium! Vor den selbstzerstörerischen Gedanken erleben sie Phasen von allmählich zunehmender Melancholie. Diese wird genährt durch vergangene oder neue Sorgen, Schuldgefühle und der Gewissheit, in ihren ehemals hohen Zielen versagt zu haben.
- Die Patienten sind niedergeschlagen, werden reizbar, bekommen schnell Wutausbrüche und ziehen sich immer mehr zurück.
- Je mehr sie aus dem Gleichgewicht geraten, desto deutlicher entwickeln sie ein Bedürfnis nach Spiritualität, Beten und Hören von Musik.
- Körperlich erkranken Aurum-Menschen oft an Herz, Hoden oder den Knochen.
- Aurum ist ein wichtiges Mittel für alle Herzerkrankungen. Oft leiden die Patienten unter Beschwerden, bei denen das Herz unregelmäßig schlägt, für zwei bis drei Sekunden aussetzt und dann mit einem kräftigen Schlag wieder in den normalen Rhythmus zurückkehrt.
- Ihre Hoden und Nebenhoden sind auffällig häufig schmerzhaft, entzündet, verhärten sich oder entarten.
- Die Knochenbeschwerden äußern sich in starken rheumatischen Beschwerden und können sich als Kopfschmerzen, Knochenentzündungen, Arthrosen oder als Steifheit manifestieren. Aurum ist eine der wichtigsten Arzneien für die Behandlung von Morbus Bechterew!

Aurum metallicum

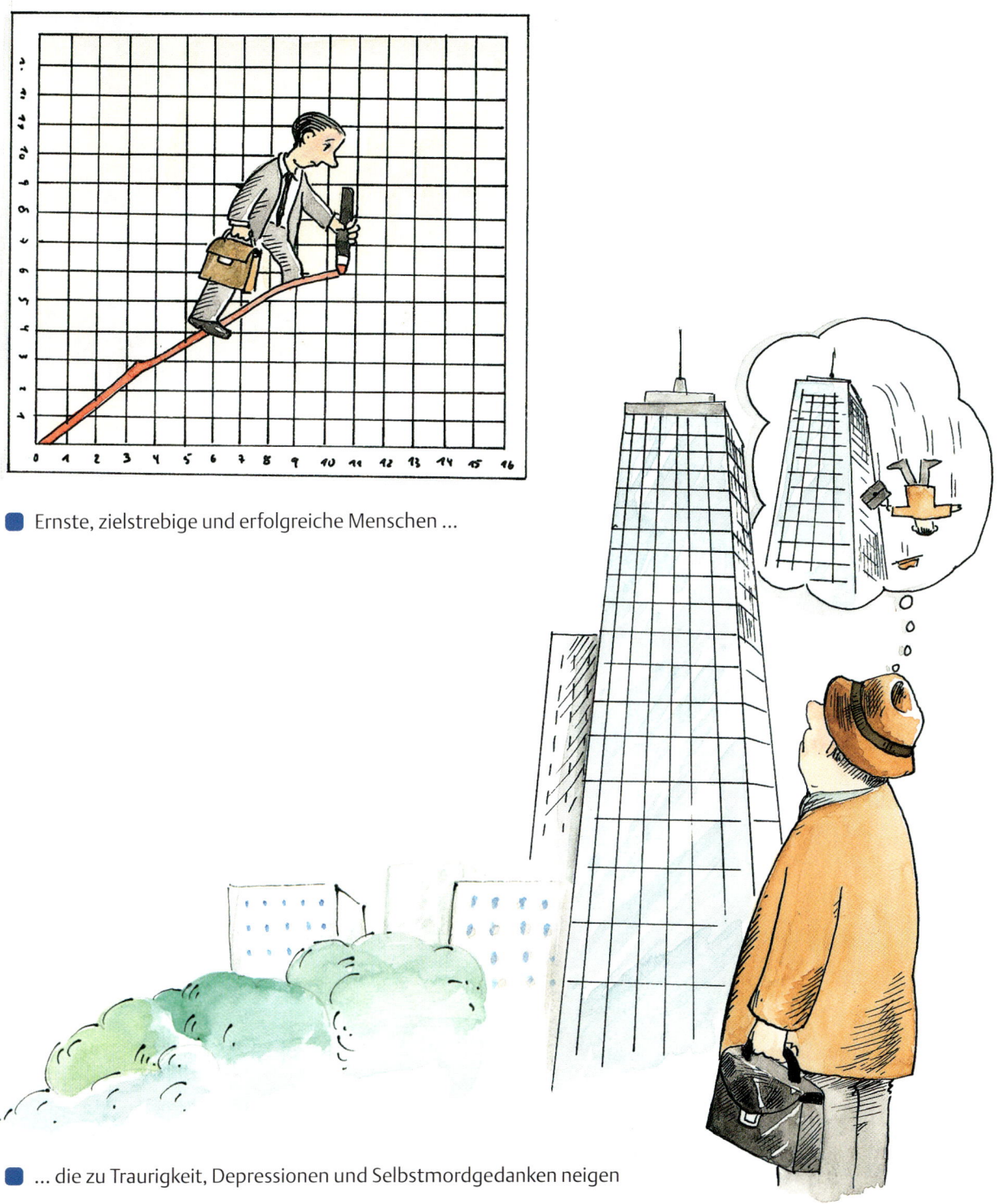

● Ernste, zielstrebige und erfolgreiche Menschen ...

● ... die zu Traurigkeit, Depressionen und Selbstmordgedanken neigen

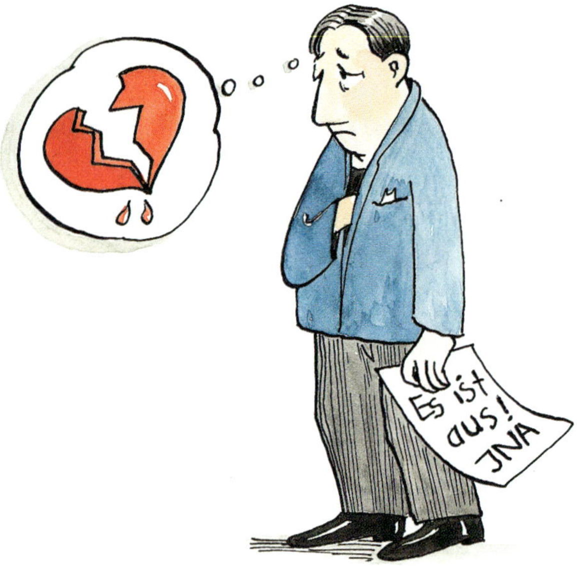

Aurum metallicum

- Beschwerden nach unglücklichen Liebesbeziehungen

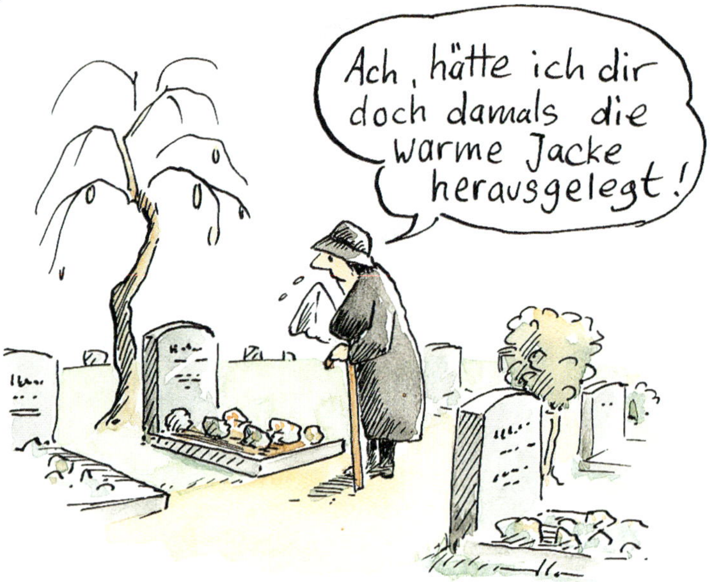

- Starke Schuldgefühle

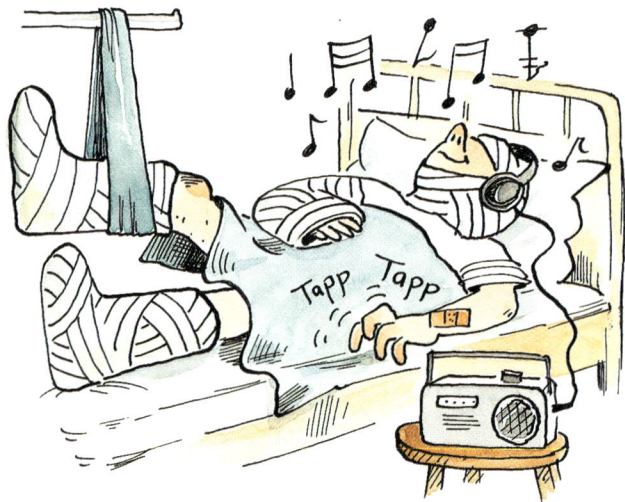

- Musik bessert ihr Befinden

Aurum metallicum

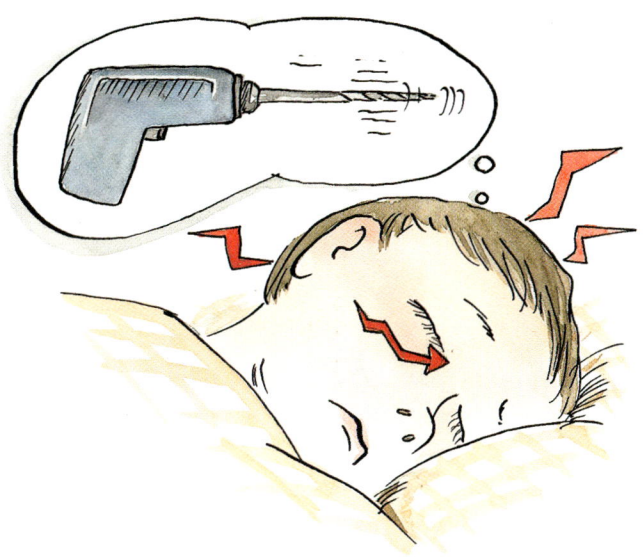

- Bohrende Kopfschmerzen im inneren rechten Augenwinkel

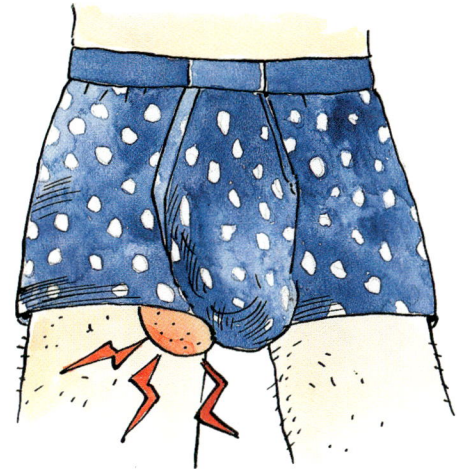

- Hodenerkrankungen vor allem rechts

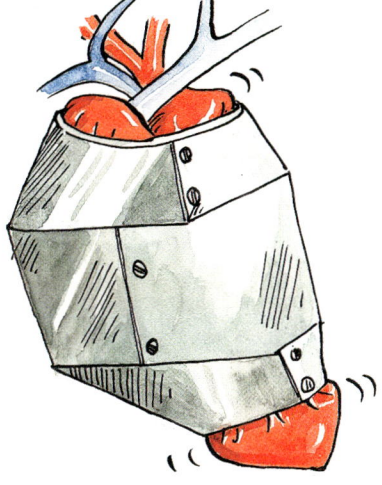

- Viele chronische Herzbeschwerden – Gefühl, als ob das Herz in einen Panzer eingeschlossen sei

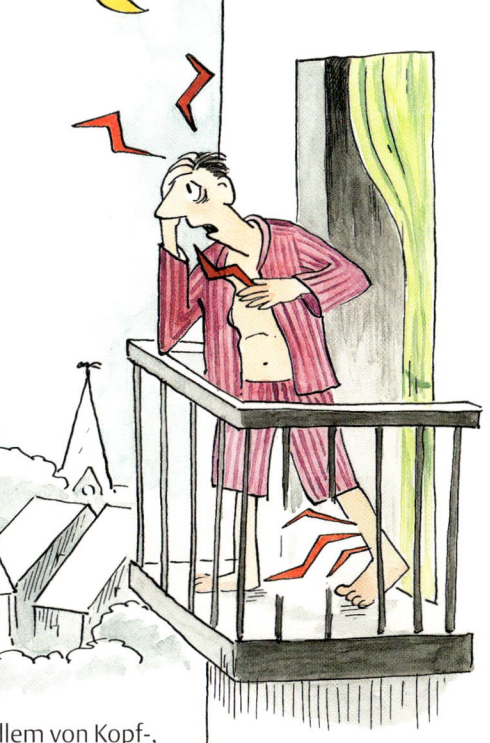

- Nächtliche Verschlimmerung – vor allem von Kopf-, Herz- und Knochenschmerzen

29

Barium carbonicum
Bariumcarbonat

Im Rahmen einer bariumfreien Diät zeigten sich bei Tieren Wachstumsstörungen, und sie blieben auffallend klein. Barium-carbonicum-Menschen zeigen ebenfalls diese Wachstumsdefizite. Sie sind oft klein, unreif oder zurückgeblieben – nicht nur körperlich, sondern auch klein auf ihrer geistigen oder emotionalen Ebene.

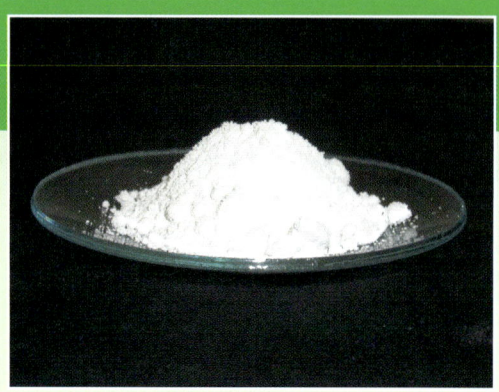

- Barium-carbonicum-Patienten zeigen einen starken Mangel an Selbstvertrauen. Sie fühlen sich noch zu klein und zu sehr als Kind, um sich in der großen Welt sicher zu bewegen.
- Am liebsten sind sie zu Hause in der Sicherheit und Abhängigkeit ihrer Familie. Kommt Besuch zu ihnen, verstecken sie sich sogar aus Angst hinter der Mutter oder hinter einem Möbelstück.
- Sie brauchen ständige Rückversicherung und können schlecht allein in die Welt der Erwachsenen aufsteigen.
- Die Gesundheit und das Wohlergehen ihrer Familie liegen ihnen sehr am Herzen. Durch ihre Familie und ihr Zuhause erhalten sie schließlich Schutz, Zuspruch und Geborgenheit, und jede mögliche Störung dieser Harmonie und Sicherheit löst Sorge bei ihnen aus.
- Ihr Leben ist geprägt von der Angst, etwas falsch zu machen und dafür dann ausgelacht zu werden. Deswegen bleiben sie auch schüchtern, zurückhaltend und kindisch in der unbewussten Hoffnung, bloß nicht aufzufallen, sich beweisen oder präsentieren zu müssen.
- In ihrem zaghaften, unsicheren Wesen fällt es ihnen auch schwer, Entscheidungen zu treffen. Sie sind oft unentschlossen und von den Ratschlägen anderer abhängig.
- Ein weiterer wichtiger Wesenszug ist ihre Langsamkeit. Sie verstehen Dinge oft erst nach längerer Zeit, bewegen sich auffallend langsam, sind aber bei der Durchführung von Aufgaben sehr beständig, zuverlässig und auch fleißig.
- Die Defizite bei Barium-carbonicum-Patienten betreffen nicht immer den gesamten Menschen, sondern können auch nur in Teilbereichen vorherrschend sein.
- Bei manchen Patienten ist nur die emotionale Ebene betroffen, und sie sind sehr schüchtern, bei anderen wiederum sind geistige Fähigkeiten sehr eingeschränkt, und sie leiden unter einem schwachen Gedächtnis oder der Unfähigkeit zu logischem Denken.
- Andere Fähigkeiten dieser Menschen können vollkommen normal sein oder sogar überdurchschnittliche Entwicklungen zeigen. Auch intelligente Menschen können somit Barium carbonicum als Arznei benötigen!
- Barium carbonicum wirkt körperlich besonders auf das lymphatische System und die Drüsen. Lymphknoten, Mandeln, Ohrspeicheldrüsen, Hoden oder Prostata verhärten sich und schwellen leicht an.
- Die Patienten leiden oft schon in jungen Jahren unter Haarausfall, Bluthochdruck und Arteriosklerose.
- Auch ältere Barium-carbonicum-Patienten zeigen oft noch kindliche Wesenszüge. Sie albern auffallend viel herum und spaßen gerne.
- Sie konnten sich der Größe und Schnelligkeit der Welt nicht anpassen, entgingen dadurch dem „Ernst des Lebens" – und behielten somit (glücklicherweise) ihr Lachen.

Barium carbonicum

zu klein zu wenig

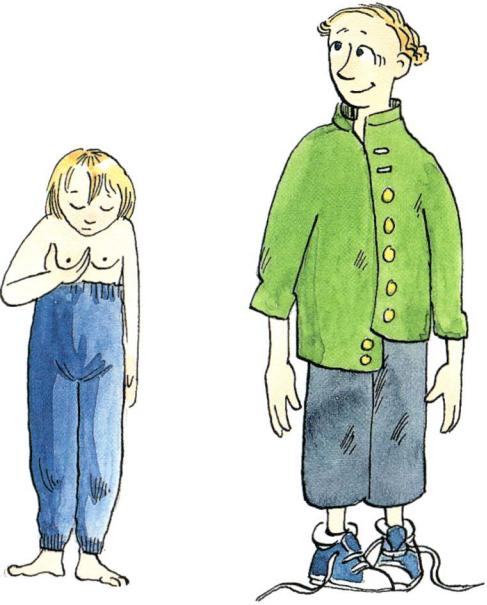

- Körperliche, emotionale oder geistige Minderentwicklung

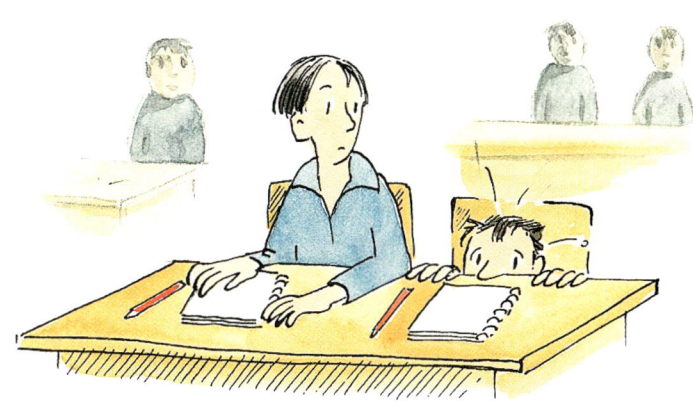

- Starker Mangel an Selbstvertrauen

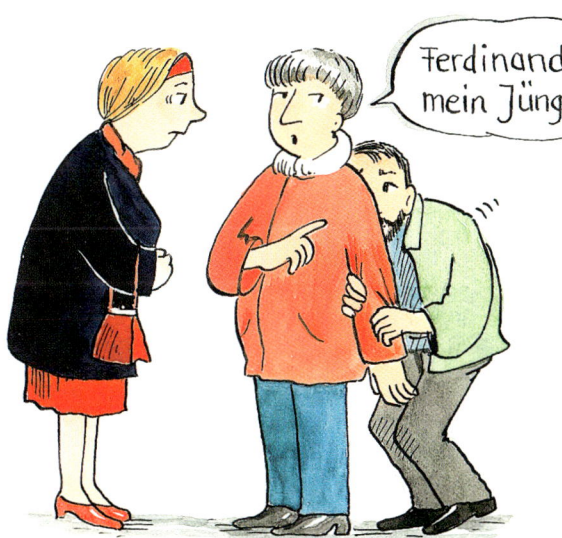

„Ferdinand, mein Jüngster"

- Große Menschenscheu – klammert sich an Personen oder Möbeln fest

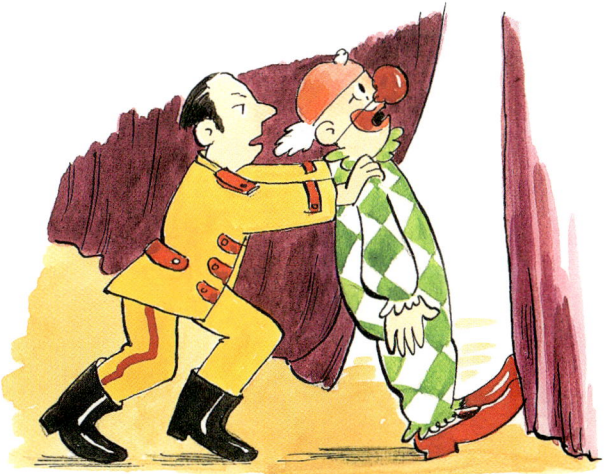

- Große Angst, ausgelacht zu werden

Barium carbonicum

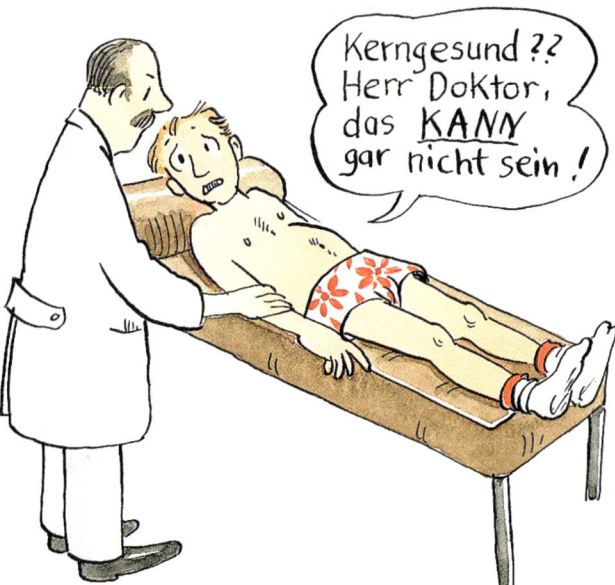

- Angst um die Gesundheit mit starken Zweifeln an der Genesung

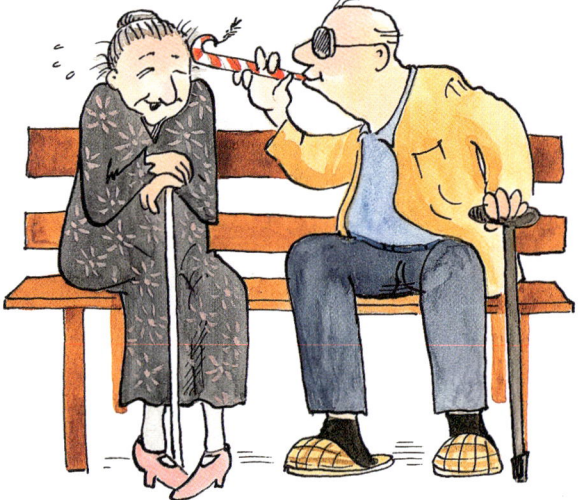

- Auffallend kindisches Verhalten

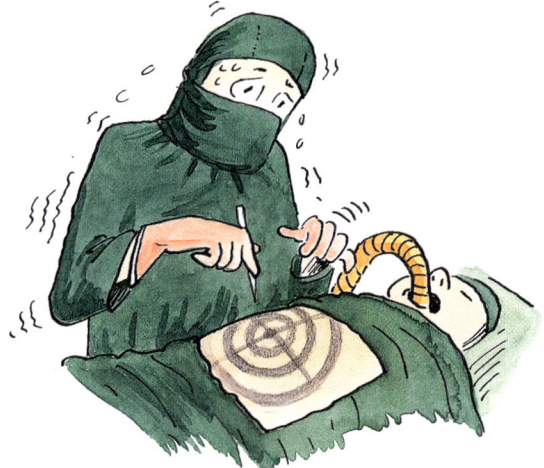

- Große Unsicherheit und Angst, etwas falsch zu machen

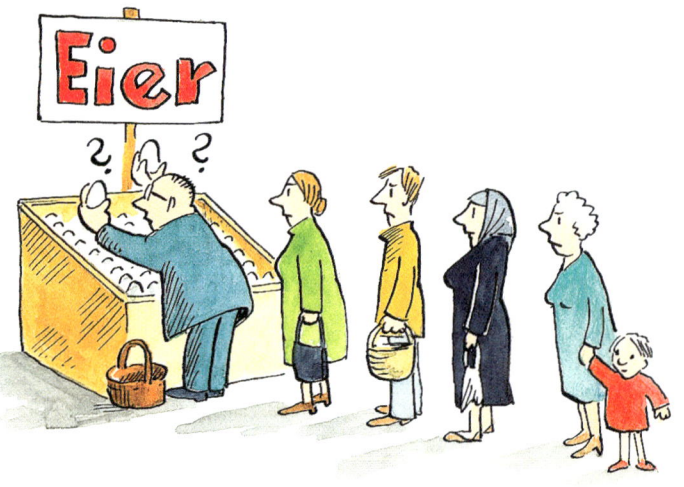

- Enorme Entscheidungsschwierigkeiten

Barium carbonicum

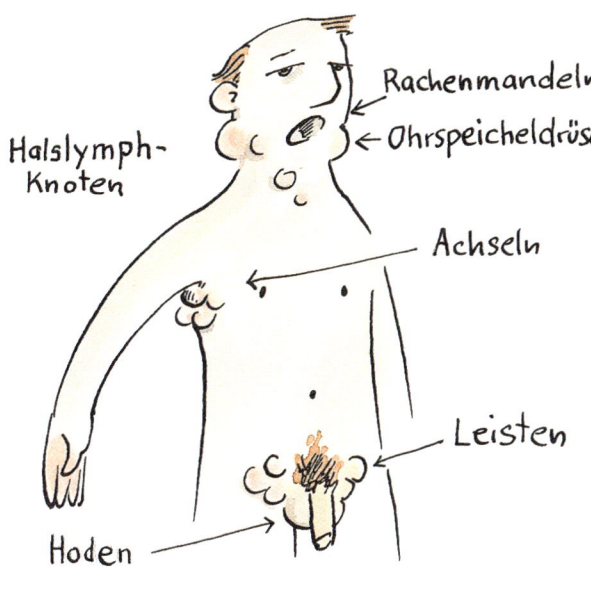

● Erkrankungen der Drüsen

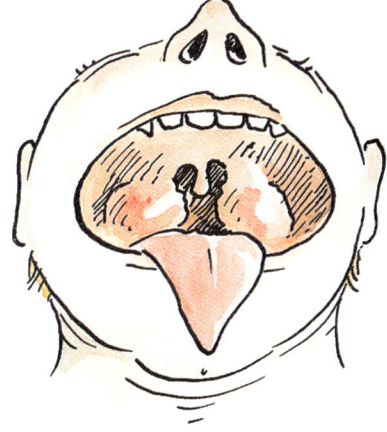

● Chronische Entzündungen der Rachenmandeln

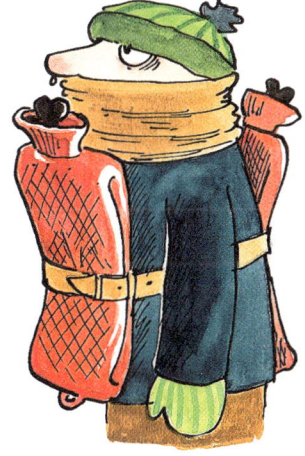

● Schnelles Frieren und häufige Erkältungen

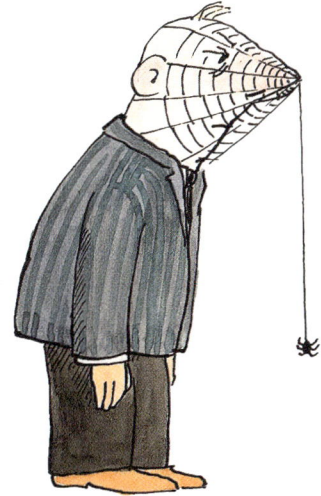

● Gefühl von Spinnweben im Gesicht

Belladonna

Tollkirsche

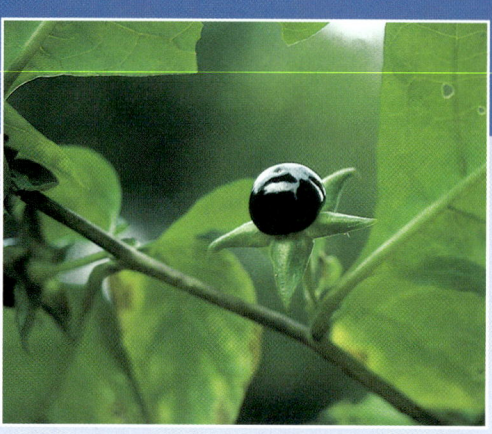

Belladonna bedeutet übersetzt „Schöne Dame". Der Pflanzensaft wurde früher von Frauen der Renaissance benutzt, die sich ihn in die Augen träufelten, um durch weite Pupillen schöner und anziehender zu wirken. Diese weiten Pupillen sieht man auch bei akuten Belladonna-Zuständen und entstehen hier durch die starke Erregung des Nervensystems.

- Der Zustand der Erregung zieht sich wie ein roter Faden durch das gesamte Belladonna-Bild.
- Belladonna findet oft nur als akutes Mittel seinen Einsatz in der homöopathischen Praxis, ist aber darüber hinaus auch ein häufig anzuwendendes Heilmittel bei der Behandlung chronischer Beschwerden.
- Die akuten Zustände sind geprägt von einer plötzlichen und sehr heftigen Symptomatik, die an *Aconitum* erinnert: Die Patienten haben z. B. im Fieber einen roten und heißen Kopf, ihre Halsschlagadern pulsieren sichtbar, die Augen glänzen und die Pupillen sind erweitert.
- Der Körper strahlt enorme Hitze ab, und ähnlich wie bei *Arnica* sind die Hände und Füße dabei kalt.
- Dabei leiden sie oft unter hämmernden, pulsierenden Schmerzen, die sich durch Erschütterungen und Bewegungen verschlechtern.
- Ihre Sinne sind überempfindlich gegen Licht, Geräusche und Gerüche.
- Passend zu der Heftigkeit der körperlichen Beschwerden zeigen die Patienten eine auffallende Gemütsverfassung, in der sie wie im Delirium von Wutanfällen gepackt werden, sehr aggressiv sein können und unter einer Vielzahl von schrecklichen Halluzinationen leiden. Besonders häufig sehen sie Hunde, Insekten oder Gespenster um sich und sind darüber sehr erschrocken.
- Belladonnatypische Beschwerden beginnen oft durch Störungen der Körperkreisläufe. Der Blutkreislauf reagiert sehr empfindlich auf jegliche Temperaturveränderung, auf Unterkühlung *oder* Überhitzung, und auch Schwankungen des Hormonkreislaufs während oder nach der Menstruation, nach einer Geburt oder nach der Entfernung der Gebärmutter können einen akuten Belladonna-Zustand verursachen.
- Ebenso können psychische Auslöser wie etwa Enttäuschungen in der Liebe, Kummer, Wut oder plötzlicher Schreck einen Menschen dermaßen überlasten, dass sie für akute Belladonna-Symptome verantwortlich sind.
- Menschen, die dem konstitutionellen Belladonna-Bild entsprechen, sind oft robust, vital und voller Energie.
- Sie zeigen ein gutes Ego, besitzen eine lebhafte Ausstrahlung und lieben die leichten und angenehmen Dinge des Lebens. Über eigene körperliche Beschwerden machen sie sich lange Zeit kaum Gedanken, und oft sind es andere, die sie zum Arzt schicken.
- Ihre chronischen Beschwerden entwickeln sich gegenüber den akuten Attacken sehr langsam über Jahre hinweg und werden von Kopfschmerzen, Schwindel und Bluthochdruck als Zeichen einer dauernden Übererregung begleitet.
- Beim Fortschreiten der Pathologie leiden die Patienten unter zunehmenden starken psychischen Veränderungen. Sie werden immer reizbarer, bekommen schnell Wutanfälle und entwickeln in späteren Stadien sogar manische Zustände oder Delirien.

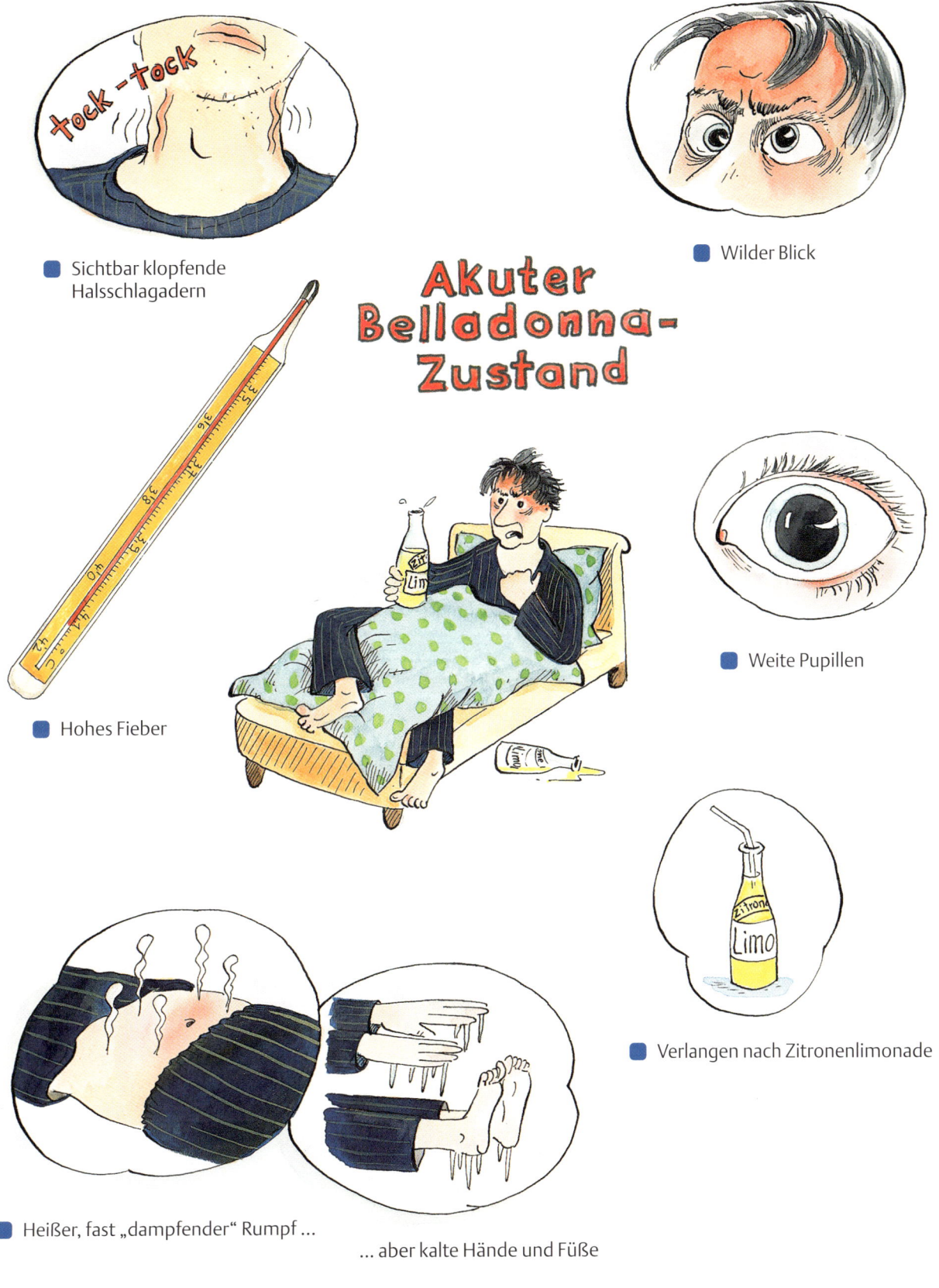

Belladonna

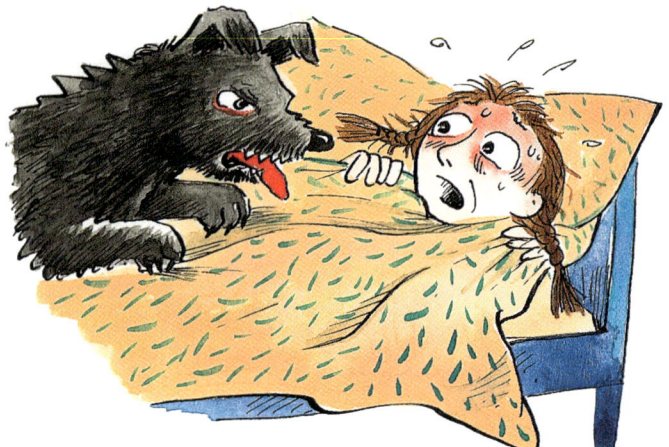

● Halluzinationen und Wahnideen

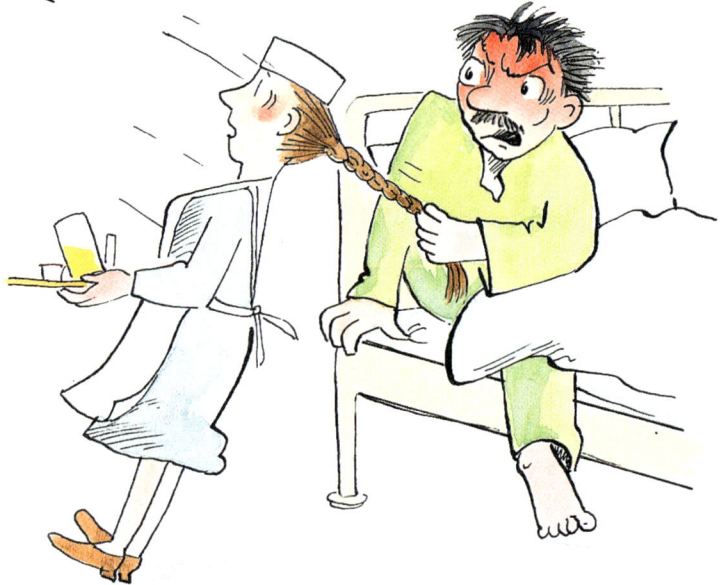

● Wüten, toben, schreien, schlagen oder ziehen andere an den Haaren

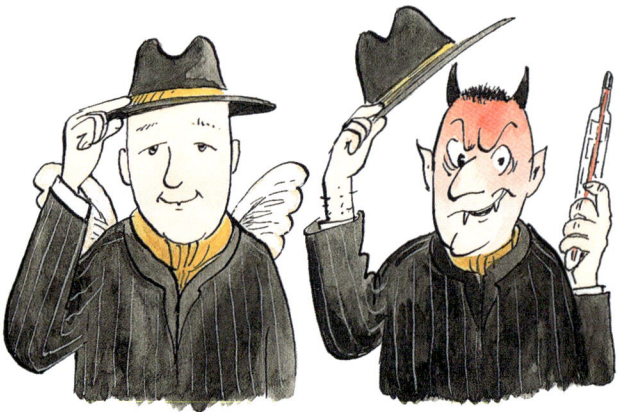

● Gesunde Belladonna-Menschen sind wahre Engel – aber krank werden sie zu Teufeln …

Belladonna

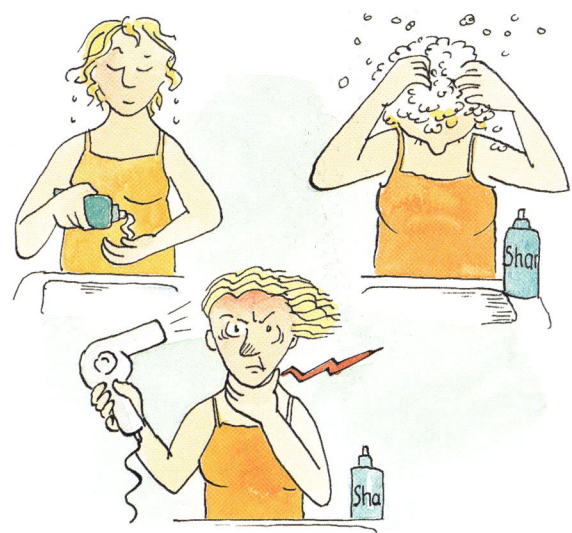

- Erkrankungen durch Temperaturveränderungen, z. B. nach Waschen der Haare

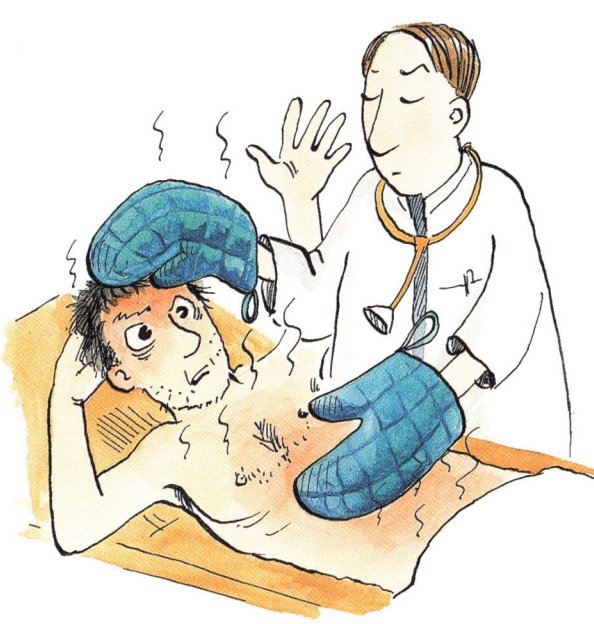

- Trias: Hitze, Röte und Brennen

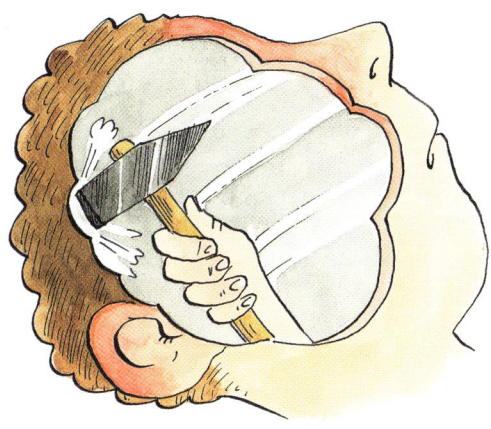

- Hämmernde Kopfschmerzen, die im Hinterkopf beginnen und zum rechten Auge, zur rechten Stirn oder Schläfe ausstrahlen

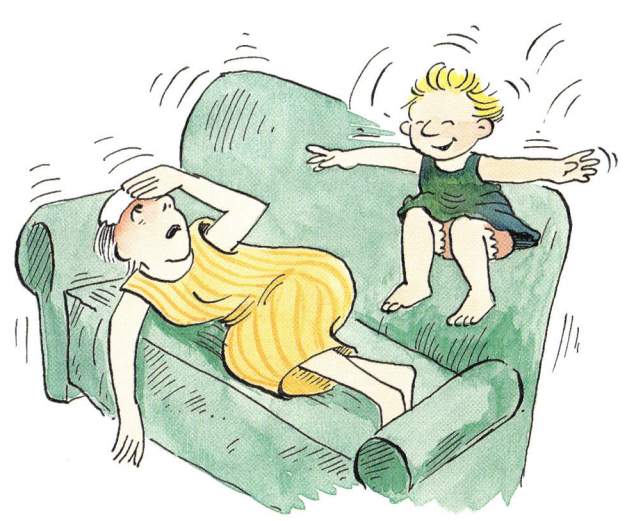

- Erschütterungen verschlechtern die Beschwerden

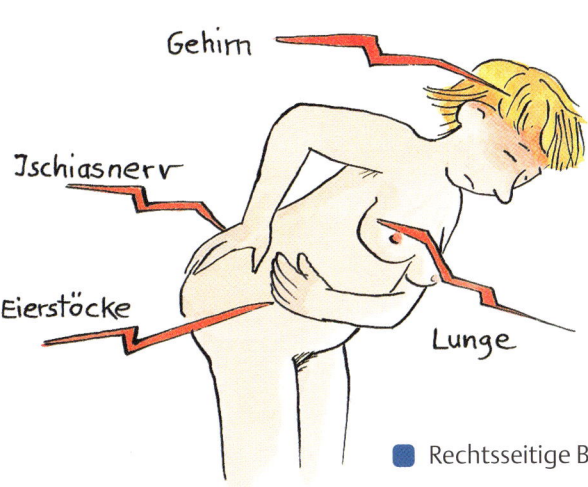

- Rechtsseitige Beschwerden

Bryonia alba
Weiße Zaunrübe

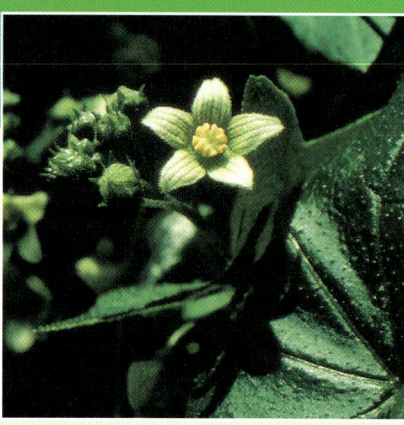

Bryonia alba ist ein an Hecken und Zäunen emporkletterndes Kürbisgewächs mit einer Rübenwurzel. Obwohl die Staude eine massive Wurzel besitzt, sucht sie noch weiteren Halt bei stärkeren Pflanzen und Zäunen. Ebenso verhält sich der Bryonia-Patient, der durch die Anhäufung materieller Werte zusätzlichen Halt und Absicherung im Leben sucht.

- Der Begriff „Trockenheit" bezeichnet am treffendsten den körperlichen, emotionalen und geistigen Zustand der Bryonia-Patienten.
- Sie leiden unter trockener Haut, Schleimhaut, trockenem Husten und starker Verstopfung. Trockene Speisen und trockenes kaltes Wetter verschlimmern ihren Zustand.
- Entsprechend dazu haben sie einen enormen Durst, trinken riesige Mengen und versuchen so, Störungen in ihrem Wasserhaushalt zu kompensieren.
- Durch den Mangel an Flüssigkeit sind sie oft in ihrer Beweglichkeit eingeschränkt.
- Bryonia ist eine wichtige Arznei für Erkrankungen, bei denen schon kleinste Bewegungen die Beschwerden verschlimmern. Die Patienten vermeiden jegliche Lageänderung, liegen steif und bewegungslos im Bett und wollen nur ihre Ruhe haben.
- Sie leiden häufig unter akuten stechenden Schmerzen, die durch Druck gebessert werden und liegen daher auf der schmerzhaften Seite.
- Ganz typisch zeigt sich dieses Bild bei Blinddarmentzündungen: Die Patienten liegen im Bett auf der rechten, schmerzempfindlichen Seite und vermeiden möglichst jede Bewegung. Selbst das Luftholen bereitet schon Schmerzen, und sie bemühen sich daher, nur flach zu atmen.
- Alle Bryonia-Beschwerden finden sich auf der rechten Seite – mit Ausnahme der Kopfschmerzen und mancher Brustfellentzündungen.
- Die Trockenheit sieht man auch im Gemütsbereich: Bryonia-Menschen sind sachliche, geschäftsorientierte Personen, denen das Erreichen materieller Werte sehr wichtig ist.
- Sie haben eine ausgeprägte Angst vor Armut! Oft findet man sie unter Börsenmaklern, Managern oder anderen Geschäftsleuten, die ihre ganze Kraft in das Anhäufen von Geld und Besitz legen.
- Diesen Bestrebungen liegt oft unbewusst das Gefühl oder auch die wirkliche Erfahrung zugrunde, einen materiellen Verlust erlitten zu haben und diesen Rückschlag durch vermehrte geschäftliche Anstrengungen nun wieder ausgleichen zu müssen.
- Alles dreht sich bei ihnen ums Geld und ihre finanziellen Unternehmungen.
- Emotionale oder schöngeistige Regungen sind bei ihnen nicht sehr ausgeprägt. Sie sind nüchtern und fleißig und bleiben mehr „irdisch" gebunden, ähnlich wie es auch die starke Bodenverankerung der Wurzel zeigt.
- Auffallend ist auch der Bezug zum Heim der Patienten. Bei akuten Erkrankungen, vor allem im Fieber, wollen sie dringend nach Hause gehen (auch wenn sie bereits zu Hause sind), und auch beim konstitutionellen Bryonia-Bild zeigt sich ein deutliches Verlangen nach einem Lebensraum, in dem man sich abgrenzen, seine Ruhe haben und die Tür hinter sich schließen kann.

Bryonia alba

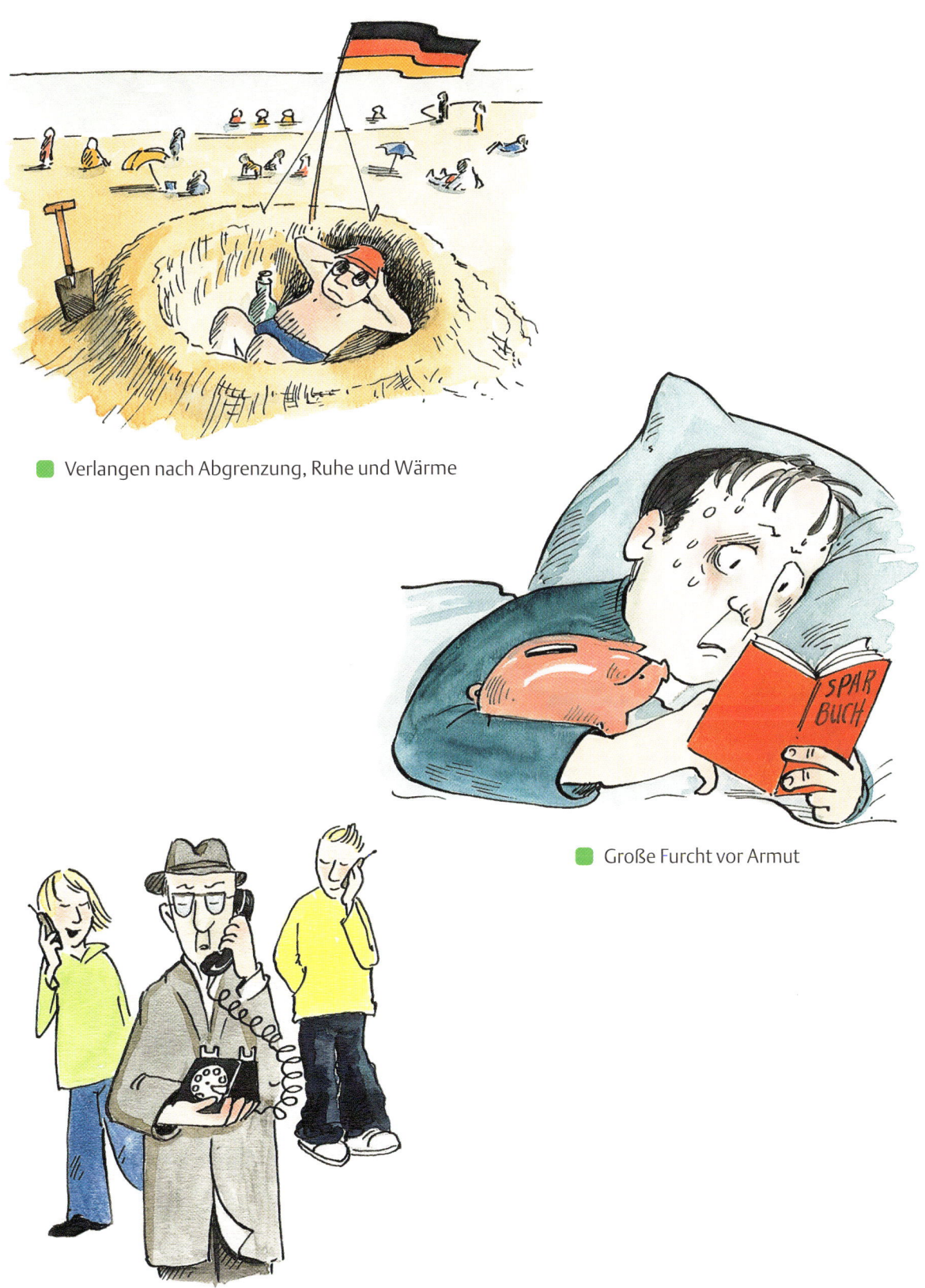

- Verlangen nach Abgrenzung, Ruhe und Wärme
- Große Furcht vor Armut
- Stur, verschlossen und misstrauisch – Vorliebe für Altbewährtes

Bryonia alba

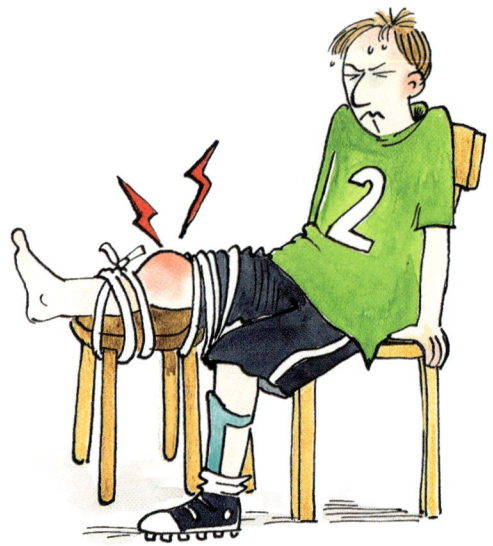

● Verschlimmerung von akuten Beschwerden durch jegliche Bewegung

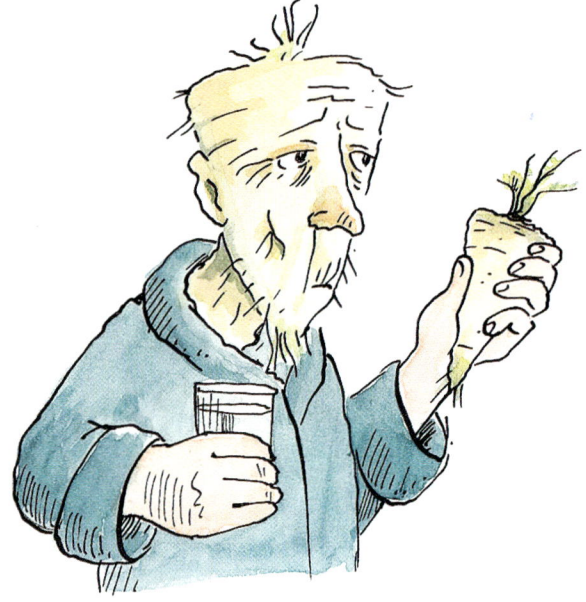

● Starke Trockenheit der Haut und Schleimhäute – großer Durst

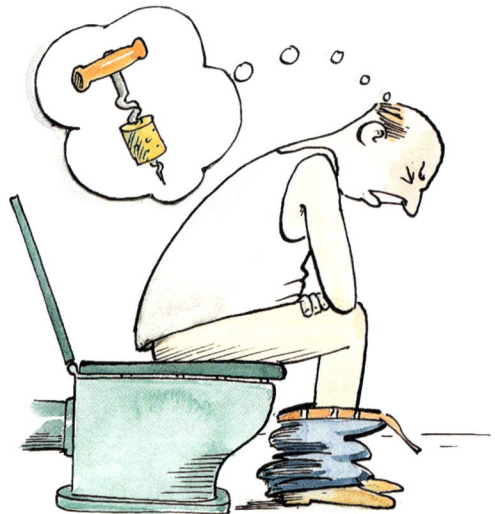

● Verstopfung mit starker Trockenheit des Stuhls

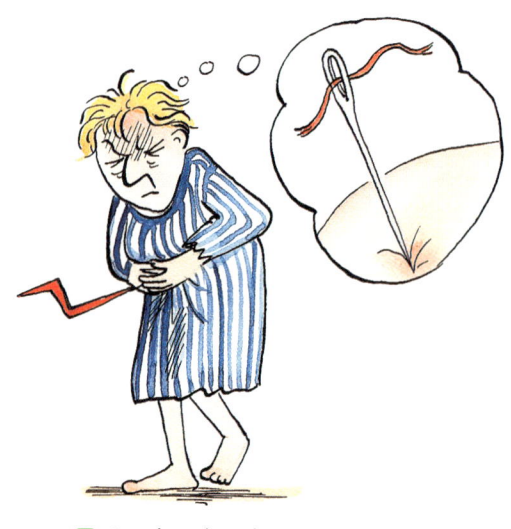

● Stechende Schmerzen

Bryonia alba

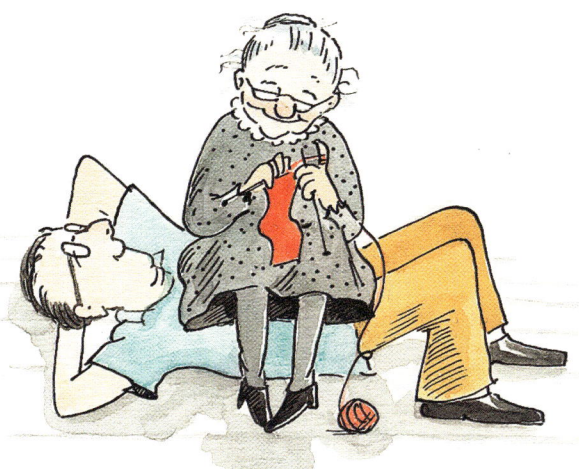

- Druck bessert die Beschwerden

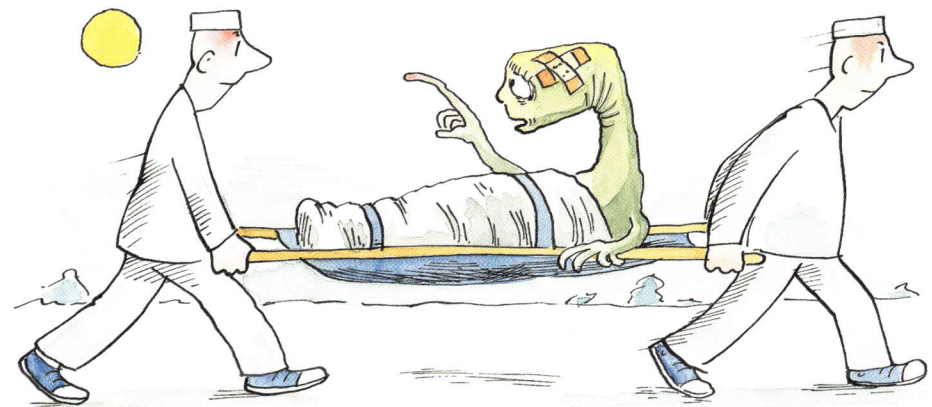

- Verlangen, nach Hause zu gehen

- Wichtigstes Arzneimittel bei Blinddarmentzündungen!

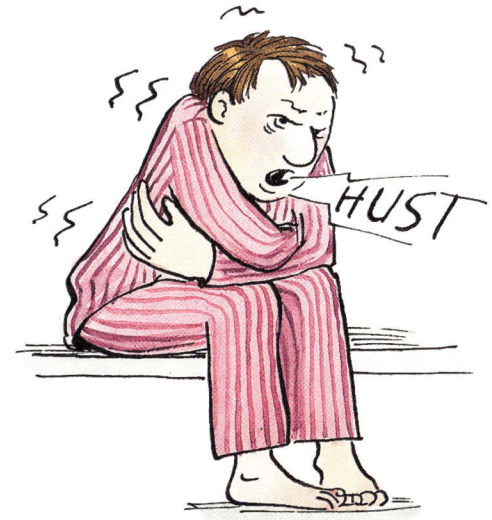

- Trockener, harter, sehr schmerzhafter Husten – Linderung der Schmerzen durch Festhalten des Brustkorbs

Calcium carbonicum

Austernschalenkalk

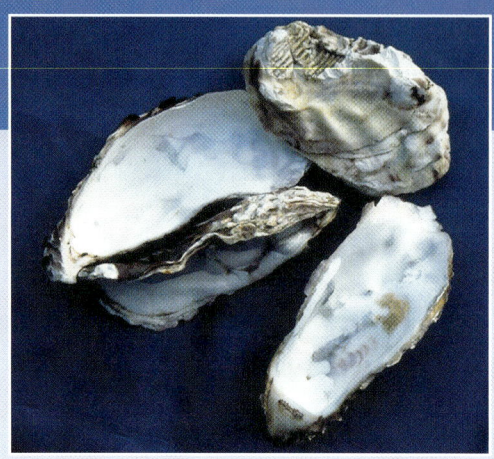

Austern schützen mit ihrer Schale ihren weichen empfindlichen Körper und sind ohne sie wehrlos Gefahren ausgeliefert. Sie leben harmonisch in Gruppen und verlassen nie die Heimat ihrer Austernbänke. Auch Calcium-carbonicum-Menschen sind weich und empfindlich und fühlen sich ohne die Sicherheit ihres Hauses, ihrer Familie oder ihrer gewohnten Umgebung schnell unsicher und bedroht.

- Calcium-carbonicum-Patienten sind oft, aber nicht generell, korpulent, haben ein weiches, schlaffes Bindegewebe und einen ebenso weichen und meist gutmütigen Charakter.
- Sie suchen Geborgenheit und Sicherheit in einer Welt, die für sie hart und gefahrvoll erscheint und finden diese in einer sehr engen Verbindung zu ihrem Heim, ihrer Familie, bei Freunden oder ihrem Therapeuten. Von all diesen Personen sind Calcium-carbonicum-Menschen gerne abhängig, denn nur hier verspüren sie Schutz.
- Ihr weiches und gemütliches Wesen ist oft von einer gewissen Langsamkeit begleitet. Sie versuchen, dieses Manko im täglichen schnellen und „harten" Lebenskampf durch die Übernahme von Verantwortung und einer sehr fleißigen und beharrlichen Arbeitsweise zu kompensieren.
- Sie arbeiten gerne mit ihren Händen, sind z. B. gute Bauern, Gärtner, Bäcker oder Masseure, überlasten sich aber oft und können durch ihre ständige Überarbeitung erkranken.
- Auf Grund ihrer weichen und schutzlosen Art leiden sie unter vielen Ängsten. Sie haben Angst vor Insekten, Mäusen, Ratten oder Hunden, vor hochgelegenen Orten, im Dunkeln und auch vor Krankheiten.
- Durch ihre Furcht zu erkranken lesen sie viel medizinische Literatur und schaffen sich so Gewissheit über die Art ihrer Leiden.
- In späteren Erkrankungsstadien steigern sich diese Ängste noch weiter. Die Patienten fürchten zunehmend, den Verstand zu verlieren und zweifeln in der Therapie doch sehr an der Möglichkeit, wieder gesund werden zu können.
- Ein für den Therapeuten wichtiger Hinweis auf Calcium carbonicum (oder ein anderes Mittel der Calciumgruppe) ist das von den Patienten beschriebene Gefühl, sich oft ohne Grund von anderen Leuten beobachtet zu fühlen.
- Dieses Gefühl zeigt ihre innere Schwäche und entspringt der Empfindung, einer fremden Umwelt gegenüber völlig schutzlos ausgesetzt zu sein. Es ist vergleichbar mit dem hilflosen Gefühl einer Auster ohne Schale in einem Meer voller Gefahren.
- Calcium-carbonicum-Patienten leiden oft unter einer schwachen Immunabwehr. Sie frieren leicht, ihr Körper kühlt schnell aus, und sie erkälten sich häufig.
- Viele ihrer Körperfunktionen laufen verlangsamt ab: Ihr Lymphsystem, ihre Knochenbildung sowie Verdauung und Stoffwechsel arbeiten träge! Ihnen fehlen Widerstandsfähigkeit und Ausdauer.
- Bei Kindern fallen diese Mängel oft auf. Bis zu 40 Prozent von ihnen brauchen Calcium carbonicum während ihrer ersten Lebensjahre.
- Verlangsamte Reaktionen lassen sich auch in ihrer motorischen und geistigen Entwicklung erkennen. Sie beginnen erst spät zu laufen und zu sprechen, und auch das spätere Lernen in der Schule fällt ihnen oft schwer.

Calcium carbonicum

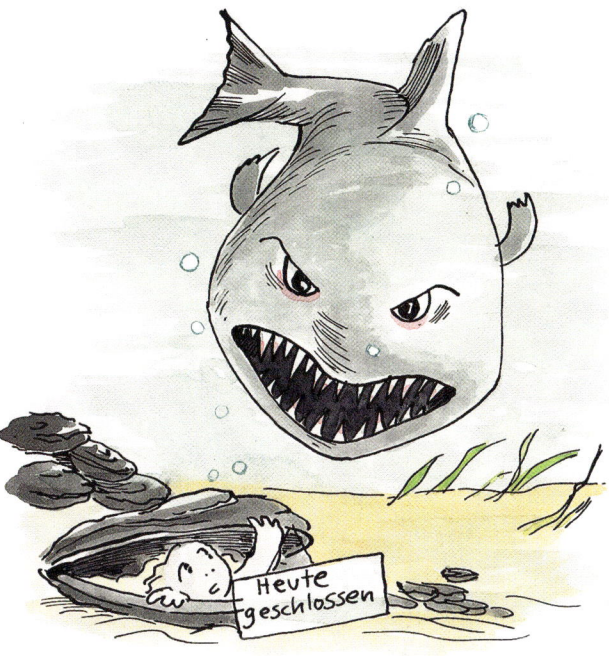

- Schutzlos aufgrund ihrer inneren Weichheit

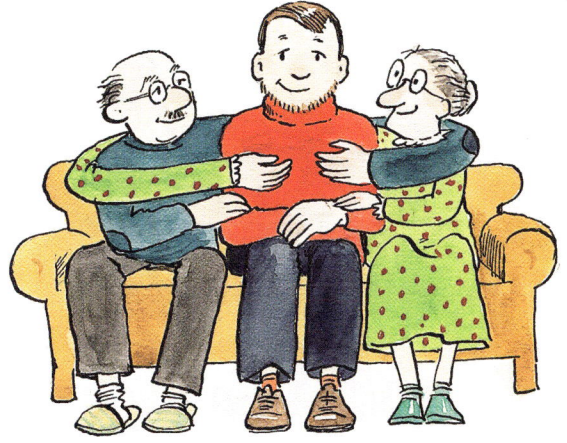

- Abhängig vom beschützenden Elternhaus – „Familienmenschen"

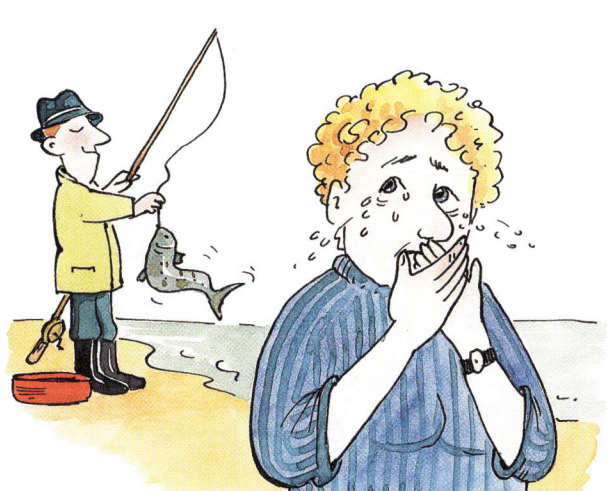

- Sehr empfindlich gegen Grausamkeiten

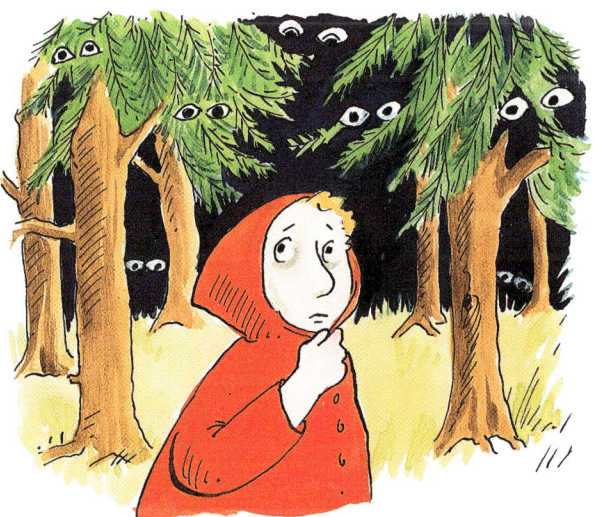

- Fühlt sich schnell von anderen beobachtet – Furcht, man könne seinen (unsicheren) Zustand bemerken

Calcium carbonicum

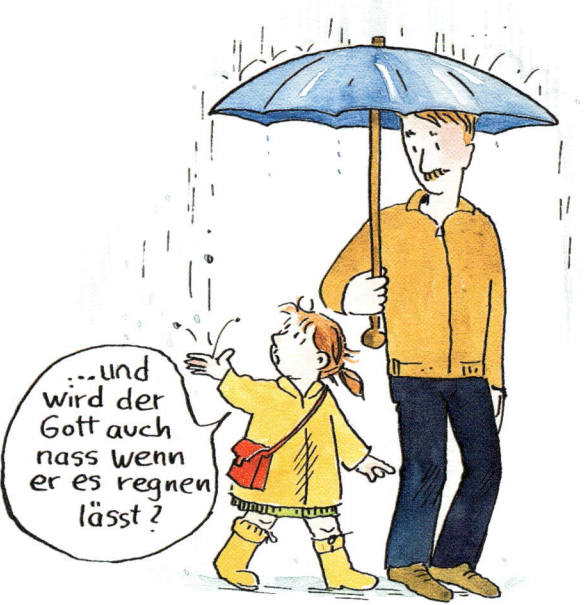

■ Beschäftigt sich intensiv mit Gott und existenziellen Fragen

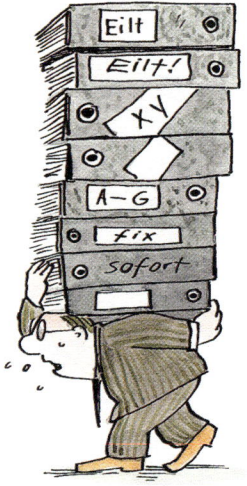

■ Arbeitet viel und ausdauernd, überlastet sich aber dabei

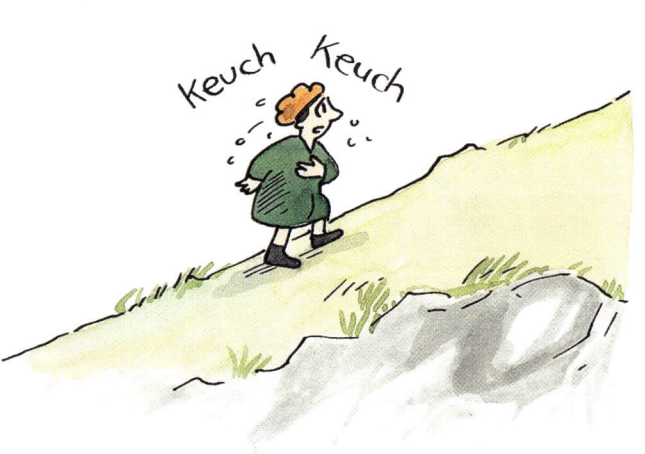

■ Schnell außer Atem beim Aufwärtssteigen

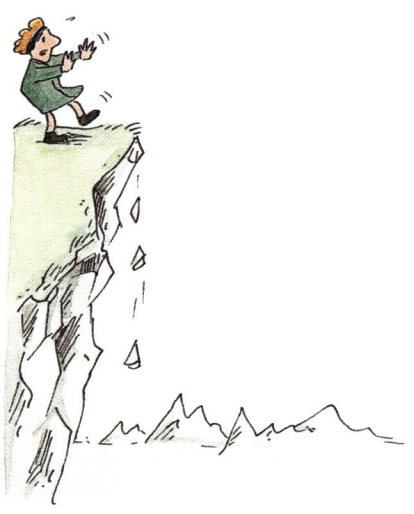

■ Höhenangst

Calcium carbonicum

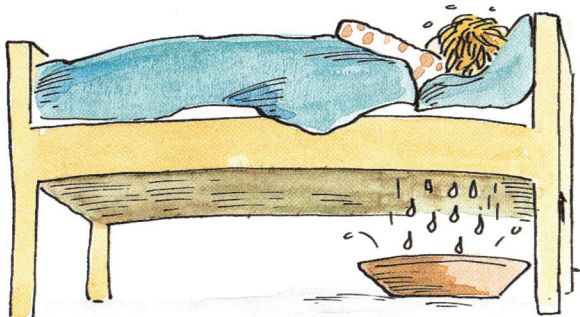

- Schweiß am Kopf – vor allem nachts

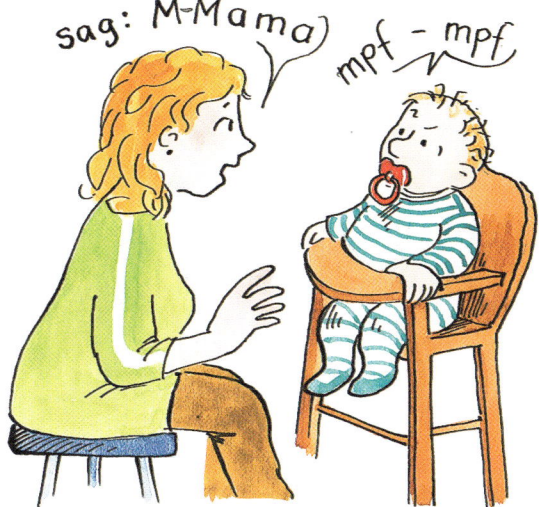

- Verzögerte Entwicklung – spätes Laufen- und Sprechenlernen

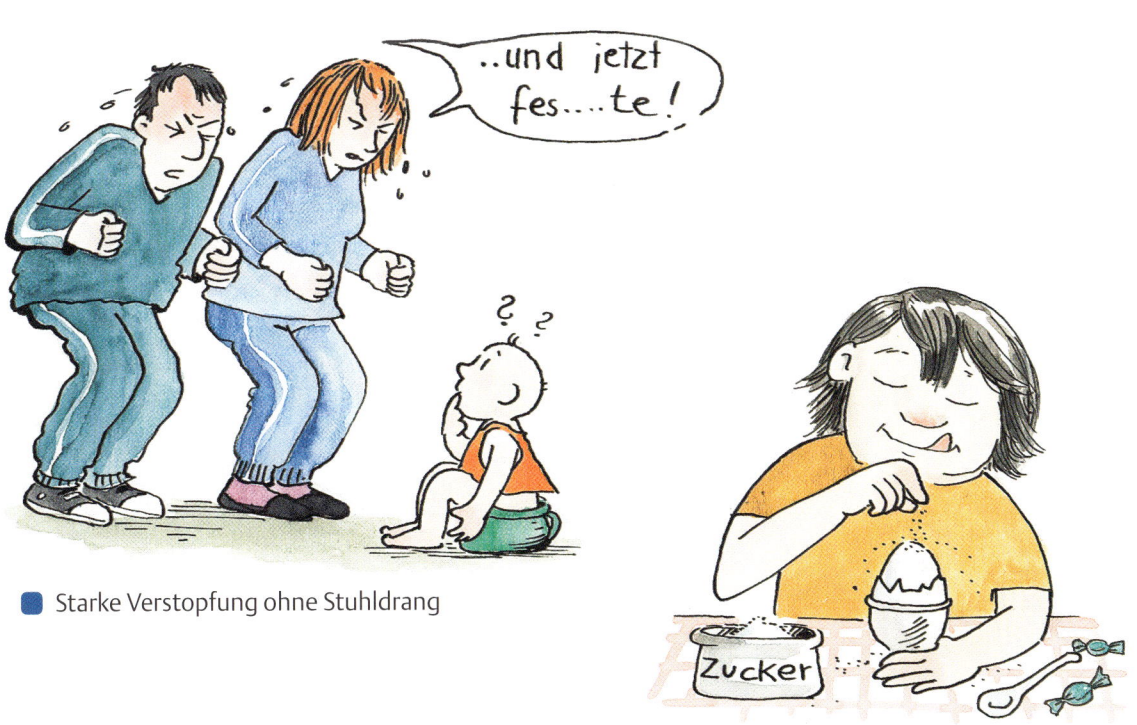

- Starke Verstopfung ohne Stuhldrang

- Verlangen nach Eiern, Zucker und Süßigkeiten

Calcium phosphoricum
Calciumphosphat

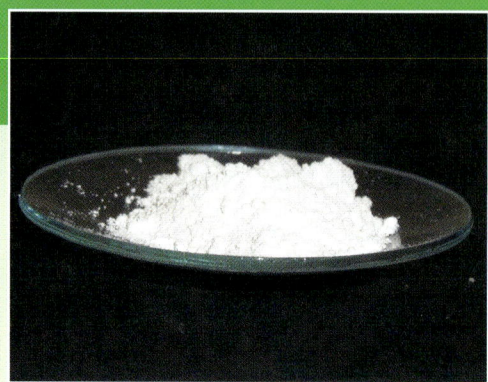

Calcium phosphoricum ist der Hauptbestandteil von Knochen und Zähnen und ist besonders für deren Wachstum und Festigkeit verantwortlich. Vergleichbar damit leiden Menschen, die Calcium phosphoricum als homöopathisches Medikament benötigen, oft unter Wachstumsstörungen oder Schmerzen an Knochen und Zähnen.

- Unzufriedenheit ist das zentrale Thema von Calcium phosphoricum. Die Patienten langweilen sich schnell und sind verdrießlich, ohne eigentlich zu wissen, warum.
- Auffallend ist dabei ihr Gejammer und ihr Stöhnen. Zu Hause sind sie schnell genervt, es ist ihnen alles viel zu eintönig, und sie suchen daher nach Ablenkung durch ständigen Wechsel ihres Aufenthaltsortes.
- Sind sie gerade zu Hause, wollen sie weg zu Freunden, doch kaum sind sie kurze Zeit dort, treibt es sie wieder weiter. Sie entwickeln ein immer stärker werdendes Verlangen zu verreisen, denn nur durch die Beschäftigung und Ablenkung während einer Reise können sie ihrem ständig folgenden Schatten der Langeweile kurzfristig entfliehen.
- Gesunde Calcium-phosphoricum-Menschen sind freundlich, offen und sensibel.
- Können sie jedoch ihre Sehnsucht nach Ablenkungen oder anderen Orten nicht ausleben, werden sie sehr unzufrieden, mürrisch und auch reizbar – aber im Gegensatz zum ähnlich abwechslungsliebenden Verhalten von *Tuberculinum* nie bösartig.
- Schlechte Nachrichten bringen ihr empfindsames Wesen sehr schnell aus dem Gleichgewicht. Sie reagieren dann stark auf diese Neuigkeiten, sind niedergeschlagen, traurig und müssen sich zurückziehen. Auf Grund ihrer intensiven, belastenden Reaktionen fürchten sie sich stets vor neuen, schlechten Mitteilungen.
- Ein anderes Thema für Calcium-phosphoricum-typische Beschwerden ist das Lernen und die Schulzeit. Calcium-phosphoricum-Schüler sind sehr fleißig, lernen gut und gerne, glauben aber stets, immer noch nicht gut genug zu sein. Sie denken, dass andere Mitschüler Wissensdefizite bei ihnen bemerken und sie dadurch dann für dumm halten könnten.
- Durch diese falsche Selbsteinschätzung bekommen sie Schulängste, Kopf- oder Bauchschmerzen. Ihre geistigen Fähigkeiten verlangsamen sich nun wirklich, sie können den Schulanforderungen nicht mehr gut genug folgen und werden dadurch schwach, müde und immer apathischer.
- Calcium phosphoricum ist somit ein Hauptmittel für Erkrankungen von Schulkindern! Die Beschwerden treten hier im Gegensatz zu anderen „Schularzneimitteln" wie *Phosphoricum acidum* oder *Natrium muriaticum* oft erst nach der schulischen Belastung, also am Nachmittag, auf.
- Auch Temperaturveränderungen durch Wetterwechsel, Einwirkungen von Kälte oder Zugluft können Auslöser für Calcium-phosphoricum-Pathologien sein oder bestehende Beschwerden verschlimmern.
- Besonders auffällig ist eine Zunahme der Beschwerden zur Zeit der Schneeschmelze am Anfang des Frühlings.
- Calcium-phosphoricum-Patienten leiden häufig unter rheumatischen Beschwerden, Knochen-, Gelenk- und Zahnerkrankungen. Die Halswirbelsäule und die obere Brustwirbelsäule sind besonders oft schmerzhaft und steif.
- Ein nicht unwichtiger Fingerzeig in der Differenzierung zu anderen Arzneimitteln ist das ständige Seufzen und Jammern dieser Menschen über ihre Leiden.

Calcium phosphoricum

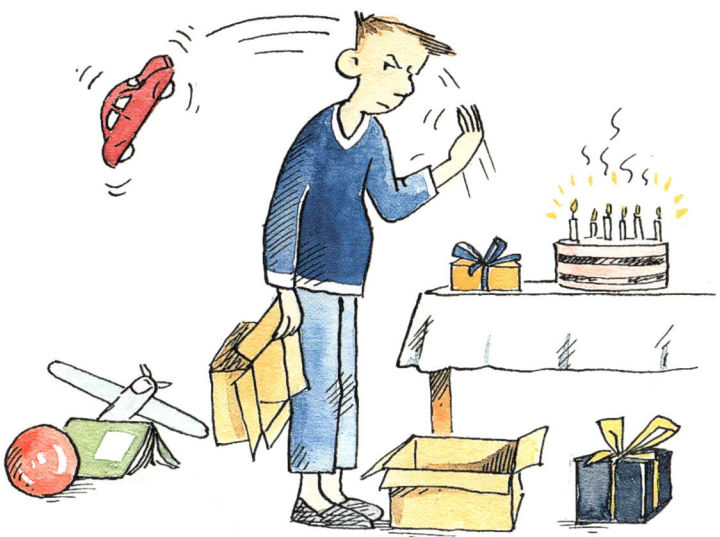

● Unzufriedenheit und Langeweile

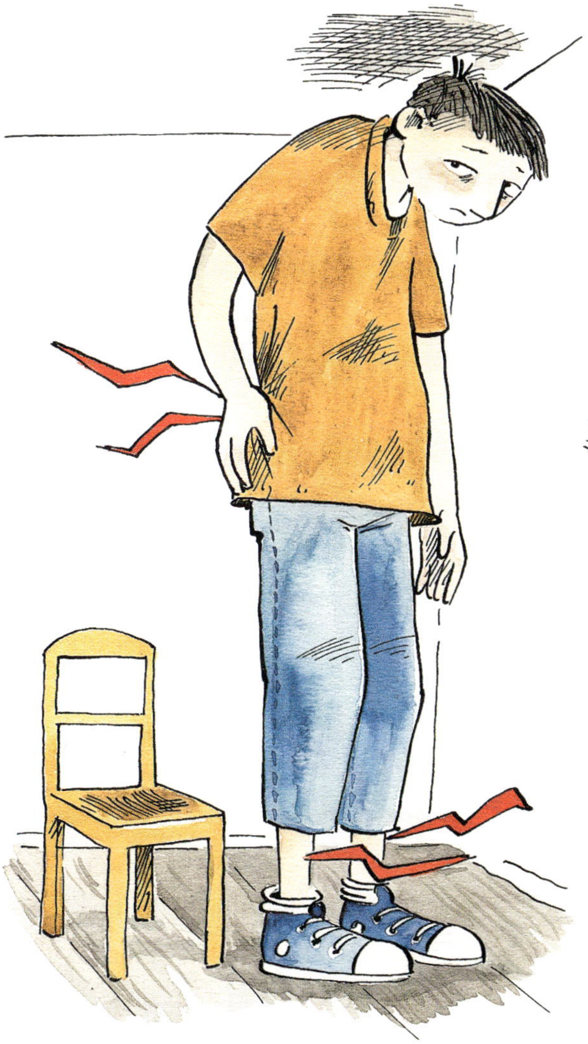

● Wachstumsschmerzen

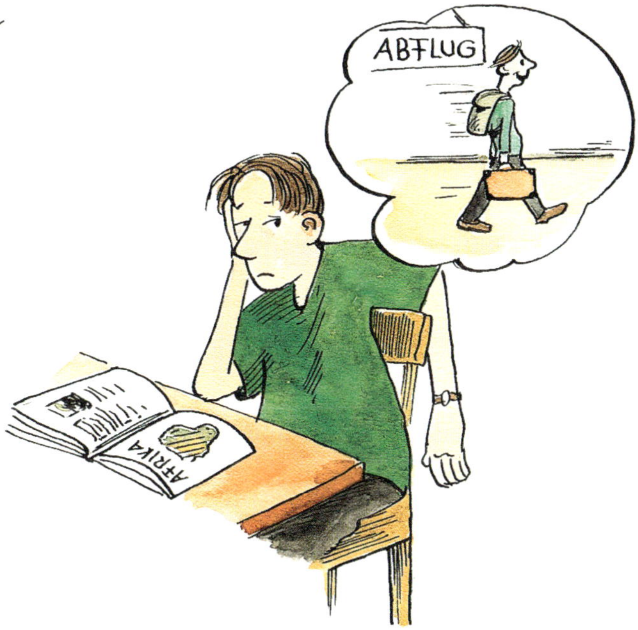

● Sehnsucht nach Abwechslung – Verlangen zu reisen

Calcium phosphoricum

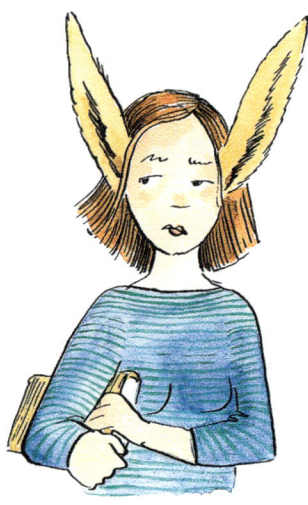

- Glauben, andere denken, sie seien dumm

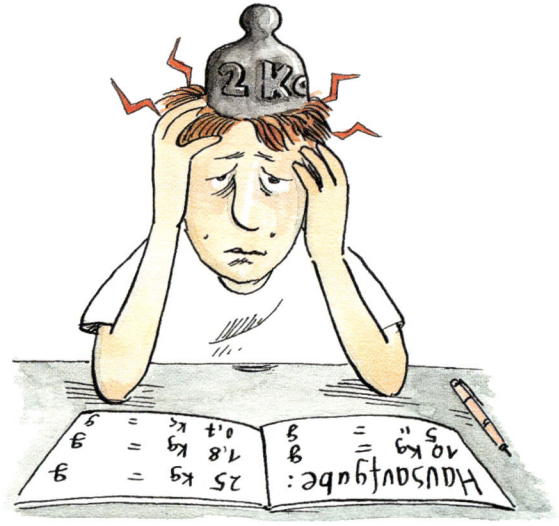

- Kopfschmerzen durch schulische Anforderungen

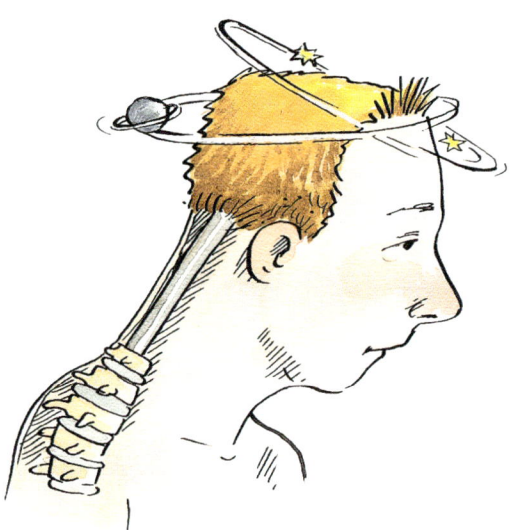

- Kopfschmerzen mit steifem Nacken und benebeltem Verstand

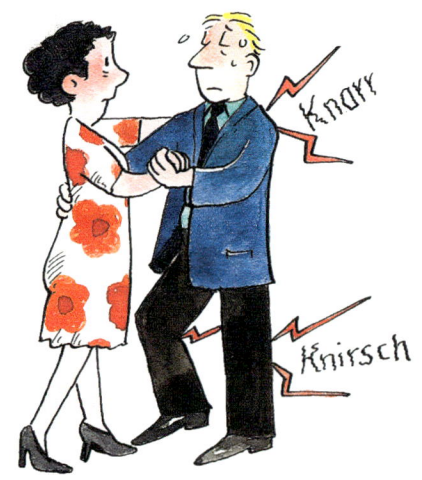

- Rheumatische Erkrankungen

Calcium phosphoricum

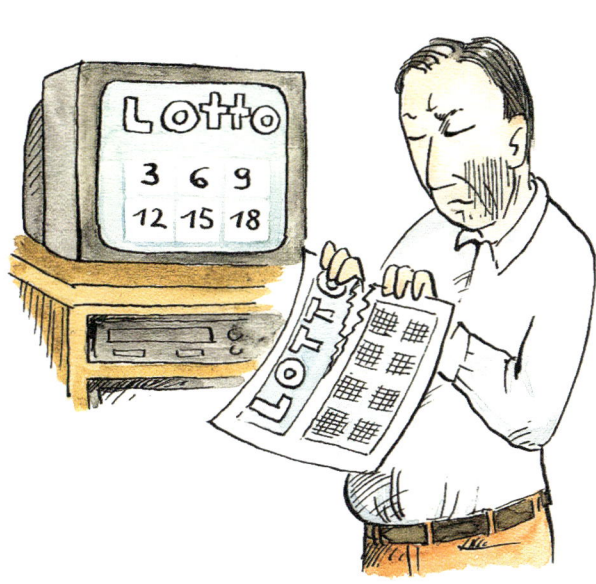

● Beschwerden durch schlechte Nachrichten ...

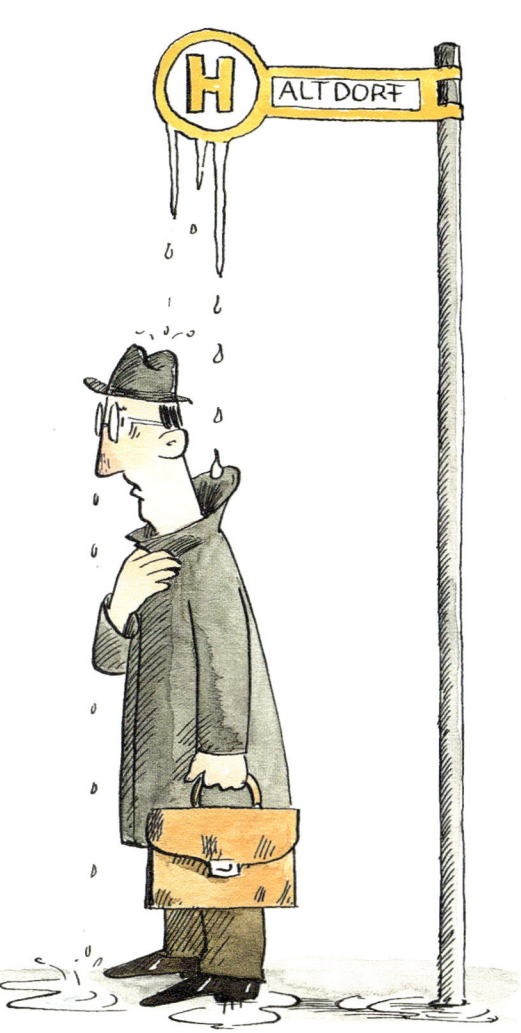

● ... oder nach einem Wetterwechsel – häufig Erkrankungen während der Schneeschmelze

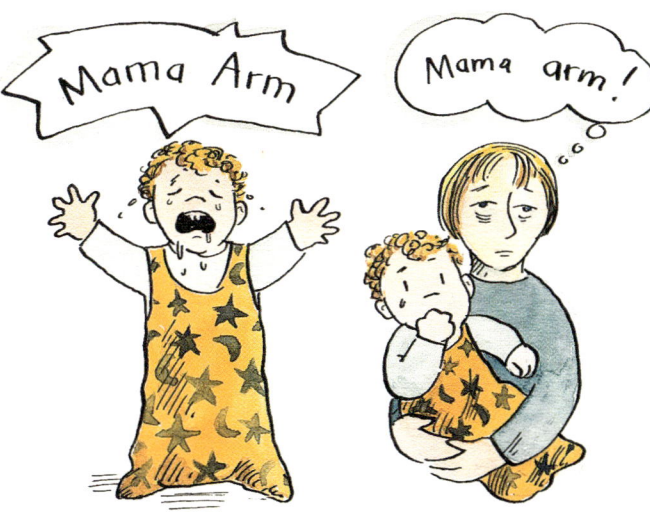

● Verlangen, getragen zu werden
Zahnungsbeschwerden

Cantharis

Spanische Fliege

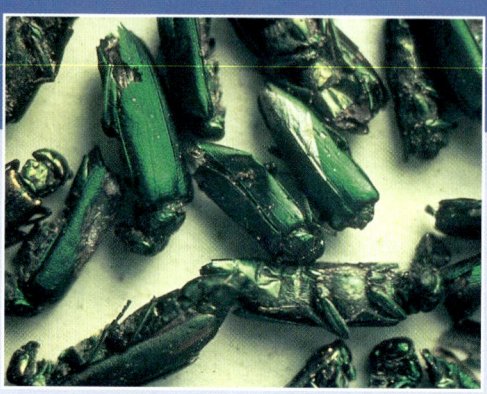

Der Hauptwirkstoff des Käfers, das Cantharidin, erzeugt auf der Haut wassergefüllte Blasen mit brennenden Schmerzen. Daher ist Cantharis eines der wichtigsten Medikamente für Verbrennungen und auch andere brennende Schmerzen. Oft werden diese von sexuellen Gedanken oder Handlungen begleitet und erinnern uns an den jahrhundertelangen Einsatz der Spanischen Fliege als Aphrodisiakum.

- Cantharis ist ein Arzneimittel für hochakute und aggressive Krankheitszustände, aber auch für chronische Erkrankungen, die oft von intensiven und heftigen Gemütsäußerungen begleitet werden.
- Hinweisend auf einen akuten Cantharis-Zustand sind starke brennende Schmerzen auf der Haut oder den Schleimhäuten, die von einer für diese Situation ungewöhnlichen sexuellen Komponente begleitet werden.
- Die Patienten leiden sehr, sie halten die Schmerzen kaum aus, winden sich, schreien, sind vollkommen ruhelos, wissen sich kaum zu helfen – und sind trotzdem lüstern erregt.
- Die Erkrankung manifestiert sich besonders häufig am Urogenitaltrakt (weniger häufig am Verdauungssystem oder den Atemwegen), beginnt sehr plötzlich und ist durch eine starke Entzündungsreaktion gekennzeichnet, die so ungestüm voranschreitet, dass sie schnell das Gewebe zerstört und sich in tiefere Schichten ausbreitet.
- Durch diesen heftigen und hochintensiven Verlauf geraten die Patienten immer mehr in Rage.
- Akute Cantharis-Erkrankungen zeigen nach einer gewissen Zeit ein extrem ruheloses Bild voller Raserei, in dem die Patienten Wutanfälle bekommen, um sich schlagen und immer manischer werden – bis hin zum Delirium.
- Dabei scheinen sie ständig von wollüstigen Gedanken besessen zu sein, was sich in Dauererektionen, Masturbation oder heftigem Sex – trotz ihrer Beschwerden – äußert.
- Überraschend ist hierbei, dass sich selbst sonst ruhige und schamhafte Menschen, nun vom „Cantharis-Dämonen" besessen, vieler unerwartet obszöner Worte bedienen.
- Nicht immer begegnet uns ein solch extremes Krankheitsbild! Abhängig von der Reaktionsfähigkeit des Organismus oder der Dauer der Erkrankung kann dieser Cantharis-Zustand auch abgemildert sein.
- Auffallend ist aber immer die Kombination von Schmerz und sexueller Erregung!
- Neben diesen akuten Krankheiten gibt es aber auch chronische Krankheitsverläufe oder konstitutionelle Cantharis-Patienten. Diese berichten über ein ebenfalls permanent stark gesteigertes sexuelles Verlangen und häufig wiederkehrende Entzündungen der Haut oder Schleimhäute vor allem an Blase, Harnröhre, Nieren oder auch Geschlechtsorganen.
- Sie besitzen einen ebenfalls ruhelosen und ungestümen Charakter, der durch seine Reizbarkeit, seinen Ehrgeiz und sein extremes Wettkampfdenken stark an *Nux vomica* erinnert.
- Die Patienten zeigen eine bemerkenswert heftige Abneigung gegen Berührungen am Hals und entwickeln massive, an Tollwut erinnernde Ängste, z. B. vor glitzernden Gegenständen, Spiegeln, vor Wassergeräuschen oder dem Anblick von Wasser.
- Dadurch sehen wir ihre enormen, im Unterbewusstsein verkrampften Energien, die nur darauf zu warten scheinen, sich in tollwutähnlichen Symptomen zu offenbaren.

Cantharis

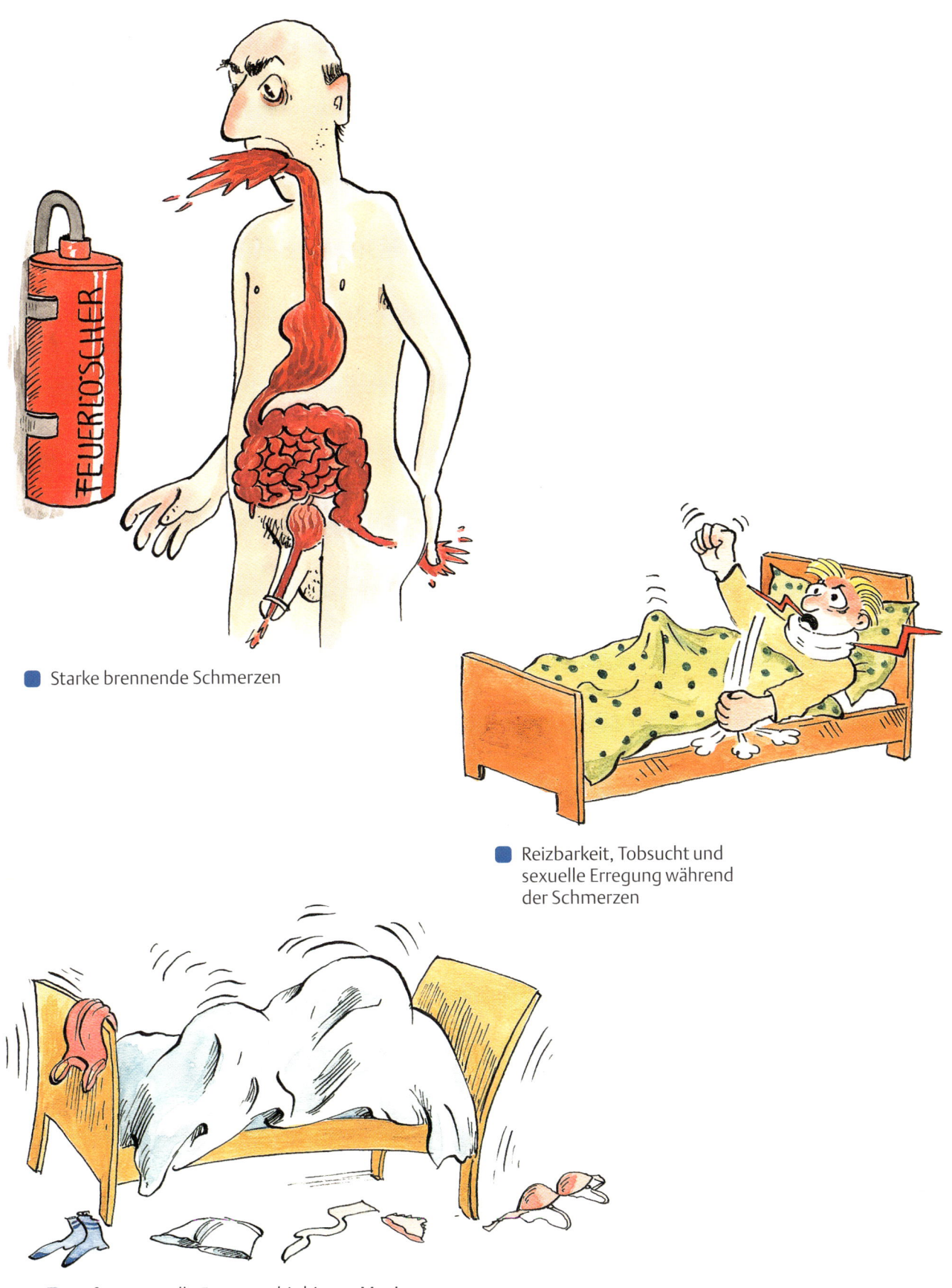

- Starke brennende Schmerzen
- Reizbarkeit, Tobsucht und sexuelle Erregung während der Schmerzen
- Heftige sexuelle Erregung bis hin zur Manie

Cantharis

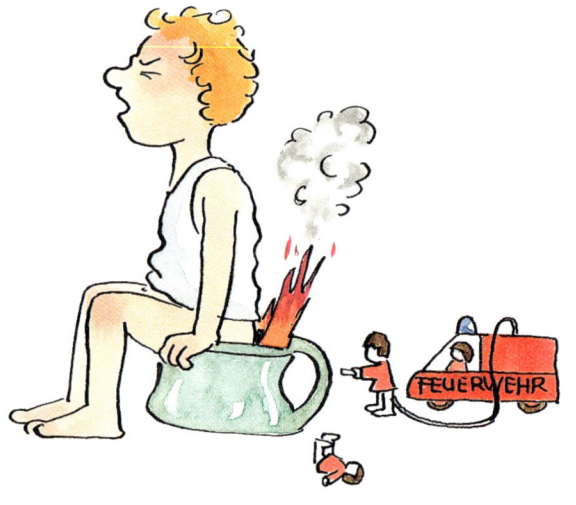

- Brennende Schmerzen am Darmausgang während Durchfallerkrankungen

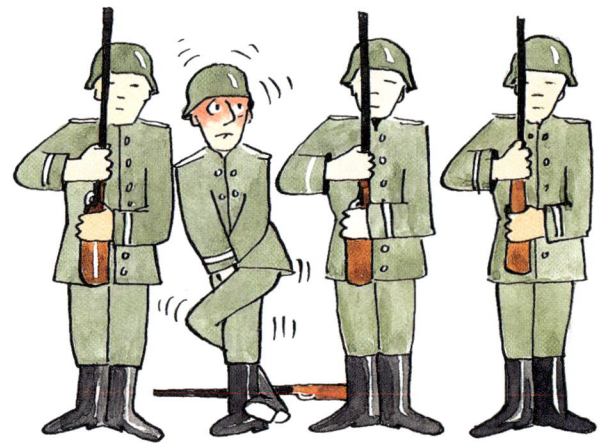

- Ständiger, unerträglicher, schmerzhafter Harndrang

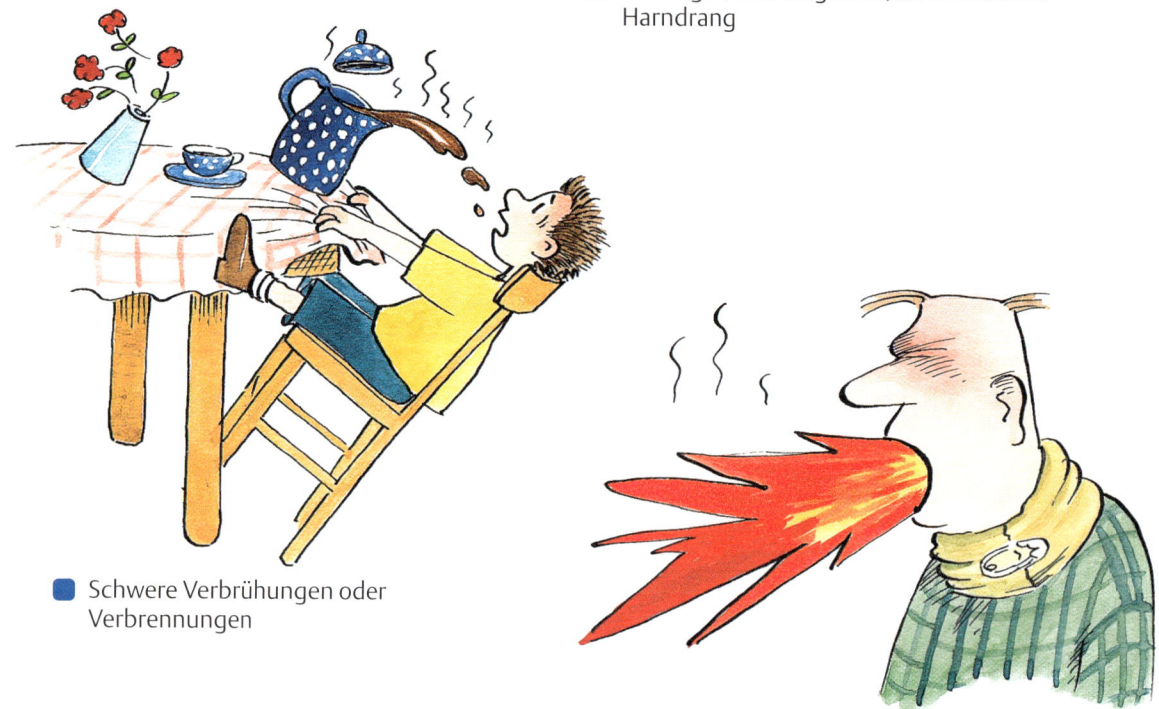

- Schwere Verbrühungen oder Verbrennungen

- Starke brennende Schmerzen im Mund oder Rachen – Gefühl, es brenne „wie durch Flammen"

Cantharis

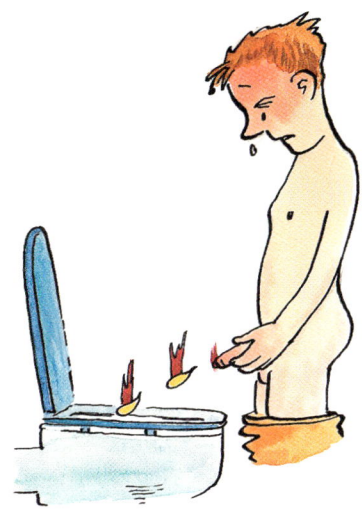

- Brennende Schmerzen beim Urinieren – Angst vor dem Urinieren

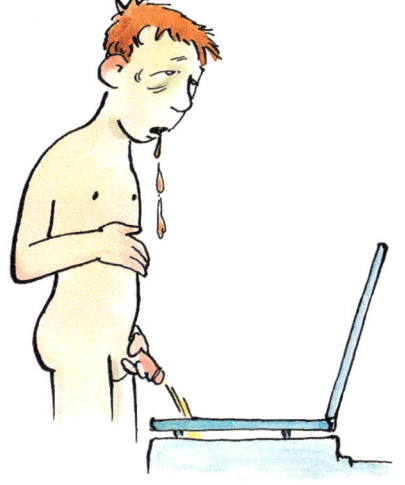

- Urinieren und Erbrechen gleichzeitig

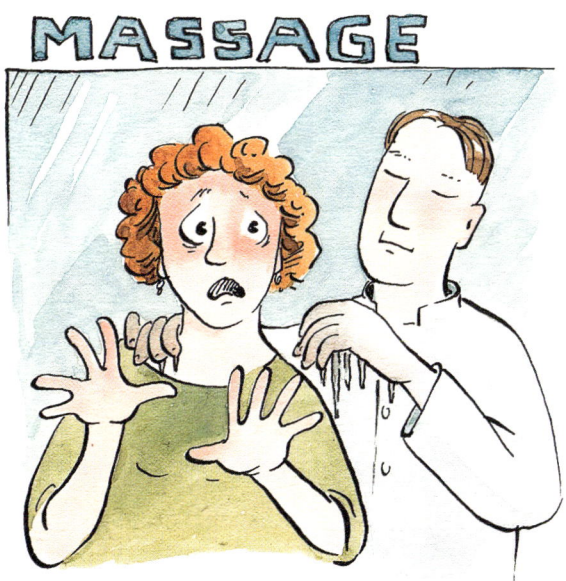

- Abneigung gegen Berührungen am Hals – Angst, „von eiskalten Händen erwürgt zu werden"

Carcinosinum

Nosode, hergestellt aus Brustkrebsgewebe

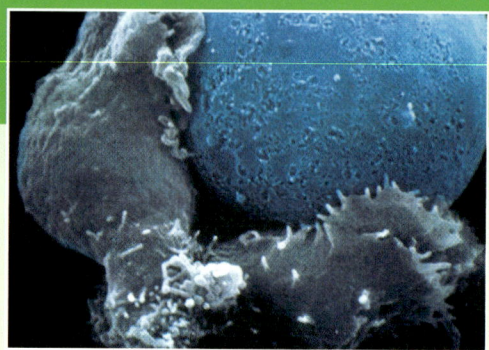

Krebszellen unterwerfen sich nicht dem Kontrollmechanismus des Körpers. Sie entwickeln einen eigenwilligen Charakter, stören vorhandene Ordnungen und verhalten sich chaotisch. Carcinosinum-Menschen bemühen sich unbewusst, vergleichbaren Unordnungen im Leben stark entgegenzuarbeiten. Sie versuchen, stets perfekt zu sein, passen sich immer allen Regeln an und verhindern dadurch aber die Entwicklung einer eigenen Identität.

- Carcinosinum-Patienten sind sensible, mitfühlende und romantische Menschen, deren milde Art und oft traurige Lebensgeschichte nicht selten Mitleid bei ihrem Zuhörer erwecken.
- In ihrer Kindheit erlitten sie häufig Schicksalsschläge oder mussten Unterdrückungen ihrer heranwachsenden Persönlichkeit erdulden.
- Entweder wurden sie als Kinder von ängstlichen Eltern zwanghaft überbehütet, oder sie wurden, in häufiger anzutreffenden Fällen, von Anfang an stark überfordert. Ihre Erziehung war oft streng, und es wurde sehr viel Fügung von ihnen erwartet.
- Um den hohen Erwartungen gerecht zu werden und um Anerkennung zu erhalten, unterdrückten sie ihre eigenen Gedanken und Gefühle.
- Sie wollten Liebe und Geborgenheit, mussten dafür aber stets brav sein. Bei der Erfüllung ihrer täglichen Aufgaben gaben sie sich die größte Mühe und entwickelten so ein fast perfektes Verhalten.
- Ihre Situation erinnert an das Märchen von Aschenputtel. Sie arbeiten viel, lernen gut, passen sich überall klaglos an und versuchen, unbedingt alles im Leben richtig zu machen – sind dabei jedoch sehr traurig.
- Auf Grund ihres fast perfekten Verhaltens zeigen sie sich von Kritik sehr getroffen. Sie strengen sich schon so an, und nun soll doch etwas falsch sein?
- Schon kleinste Fehler bei der Erledigung ihrer Arbeiten führen schnell zu Versagens- und Schuldgefühlen und der Gewissheit, sich beim nächsten Mal doch dringend noch mehr Mühe geben zu müssen.
- Streiten oder ein Äußern der eigenen Meinung unterdrücken sie so sehr, dass ihr eigenes kleines Ich dabei vollends verloren geht.
- Dieses protestlose Verhalten setzt sich bis ins Erwachsenenalter fort und bildet die Grundlage ihrer Erkrankungen.
- Unterdrückungen, Unterordnungen und mangelnde Auseinandersetzungen hemmen ihre eigene natürliche Aggressivität. Diese sucht sich ihr Ventil in körperlichen Erkrankungen oder seelischen Störungen.
- Die Patienten leiden unter häufigen Erkältungen, Allergien, Atemwegsbeschwerden, Diabetes und vielen anderen Pathologien.
- Carcinosinum-Menschen sind sehr empfindsam. Schmerz und Leid anderer ergreifen sie tief, und Grausamkeiten können sie absolut nicht ertragen.
- Sie lieben die schönen Dinge des Lebens wie Musik oder Tanz und haben viele künstlerische Talente.
- Neben diesen sanften Carcinosinum-Typen gibt es Menschen desselben Arzneimittels, die eine völlig entgegengesetzte Reaktion auf die elterlichen Dominierungsversuche oder Kritik zeigen. Sie wehren sich, lassen sich nichts gefallen und können sogar mit körperlicher Gewalt reagieren.

Carcinosinum

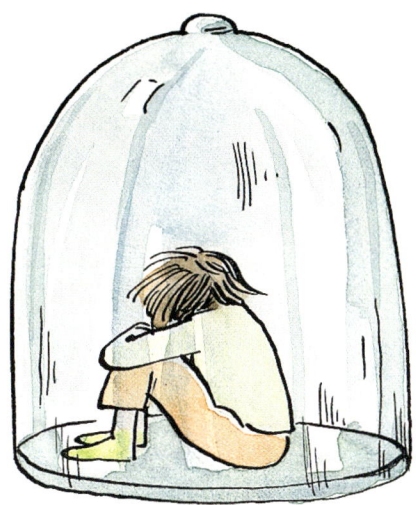

- Beschwerden durch
  – Unterdrückung der Persönlichkeit
  – Missbrauch
  – überbehütete Kindheit

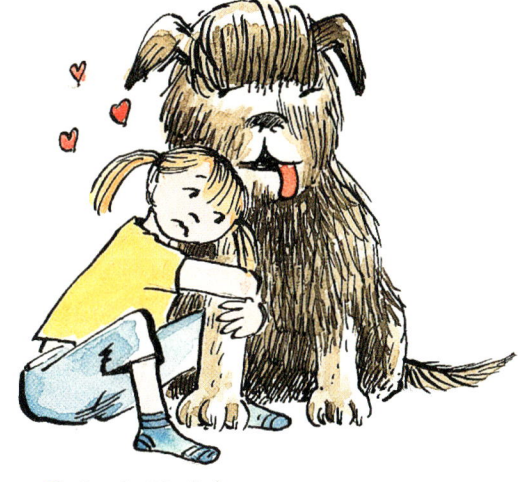

- Starke Tierliebe

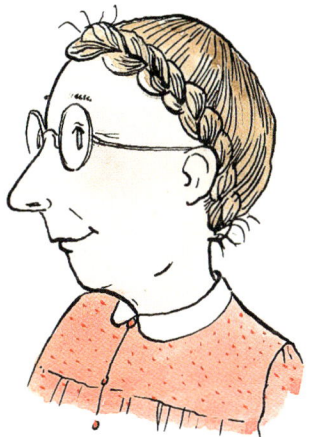

- Milde, liebevolle und herzliche Menschen

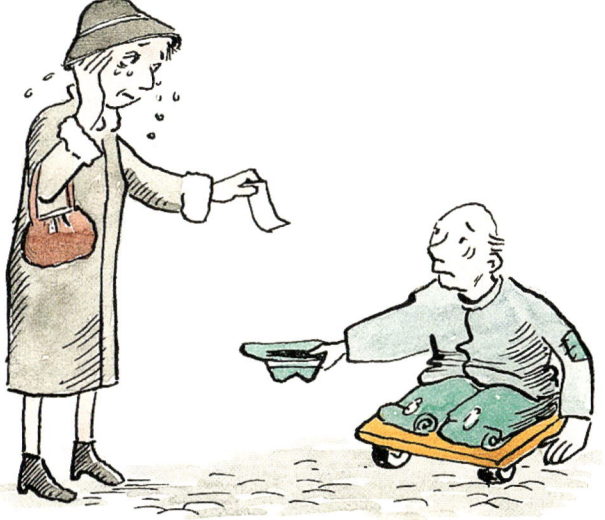

- Mitfühlend – spürt fast den Schmerz der anderen

Carcinosinum

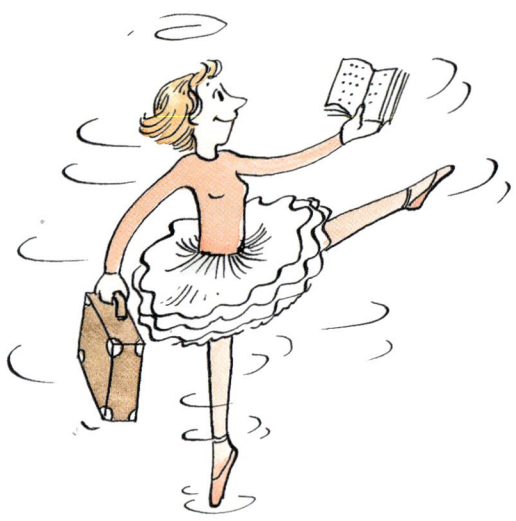

● Verlangen, zu tanzen, zu reisen und zu lesen

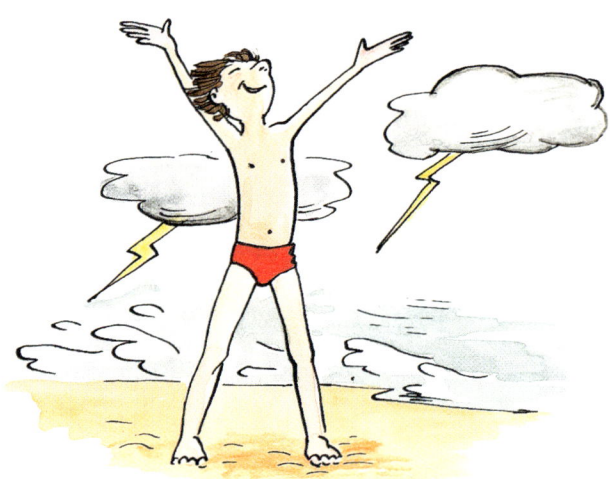

● Liebt Gewitter

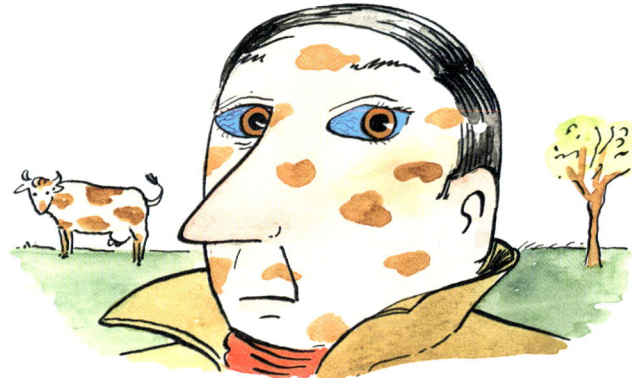

● Trias: Leberflecke, milchkaffeeartige Flecken auf der Haut, blaue Skleren

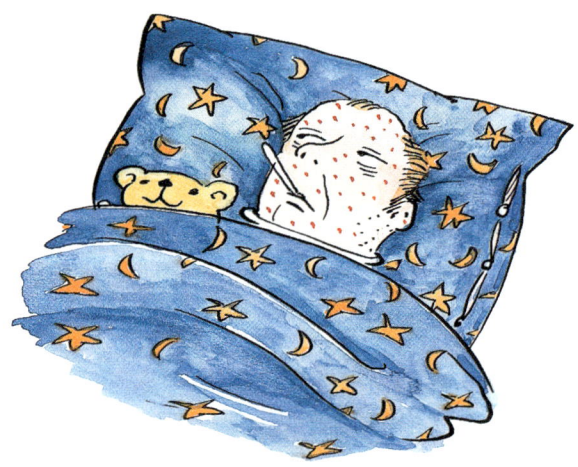

● Späte Kinderkrankheiten

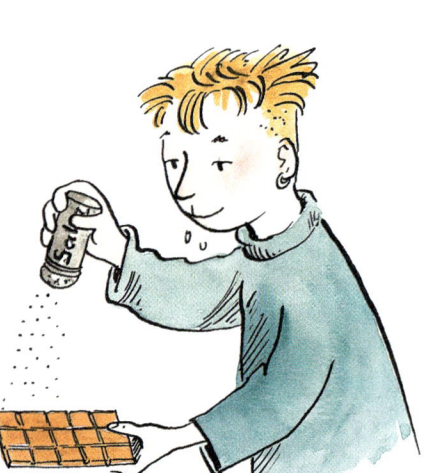

● Verlangen nach Salz und Schokolade

Carcinosinum

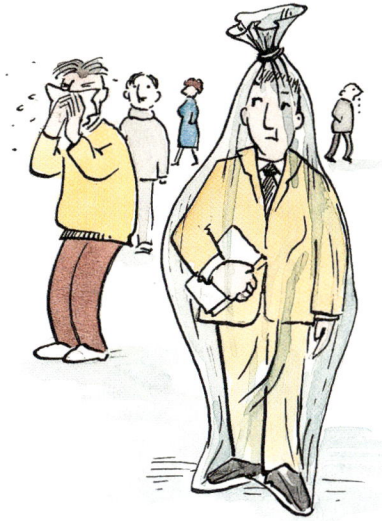

• Furcht, sich anzustecken

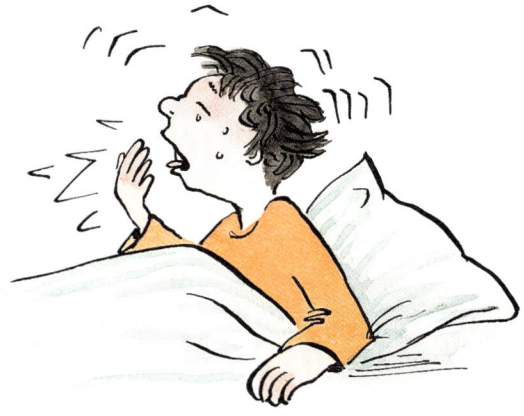

• Häufige Atemwegserkrankungen

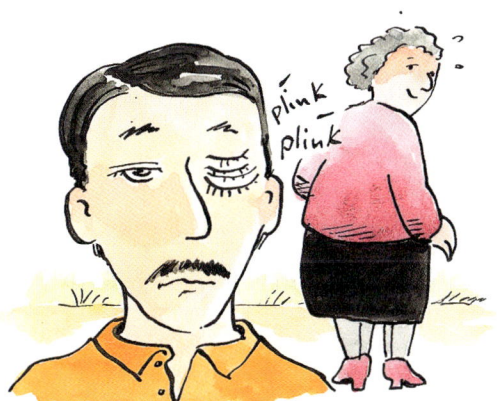

• Häufiges Zwinkern – Zuckungen im Gesicht

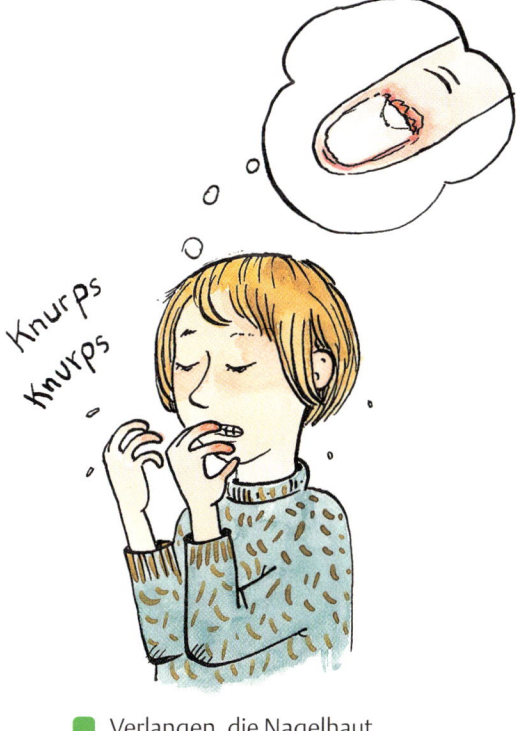

• Verlangen, die Nagelhaut abzubeißen

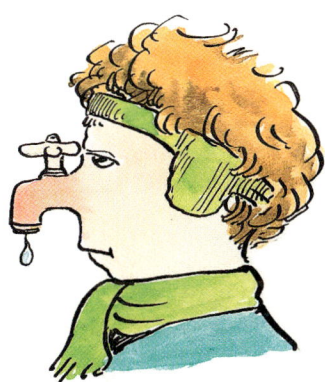

• Chronischer Schnupfen

Causticum

„Hahnemanns Ätzstoff"

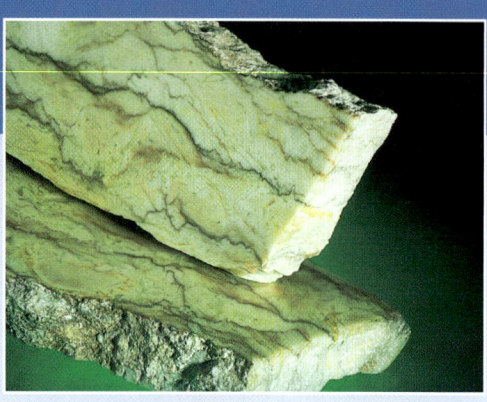

Causticum wird aus frisch gebranntem Marmorkalk hergestellt. Auch Grabsteine bestehen oft aus Marmor und lassen uns daher eine Verbindung zu dem homöopathischen Medikament Causticum und seine mögliche Anwendung für Beschwerden erkennen, die nach dem Tod von geliebten Personen auftreten.

- Causticum-Menschen sind sehr mitfühlend! Das Leid und die Not anderer berühren sie zutiefst und bewirken bei ihnen aktive Bestrebungen, um den Betroffenen zu helfen. Man trifft sie unter Entwicklungshelfern, aufopferungsvollen und mitleidenden Krankenschwestern (Mutter Teresa) oder anderen Personen, die ihr Leben idealistisch für die Hilfe am schwachen oder kranken Menschen hingeben.
- Durch ihre Empfindsamkeit und ihr enormes Verantwortungsbewusstsein setzen sie sich für den Schutz ihrer Familie, anderer Menschen, von Tieren oder auch der Natur ein.
- Die Bedrohung von Lebewesen aller Art, Ungerechtigkeiten oder das Leiden anderer sind für sie unerträglich und lassen sie – auch gegen Widerstände – einen aktiven Kampf für eine bessere Welt aufnehmen.
- Auf Grund ihres stark ausgeprägten Gerechtigkeitssinns sind sie mutige, manchmal sogar fanatische Streiter, die sich gegen Vorgesetzte oder Autoritäten für die Benachteiligten einsetzen. Ihr Verhalten ist natürlich oft unbequem.
- Sie gelten als aufmüpfige, rebellische Menschen, die für ihre hohen Vorstellungen von Recht und Unrecht auch ohne weiteres mit anderen Personen in Konflikt geraten können. Ihr Gewissen und ihre Überzeugungen geben ihnen aber die Erlaubnis dazu.
- Dieses Verhalten zeigt sich bei Schulsprechern, Gewerkschaftsführern, Tier- oder Umweltschützern, aber auch im kleineren Kreis bei Müttern, die sich schützend vor ihr beschuldigtes Kind stellen.
- Sie helfen den Unterdrückten und Schwachen, ohne dabei an eigene Gefahren oder persönliche Konsequenzen zu denken.
- Durch ihr sensibles, anteilnehmendes Wesen sind sie oft voller Sorgen. Diese drehen sich um das Befinden ihrer Angehörigen oder anderer Menschen, derer sie sich angenommen haben, aber auch um globale Themen wie die fortschreitende Zerstörung der Umwelt.
- Durch diese intensiven, langjährigen Aufopferungen und Überlastungen für andere können sich Causticum-Menschen sehr erschöpfen.
- Sie entwickeln, vergleichbar mit ihren oft leider aussichtslosen Kämpfen, einen entmutigten Zustand der geistigen und parallel dazu auch körperlichen Schwäche, der sich in massiven Lähmungen manifestieren kann.
- Diese Lähmungen lassen sich vor allem in der Muskulatur der rechten Körperhälfte, aber auch an den Stimmbändern oder der Blase finden.
- Causticum ist daher ein wichtiges Arzneimittel für neurologische Erkrankungen wie Multiple Sklerose oder fortschreitende Lähmungen, aber auch für Schlaganfälle, Chorea oder Epilepsie.
- Das Nervensystem ist „abgekämpft" und verliert langsam die Kontrolle über die zum Kampf so wichtigen Muskeln.
- Ein anderer wichtiger Krankheitsauslöser für Causticum-Menschen ist der Tod geliebter Personen. Ihr empfindliches Wesen verkraftet den Schmerz über den Verlust oft nur ungenügend, und diese seelische Schwäche kann dadurch ebenfalls zu den oben beschriebenen Erkrankungen führen.
- Beim Fortschreiten der Pathologie werden die Patienten immer trauriger. Ihr Kampf hat sie zermürbt, sie ziehen sich zurück, werden ängstlich und in späteren Stadien immer vergesslicher. Die Lähmung hat nun den Geist erreicht.

Causticum

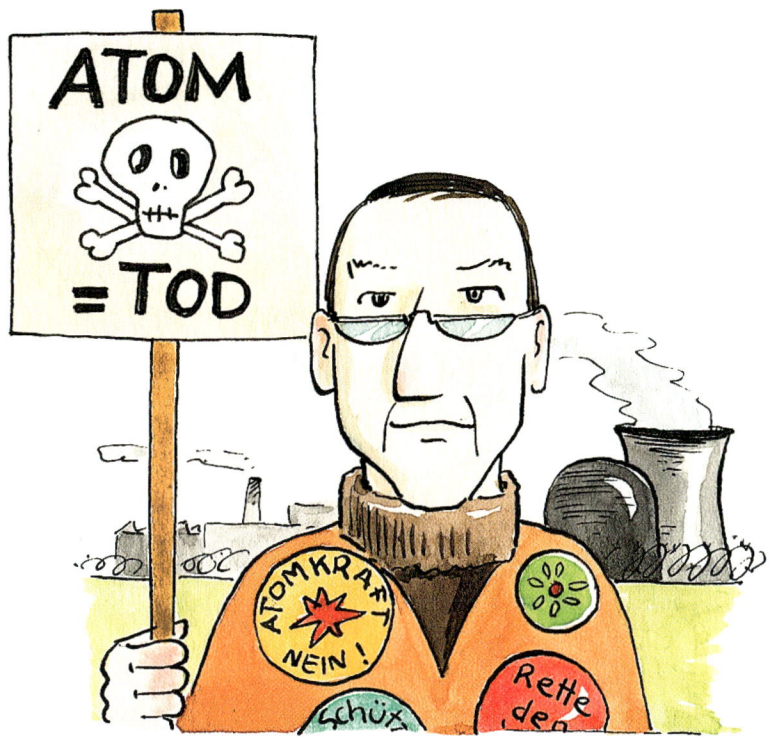

● Rebellisch, antiautoritär, politisch aktiv

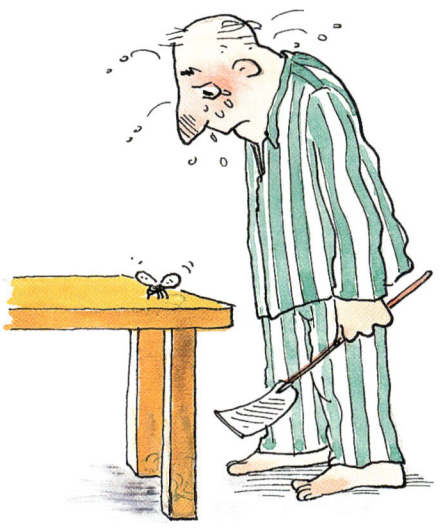

● Große Tierliebe – Mitgefühl, kann Leid anderer nicht ertragen

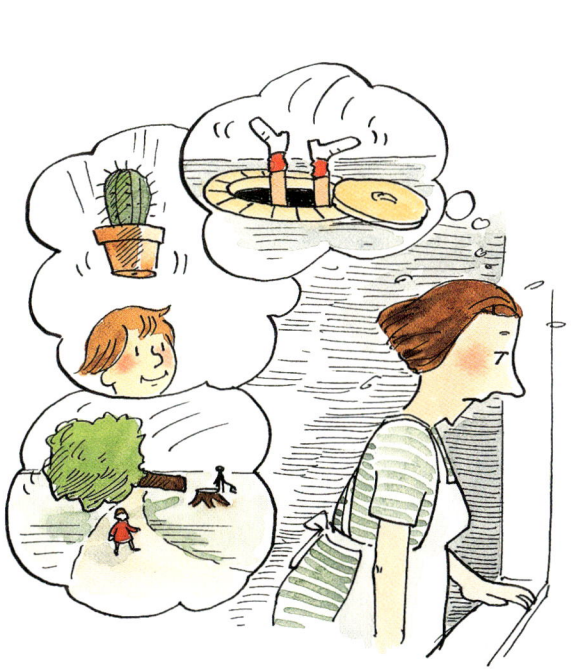

● Voller Sorgen um andere Menschen – Furcht, dass sich etwas Schlimmes ereignet

Causticum

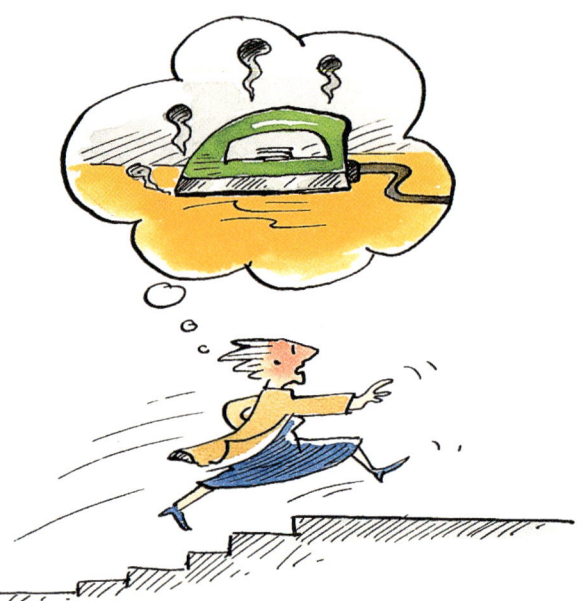

- Zwanghaftes wiederholtes Nachprüfen und Kontrollieren

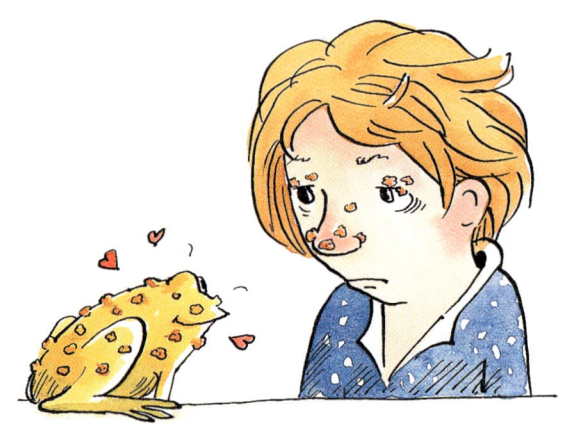

- Warzen im Gesicht – Warzen auf der Nase

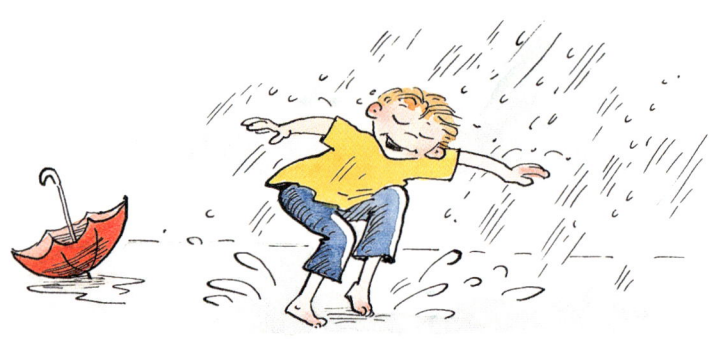

- Besserung der Beschwerden bei Regenwetter

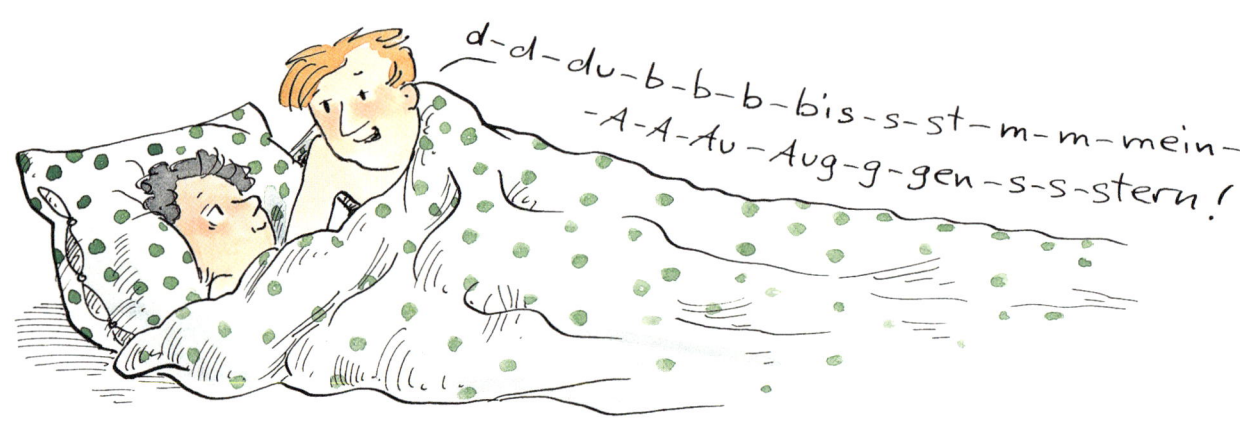

- Stottern bei Erregung

Causticum

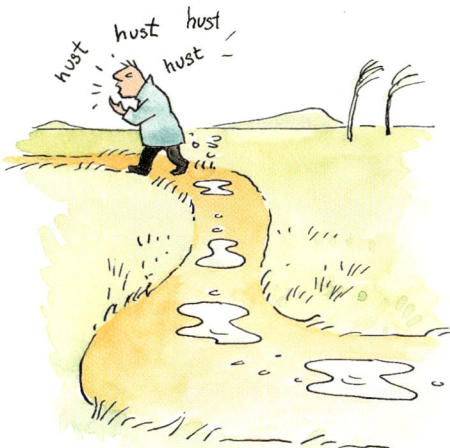

- Harninkontinenz beim Husten – häufiges unwillkürliches Urinieren

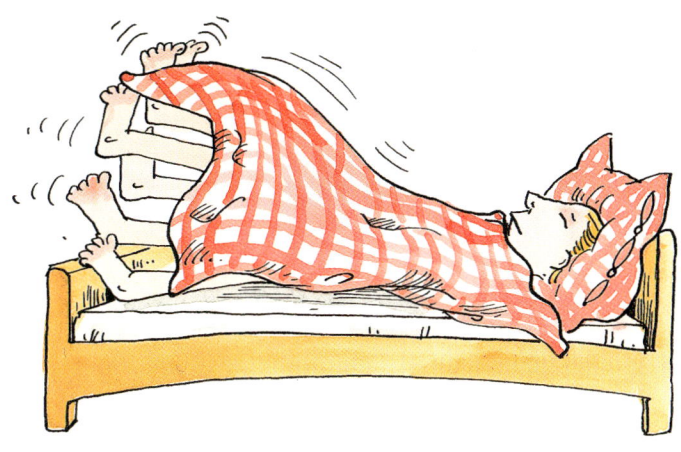

- Ruhelose Beine – nachts im Bett

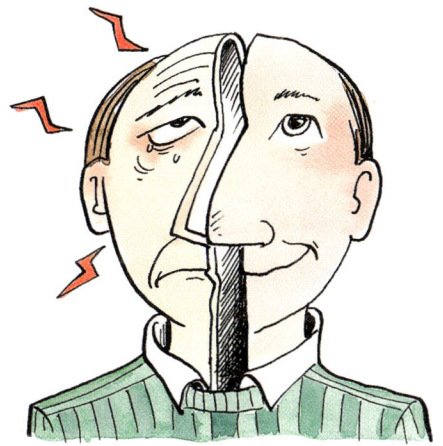

- Beschwerden der rechten Körperhälfte

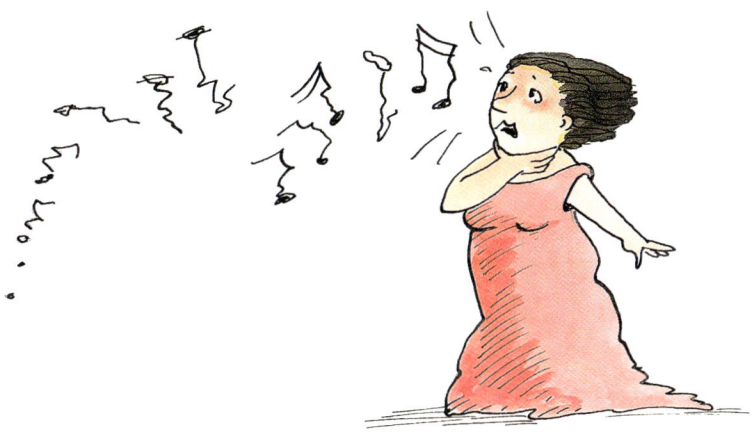

- Heiserkeit durch Überanstrengung der Stimme – oft bei Sängern oder Rednern

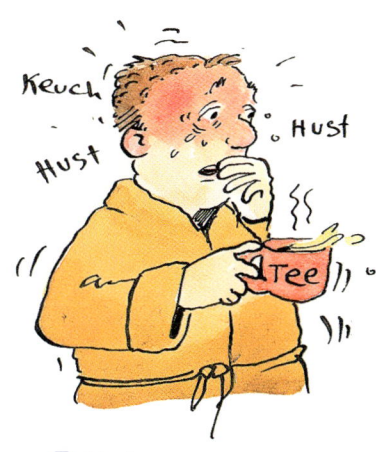

- Husten ...

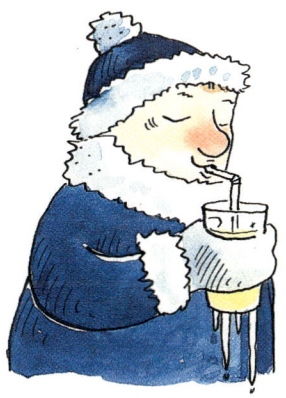

- ... besser durch kalte Getränke

Chamomilla matricaria
Echte Kamille

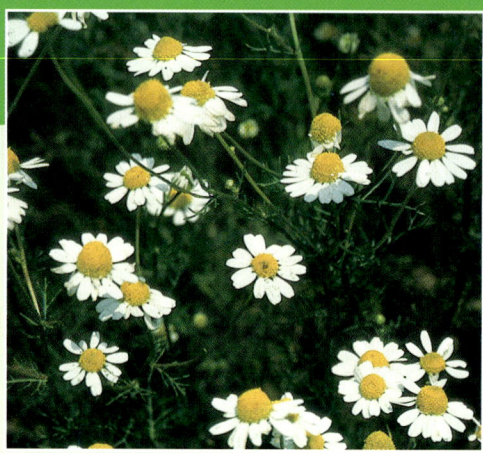

Die genaue Übersetzung des lateinischen Wortes „matricaria" lautet „Mutter", und auch im Volksmund wird die Kamille als Mutterkraut bezeichnet. Der hohe Blütenboden der Pflanze ähnelt der Form der menschlichen Gebärmutter, und all diese Zeichen geben uns Hinweise auf die Anwendungsmöglichkeiten der Kamille bei Erkrankungen der weiblichen Genitalien.

- Der akute Chamomilla-Zustand ist durch eine enorme Überempfindlichkeit und Reizbarkeit der Patienten gekennzeichnet und entsteht, wenn Menschen so durch ihre Schmerzen gequält werden, dass sie es fast nicht mehr aushalten und dringend nach Hilfe verlangen.
- Oft treten diese Zustände bei akuten Krankheiten im Kindesalter auf. Die Kinder verstehen nicht, warum sie diese massiven Beschwerden haben, schreien, schlagen oder treten um sich und sind fast nicht zu beruhigen.
- Sie wollen nicht berührt oder angesprochen werden, sind enorm launisch und verlangen Dinge, die sie gleich wieder boshaft wegschmeißen, sobald sie diese erhalten haben.
- Der einzige Trost für sie ist, wenn man sie auf den Arm nimmt und trägt.
- Trotz ihrer eigentlichen Abneigung gegen Berührungen lassen die Kinder diese Art der Kontaktaufnahme zu, da sich ihr Zustand durch das Getragenwerden und die damit verbundene Ablenkung verbessert. Sobald man sie aber wieder absetzen will, schreien und weinen sie augenblicklich von neuem wieder los.
- Chamomilla ist ein Arzneimittel für sehr viele Erkrankungen. Ein Schwerpunkt der körperlichen Pathologien bilden akute Zahnungsbeschwerden, Mittelohrentzündungen, Bauchschmerzen und Erkrankungen der weiblichen Geschlechtsorgane. Die Gebärmutter schmerzt oft, entzündet sich und blutet sehr stark.
- Die Patienten haben dabei häufig Fieber, schwitzen heftig und ihr Schweiß ist heiß.
- Auffallend oft ist eine Wange heiß und gerötet, während die andere kühl und blass bleibt.
- Ihre Schmerzen sind von Taubheitsempfindungen begleitet und verschlechtern sich durch Bewegung.
- Zahnungsbeschwerden gehen vielfach mit grünem Durchfall einher, der aussieht wie gehackter Spinat.
- Chamomilla ist ein wichtiges Medikament in der Therapie von Kinderkrankheiten, kann aber auch ebenso für Erwachsene angezeigt sein.
- Ausschlaggebend für die Wahl dieses Arzneimittels sollte aber stets der heftige Gemütszustand sein. Ruhige und friedliche Patienten mit Schmerzen brauchen andere Arzneimittel!
- Jede Krankheit kann bei starker akuter Schmerzzunahme zu einem Chamomilla-Zustand führen, vor allem aber treten solche massiven Reaktionen nach Beleidigungen, Ärger oder unterdrückter Wut auf.
- Daher können sämtliche körperlichen Schmerzen, sei es an der Gebärmutter, dem Bauch, dem Kopf oder an den Zähnen, die Folge einer zornigen Reaktion sein und sollten nicht nur isoliert betrachtet werden.
- Die Patienten sind danach so überwältigt und erregt, dass sich ihre geballte Empörung in einer heftigen Erkrankung entlädt.
- Erschüttert durch deren Intensität, versuchen sie anschließend meist sehr schnell, eine Linderung ihrer Leiden durch einen Therapeuten zu bekommen und sind in ihrer Rage oft auffallend verärgert, weil sie nun durch die Beschwerden auch noch ihren gewohnten Tagesablauf unterbrechen müssen.

Chamomilla matricaria

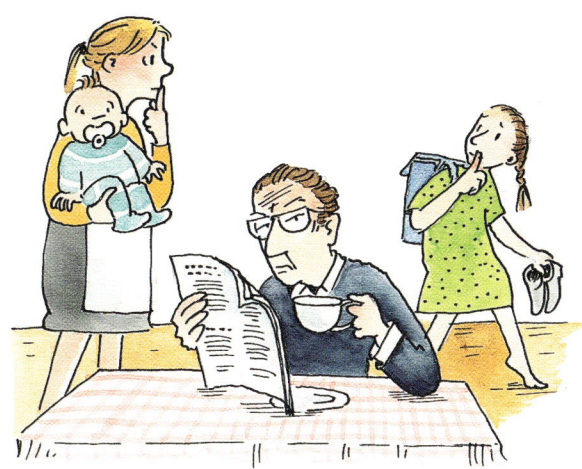

● Enorme Reizbarkeit

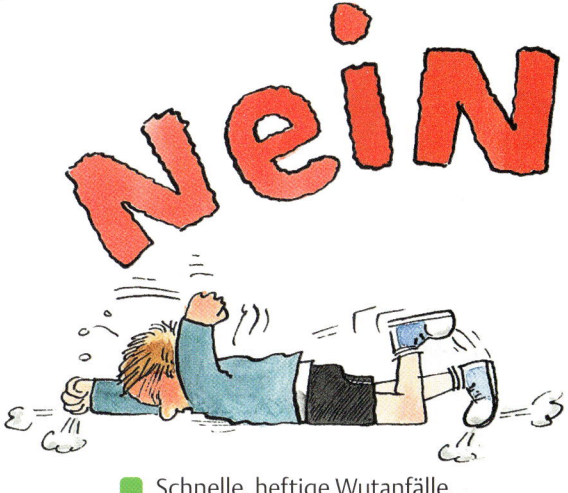

● Schnelle, heftige Wutanfälle

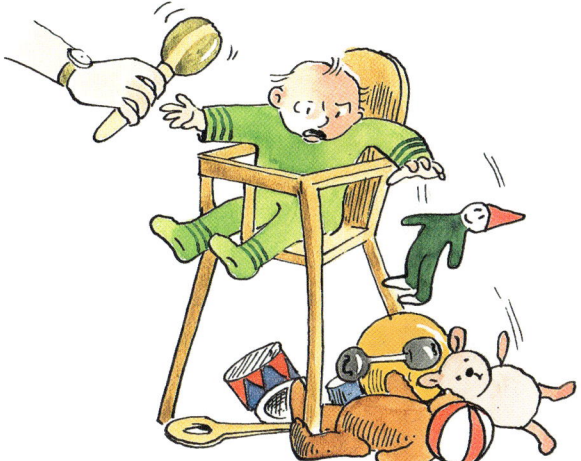

● Launisches Verhalten – verlangt Dinge, die er zurückweist, sobald er sie bekommt

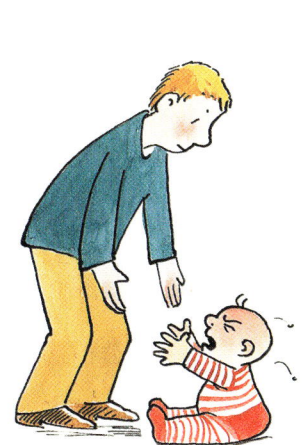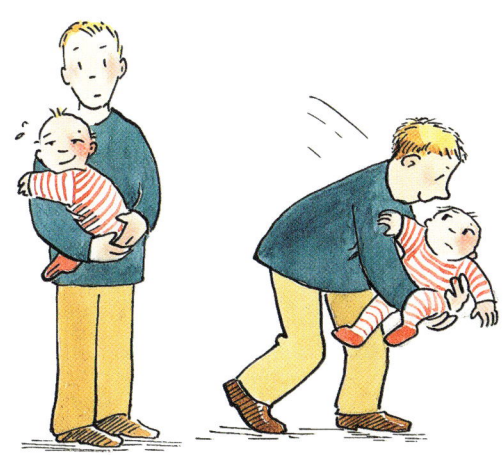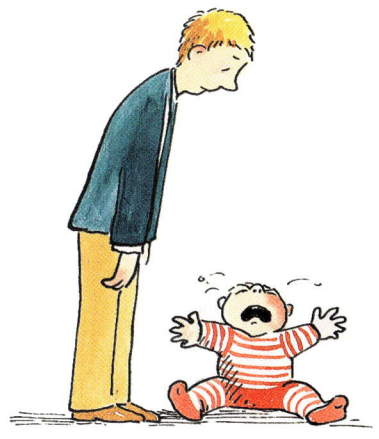

● Verlangen, getragen zu werden – sobald das Kind abgesetzt wird, schreit es wieder los

Chamomilla matricaria

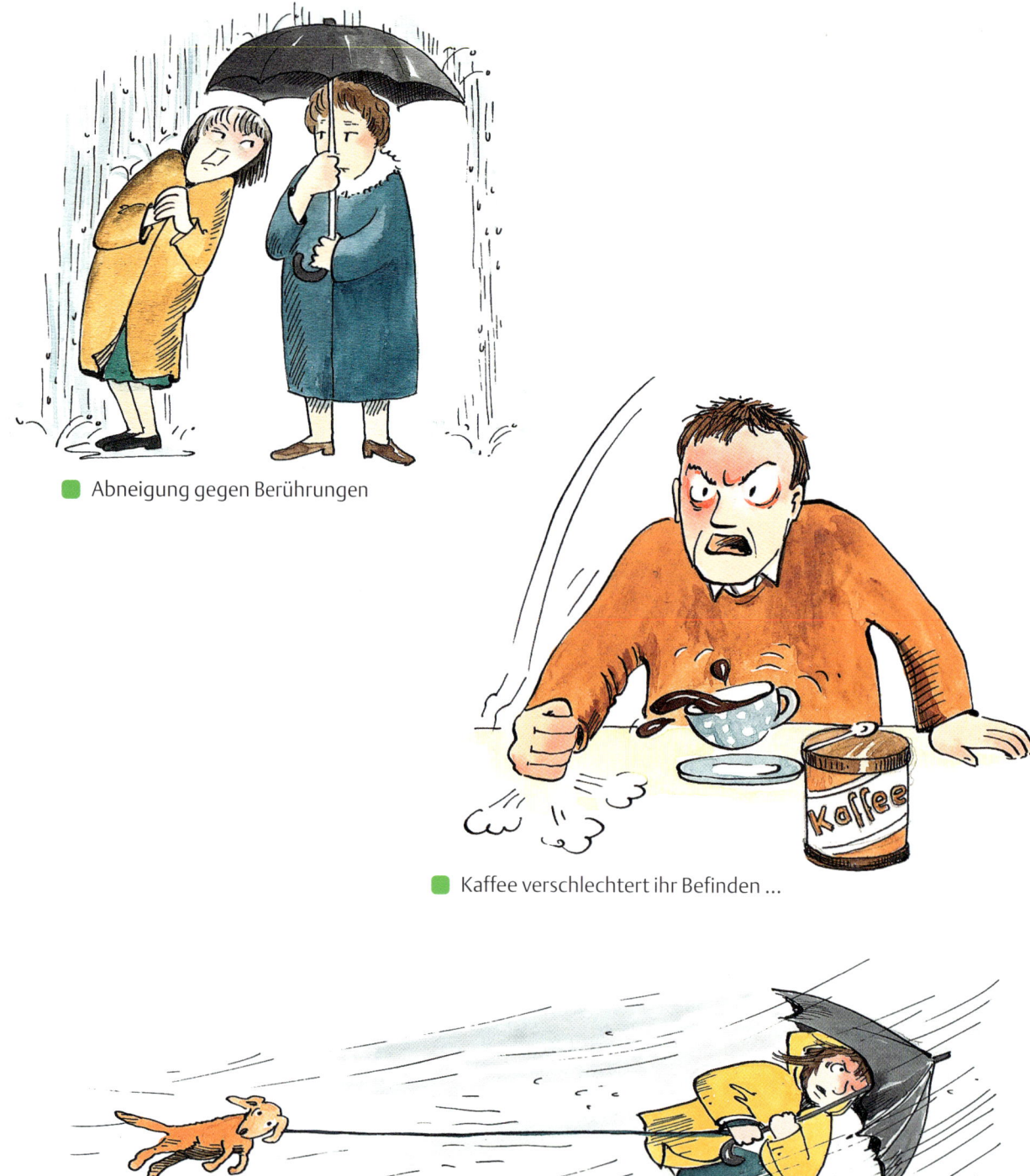

● Abneigung gegen Berührungen

● Kaffee verschlechtert ihr Befinden ...

● ... und auch Wind mögen sie überhaupt nicht

Chamomilla matricaria

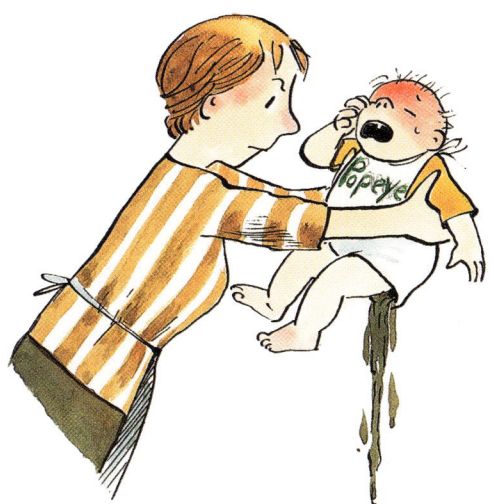

- Zahnungsbeschwerden – Durchfall während des Zahnens, der oft aussieht wie gehackter Spinat

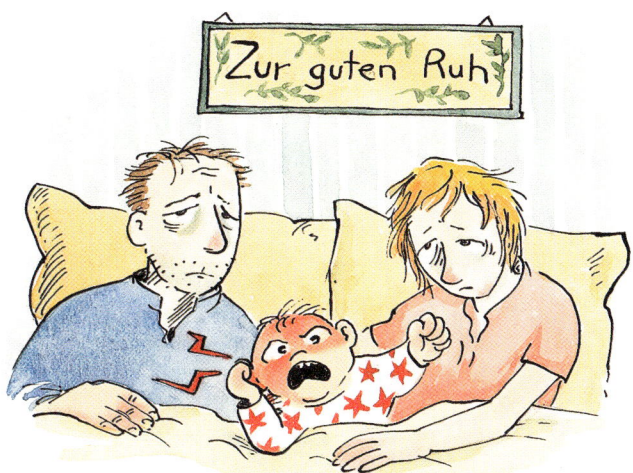

- Mittelohrentzündungen – das Kind erwacht schreiend, hat starke Schmerzen und ist untröstlich

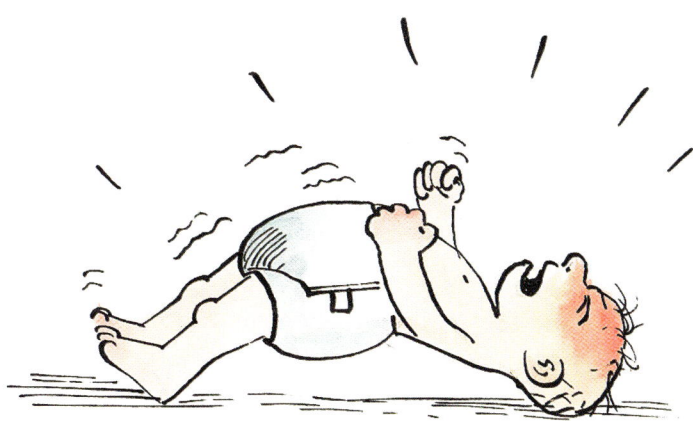

- Säuglingskoliken – verbunden mit Zorn und starker Überstreckung des Körpers

Chelidonium majus
Schöllkraut

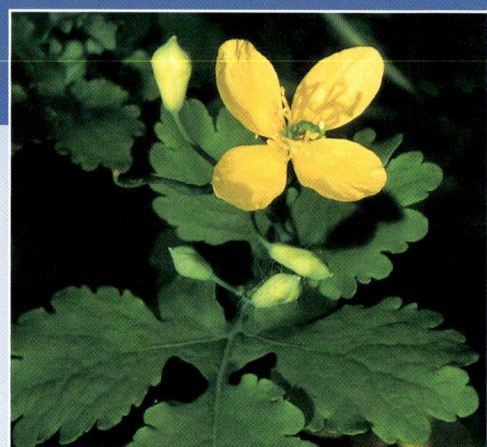

Der Milchsaft und die Blüten der Chelidonium-Pflanze sind gelb und zeigen uns eine Ähnlichkeit zu ebenfalls auffallend gelben körperlichen Merkmalen von Chelidonium-Patienten. Bei ihnen finden sich gelbe Verfärbungen an der Zunge, den Augen sowie der gesamten Haut, aber auch im Stuhlgang und Urin.

- Chelidonium ist in seiner Wirkung *Lycopodium* sehr ähnlich. Beide Mittel zeigen einen starken Bezug zur rechten Körperhälfte und haben eine hervorragende Wirkung auf die Leber.
- Auch ihr diktatorisches und dominierendes Verhalten ähnelt sich, obwohl es einem grundsätzlich unterschiedlichen Selbstvertrauen entspringt.
- Der Chelidonium-Mensch versucht kraftvoll, allen seinen Willen zu diktieren, Autoritäten und Meinungen anderer sind ihm egal. Er glaubt, einfach immer im Recht zu sein.
- *Lycopodium* ist eher feige und lebt seinen Drang, andere zu dominieren, nur bei Schwächeren oder ihm untergebenen Personen aus.
- Chelidonium-Menschen finden wir unter praktischen Arbeitern oder auch Geschäftsleuten. Ihre Arbeit ist ihnen sehr wichtig, sie wollen etwas im Leben aufbauen, und tiefsinnige geistige Beschäftigungen oder selbstreflektierende Gedanken und Gespräche sind ihnen zuwider.
- Es sind Realisten, die persönliche Gefühle kaum zulassen und sich lieber an messbare Fakten und nüchterne Tatsachen halten.
- Ihr Drang, etwas Sichtbares zu erreichen oder aufzubauen, zeigt sich auch in ihren Träumen. Sie träumen von ihren Geschäften und hier oft ängstlich davon, irgendetwas nicht erreicht oder fertiggestellt zu haben.
- Durch ihre bodenständige, eigensinnige und robuste Haltung fehlt ihnen die Möglichkeit, sich geistigen Schönheiten und Genüssen hinzugeben.
- Das Leben findet hier und heute statt – und was danach kommt, ist egal! Sie lieben deftiges Essen, trinken gerne Alkohol und überladen damit aber häufig ihren Körper.
- Durch diese ausgiebigen Überforderungen ihres Verdauungssystems erkranken sie an Leber und Galle. Die Organe entzünden sich, wodurch es zu einer Gelbfärbung der Haut und Schmerzen im rechten Oberbauch kommt, die häufig bis in den Rücken, oder besonders auffallend, zum rechten Schulterblatt ausstrahlen.
- Viele langwierige und oft nur rein orthopädisch behandelte rechtsseitige Schulterschmerzen haben ihre eigentliche Ursache in Leber- oder Gallenerkrankungen – und können bei passenden Modalitäten mit Chelidonium geheilt werden!
- Auffallend ist eine Verschlimmerung ihrer Schmerzen gegen 4 Uhr morgens oder 16 Uhr nachmittags, aber auch durch Kälte, Wetterwechsel oder Bewegung,
- Außer der beschriebenen Tendenz zu Erkrankungen des Verdauungstraktes zeigen Chelidonium-Patienten auch eine Anfälligkeit für Lungenentzündungen, Kopfschmerzen oder Gelenkprobleme – die hauptsächlich wieder auf der rechten Seite auftreten.
- Bei weiterem Chronifizieren ihrer Beschwerden bekommen die Patienten es immer mehr mit der Angst zu tun und glauben auf einmal, sich durch ihren üppigen Lebenswandel die Gesundheit endgültig ruiniert zu haben.
- Sie sind überzeugt, dass sie unheilbar geworden sind, fühlen sich sehr schuldig an ihren Erkrankungen und bereuen nun nachhaltig ihr früheres ausschweifendes Leben.

Chelidonium majus

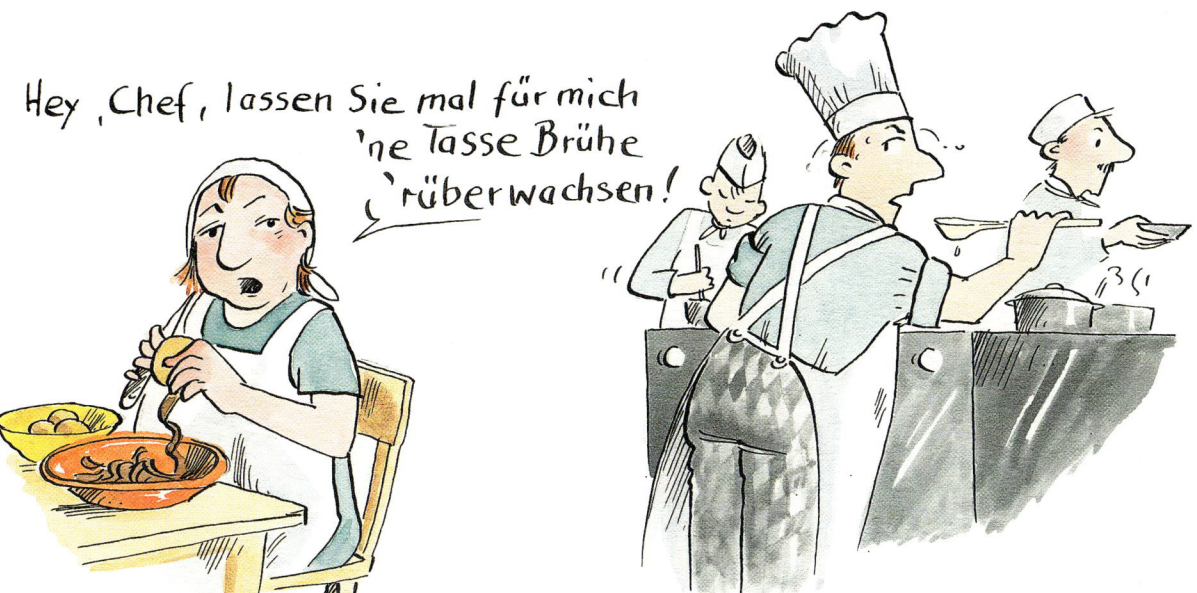

● Dominantes und diktatorisches Verhalten – auch gegen höher gestellte Personen

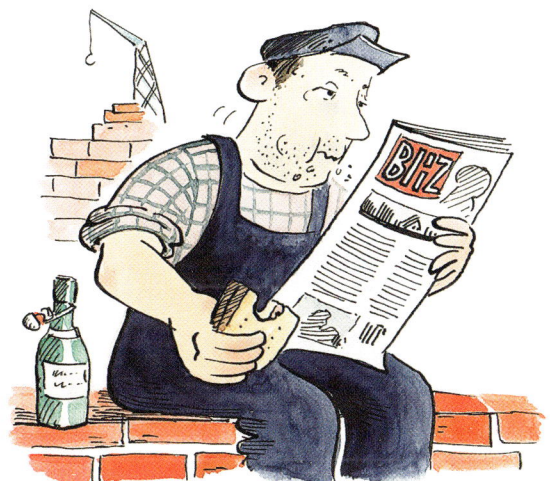

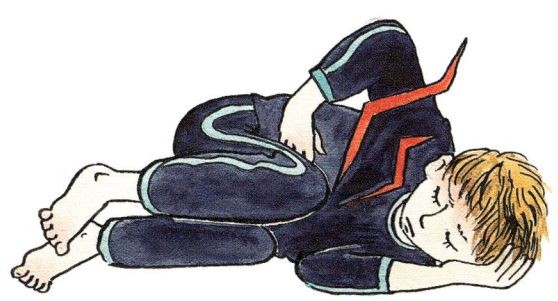

● Bauchschmerzen – gebessert durch Liegen auf der linken Seite und Anziehen der Beine

● Antiintellektuelle Menschen – „nüchterne", praktische Arbeiter

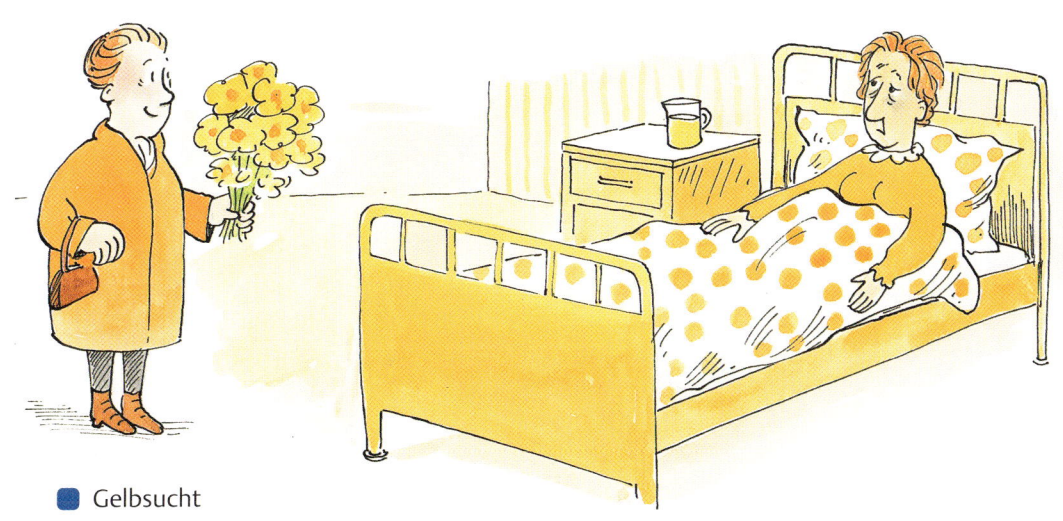

● Gelbsucht

Chelidonium majus

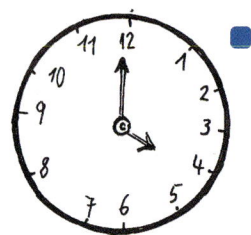

■ Verschlechterung der Beschwerden morgens um 4 Uhr oder auch nachmittags um 16 Uhr

Verdauungssystem

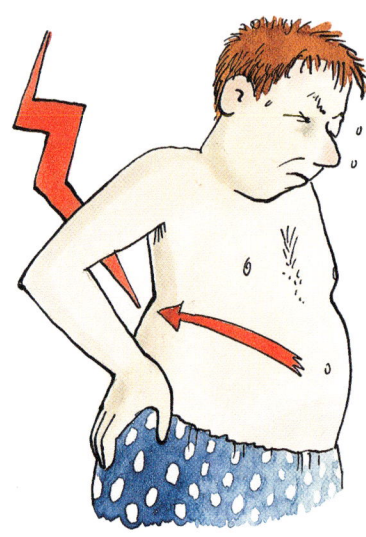

■ Bauchschmerzen strahlen in den Rücken aus

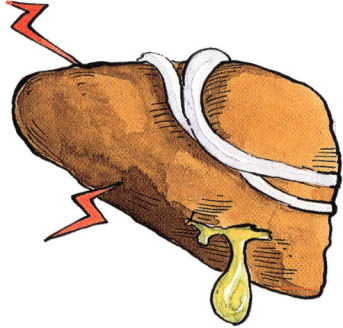

■ Leber- und Gallenprobleme

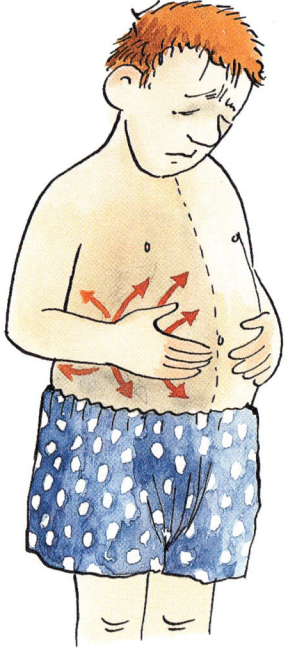

■ Rechtsseitige Beschwerden

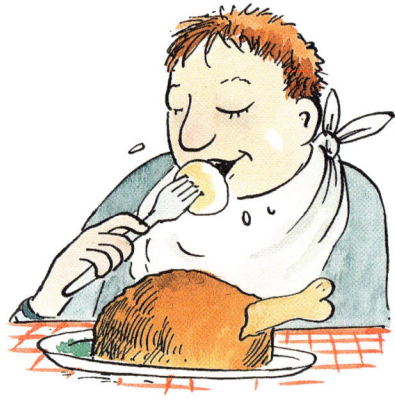

■ Bauchschmerzen bessern sich durch Essen – Verlangen nach deftigen Speisen

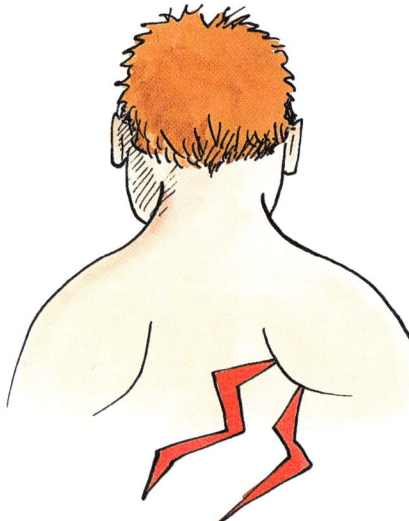

■ Beschwerden der rechten Schulter – Bauchschmerzen erstrecken sich bis zum rechten Schulterblatt

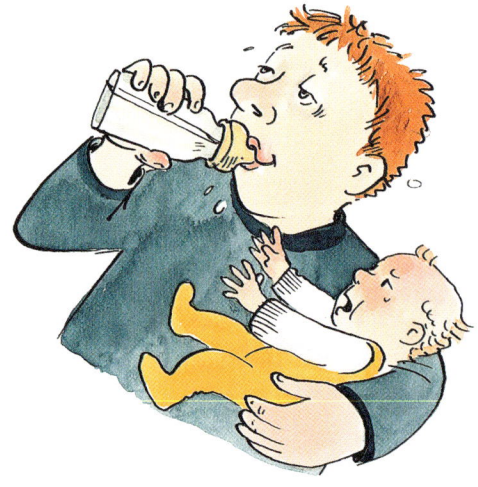

■ Warme Milch bessert die Beschwerden

Cimicifuga

Wanzenkraut

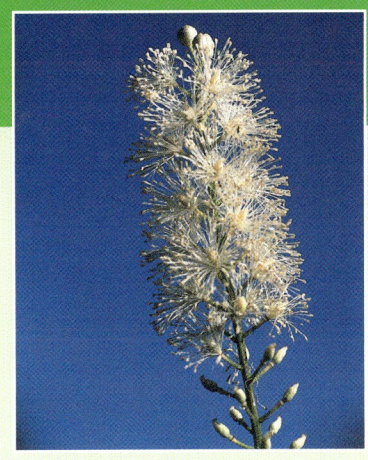

Die Blüten der Pflanze sitzen auf einem langen, oft zu schwachen Hals und knicken bei Wind schnell ab. Auch bei Cimicifuga-Patienten erweist sich die Halsregion als sehr empfindlich und wird durch die Belastungen des Lebens schnell überfordert.

- Cimicifuga ist ein bewährtes Heilmittel für gynäkologische Beschwerden und findet seinen Einsatz in der Behandlung von Menstruationsproblemen, zur Erleichterung der Geburt und bei Wochenbettdepressionen.
- Die Menstruationsschmerzen nehmen zu, je länger der Regelfluss anhält, und die Patientinnen leiden unter massiven krampfartigen Schmerzen, die durch das Becken hindurch in die Oberschenkel hineinschießen.
- Cimicifuga hilft, Wehenschmerzen zu erleichtern, die Geburt zu beschleunigen und ist eines der wichtigsten Heilmittel zur Behandlung von aufkommenden Depressionen nach der Entbindung – oder auch schon für Bindungsängste während der Schwangerschaft.
- Die ungewollte oder zu plötzlich eintretende Situation einer Schwangerschaft ist eine Zeit, in der heutzutage nicht wenige Frauen erschrocken über die daraus folgenden Änderungen und möglichen Einschränkungen ihrer bisherigen Ungebundenheit ins Nachdenken geraten. Sie befürchten, durch die entstehenden häuslichen und mütterlichen Pflichten ihre eigenen Wünsche und Vorstellungen vom Leben stark eingrenzen zu müssen und bekommen Angst vor dem Verlust ihrer Freiheit.
- Außer den Einsatzmöglichkeiten bei diesen speziellen Frauenthemen hat sich Cimicifuga ebenso hervorragend für andere Situationen bewährt, in denen sich Menschen zu sehr gebunden, gefangen und ungewollt abhängig fühlen!
- Das Gefühl, zu fest gebunden und dadurch gefangen zu sein, kann durch private oder berufliche Verpflichtungen oder auch einengende Lebensgemeinschaften entstehen und Menschen dazu zwingen, lang anhaltende belastende Zustände zu erdulden.
- Die Patienten beklagen dies oft treffend mit den Worten: „wie mit Drähten gefesselt", „wie eingesperrt" zu sein oder sich „wie ein Sklave" zu fühlen und sehen oft keinen Ausweg, um diesen Umständen zu entfliehen.
- Schon in der Wortendung „-fuga" steckt die lateinische Bezeichnung für „Flucht" – die ihnen leider oft schlecht möglich ist. Darüber werden sie immer trauriger und entwickeln eine Vielzahl körperlicher Beschwerden.
- Diese sind häufig an Muskeln lokalisiert und manifestieren sich in Nackenverspannungen, Weichteilrheumatismus und Gebärmuttererkrankungen. Vergleichbar mit Tieren, die ein Joch tragen müssen, leiden die Patienten unter starken Nacken- und Kopfschmerzen. Das ganze Genick und die Schultern sind so verkrampft, dass sie sich wie benebelt fühlen und kaum noch klar denken können.
- Cimicifuga wird auch als die „kalte Lachesis" bezeichnet. Dies bezieht sich auf die *lachesis*-ähnliche Geschwätzigkeit, die Angewohnheit, plötzlich im Gespräch das Thema zu wechseln und die Abneigung gegen die Einnahme von Medikamenten. Die Patienten frieren aber schneller als bei *Lachesis*.
- In ihrem Kummer neigen sie zu hysterischen Stimmungsschwankungen, seufzen viel, werden im Verlauf ihrer Erkrankung zunehmend apathischer oder entwickeln viele Ängste und glauben, sicher bald den Verstand zu verlieren.

Cimicifuga

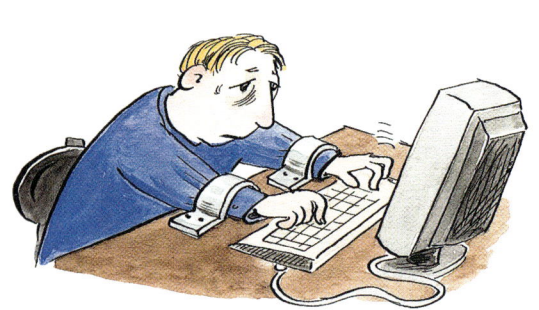

● Fühlt sich gefangen, beruflich ...

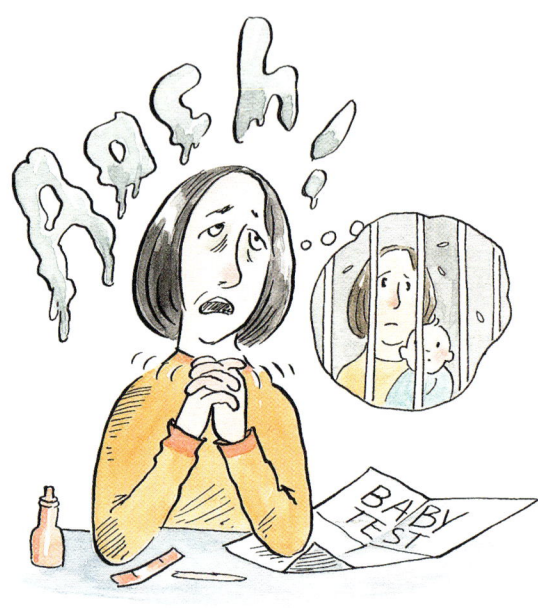

● ... oder privat

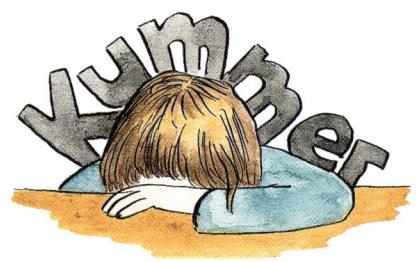

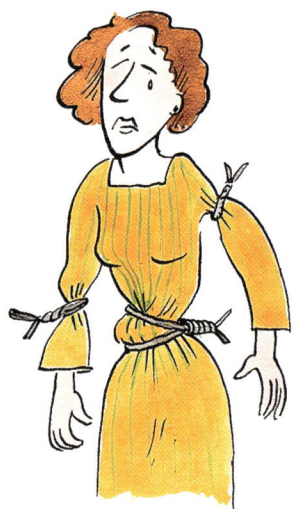

● Empfindung, „wie durch Drähte" an einer Lebenssituation gefesselt zu sein

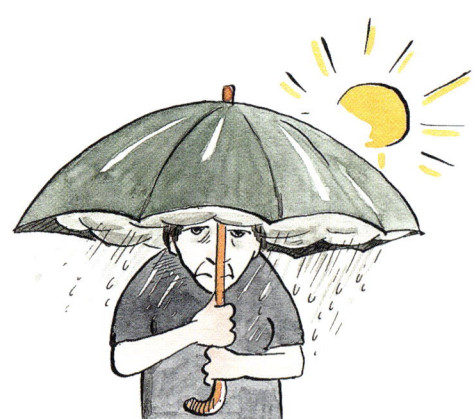

● Depressive Verstimmung – glaubt, eine dunkle Wolke hülle sie ein

Cimicifuga

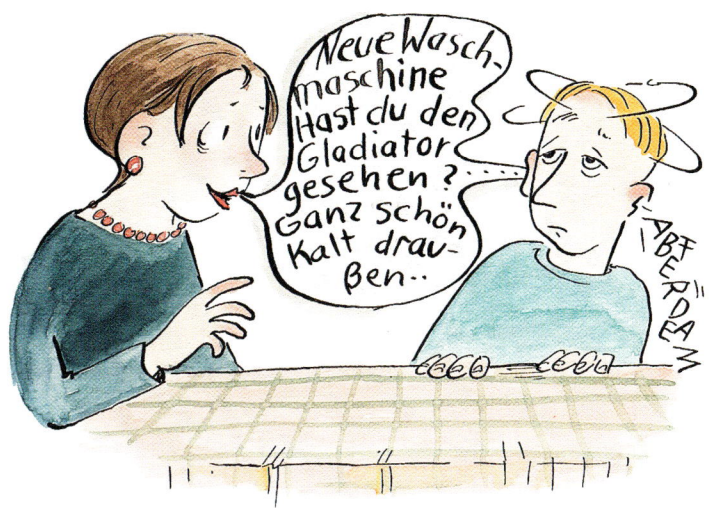

- Redselig und geschwätzig – wechselt schnell die Gesprächsthemen

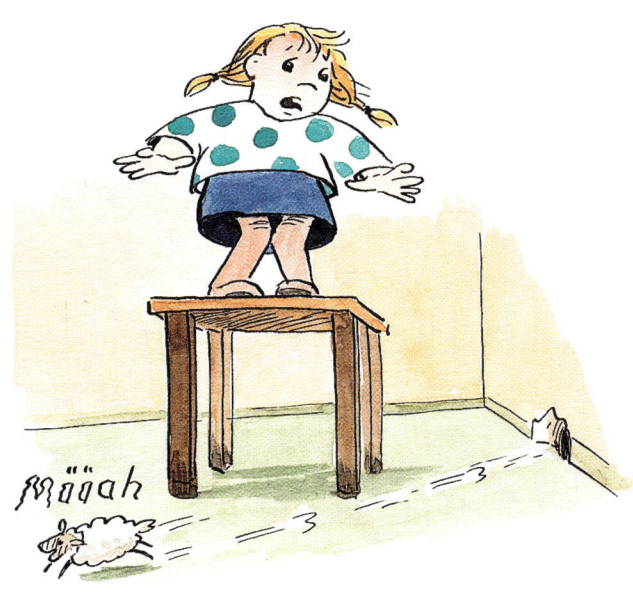

- Hysterisches Verhalten
  – glaubt, bald den Verstand zu verlieren
  – sieht eingebildete Mäuse, Ratten oder Schafe

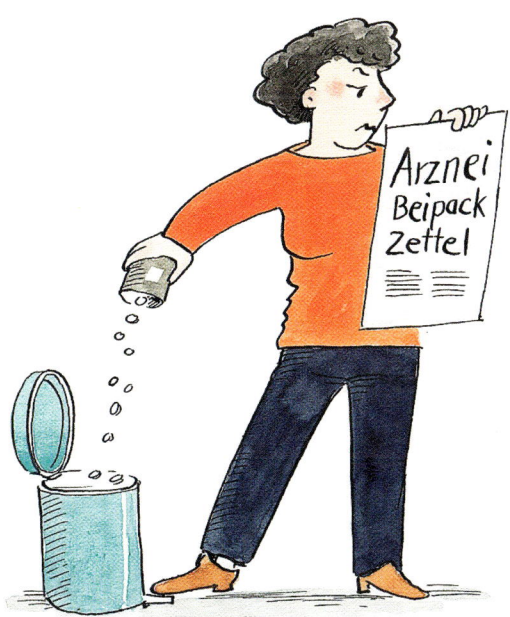

- Furcht vor der Einnahme von Medikamenten
  Furcht, vergiftet zu werden

Cimicifuga

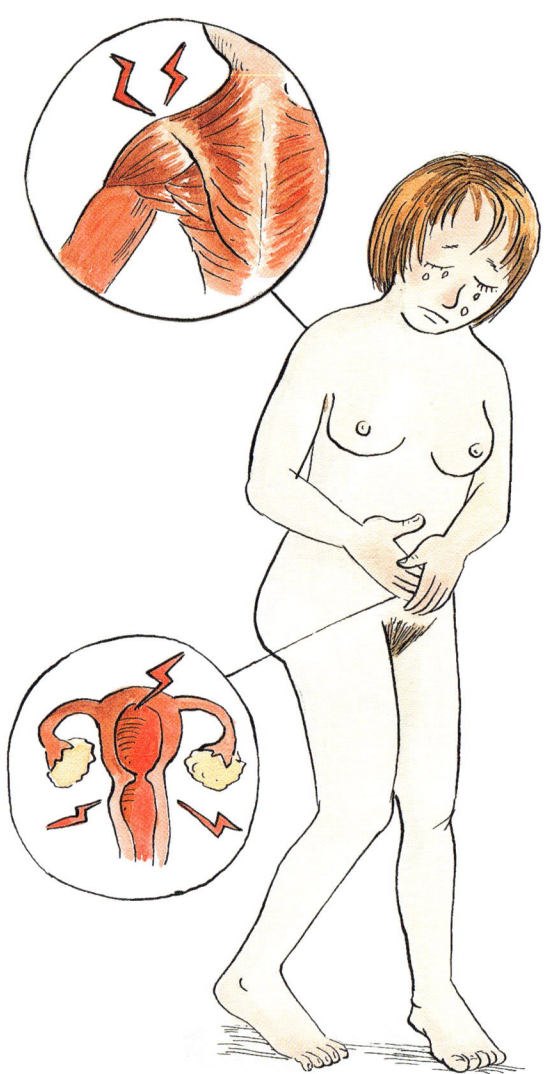

- Verkrampfung der Muskulatur – an Bewegungsapparat und Gebärmutter

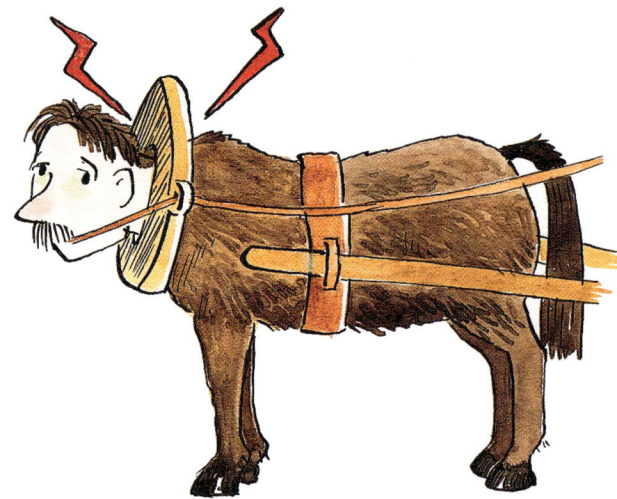

- Fühlt sich wie „unterjocht" – passend dazu: häufige Schulter- oder Nackenbeschwerden

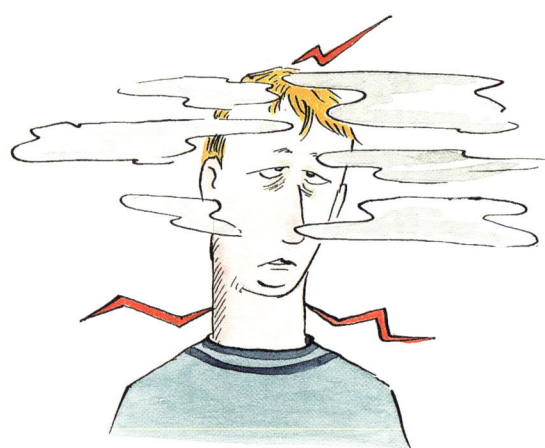

- Kopfschmerzen mit geistiger Dumpfheit und starken Verspannungen

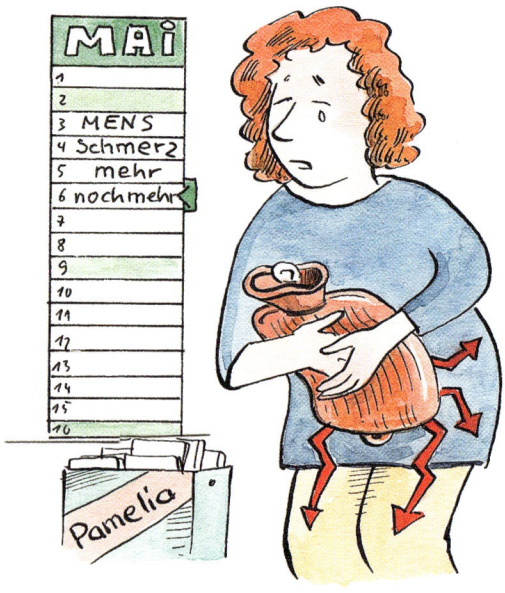

- Menstruation ist umso schmerzhafter, je länger die Blutungen andauern – Schmerzausstrahlung bis ins Becken oder in die Oberschenkel

Conium maculatum

Gefleckter Schierling

Das Verhalten des Schierlings ähnelt in einigen Merkmalen der Conium-Pathologie am Menschen. Nach der Bestäubung der Pflanze verliert sie an Kraft, verhärtet sich und schrumpft ein – ebenso wie auch Conium-Patienten langsam ihre Kraft verlieren und sowohl unter Verhärtungen als auch Schrumpfungen leiden können.

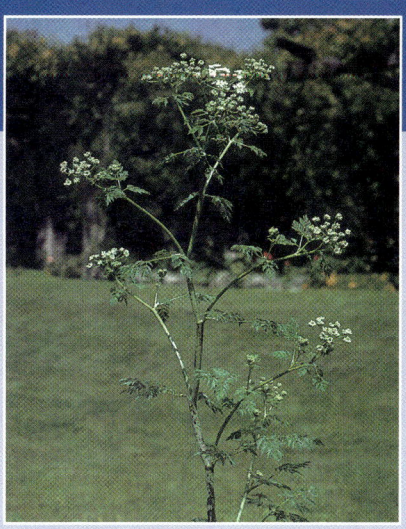

- Sokrates wurde dazu verurteilt, sich mit Conium umzubringen (durch den „Schierlingsbecher") und beschrieb seine Vergiftungssymptome bis zum Tode seinem Schüler Plato. Er gab uns damit detaillierte Hinweise für eine homöopathische Anwendung des Schierlings.
- Nachdem er den Inhalt des Bechers getrunken hatte, begannen seine Füße und Beine schwach und taub zu werden. Dieser Zustand steigerte sich zu einer kompletten schmerzlosen Lähmung der Beine, die sich nach oben hin fortsetzte, den gesamten Körper ergriff – bis er an Atemlähmung starb.
- Entsprechend diesem Bild ist Conium eine Arznei für Taubheit und Lähmungen, die an den Beinen beginnen und über einen langen Zeitraum nach oben hin aufsteigen.
- Die Beschwerden treten zunächst als einfache motorische Schwäche auf und äußern sich in Schwierigkeiten beim Aufstehen oder durch einen schleppenden Gang. Später steigert sich diese Schwäche aber bis hin zur Lähmung und ähnelt dem Bild der Multiplen Sklerose oder anderen neurologischen Erkrankungen.
- Eine andere wichtige Indikation dieser Arznei sind Verhärtungen von Haut, Bindegewebe oder Drüsen. Diese entstehen oft nach einem stumpfen Trauma und können sich später zu einem Tumor entwickeln.
- Conium ist ein wichtiges Mittel in der homöopathischen Krebsbehandlung!
- Krebs kann hier, wie beschrieben, durch ein stumpfes Trauma entstehen, aber auch die Folge einer Unterdrückung des sexuellen Verlangens sein und sich nach dem Tod des Ehepartners, spiritueller Selbstentsagung oder einfach durch fehlende Partnerkontakte bilden.
- Die Unterdrückung des Geschlechtstriebes ist für viele der Conium-Beschwerden die Hauptursache und daher auch oft für die neurologischen Störungen verantwortlich.
- Konstitutionelle Conium-Menschen sind sehr materialistisch veranlagt. Besitz und die dadurch erreichte scheinbare Sicherheit sind ihnen sehr wichtig. Der Hang zu materiellen und fassbaren Dingen zeigt sich in einem geizigen Verhalten, einer Lust (oft nutzlose) Einkäufe für sich zu tätigen und dem Beginn vieler ihrer Beschwerden nach dem Verlust ihres Eigentums oder ihres Sexualpartners.
- Im Rahmen ihrer Pathologie entwickeln sie sich im Laufe der Zeit zu introvertierten Einzelgängern, verschließen sich vor der Gesellschaft und zeigen die beschriebenen körperlichen Symptome von Verhärtungen und Lähmungen auch im emotionalen und geistigen Bereich.
- Die Verhärtungen erkennt man an ihrem rigiden, zwanghaften Verhalten. Sie können sehr engstirnig und abergläubisch sein!
- Die Lähmungen zeigen sich hier in zunehmender emotionaler Abstumpfung, geistiger Verwirrung und Vergesslichkeit. Bei weiterem Fortschreiten ihrer Erkrankung werden sie immer teilnahmsloser und sind später vollkommen senil. Alles ist ihnen nun egal. Die Krankheit hat ihren Verstand gelähmt.

Conium maculatum

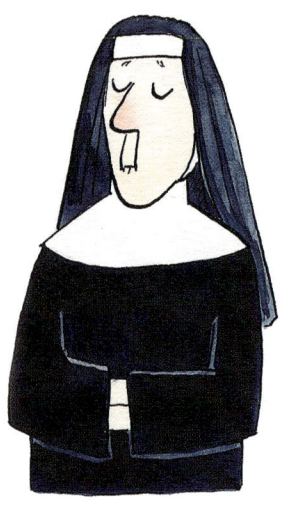

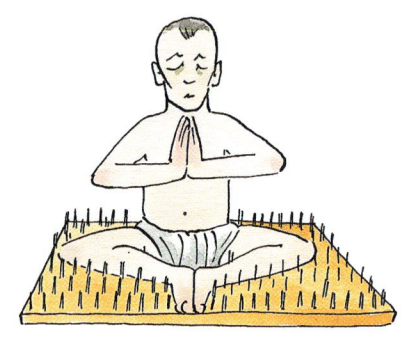

... aus spirituellen Gründen

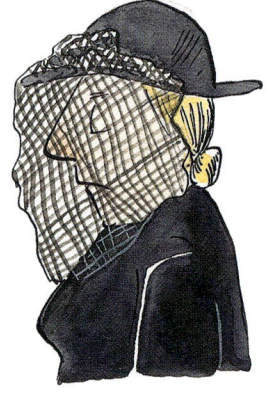

... aus religiösen Gründen

... nach Partnerverlust

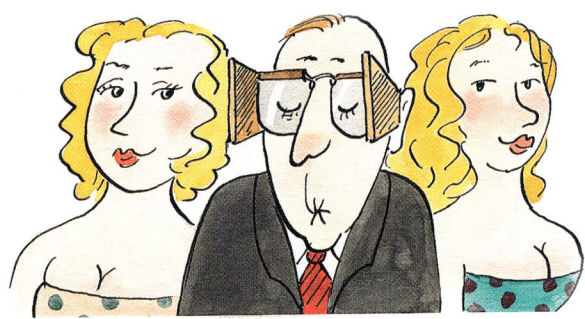

Unterdrückung des sexuellen Verlangens

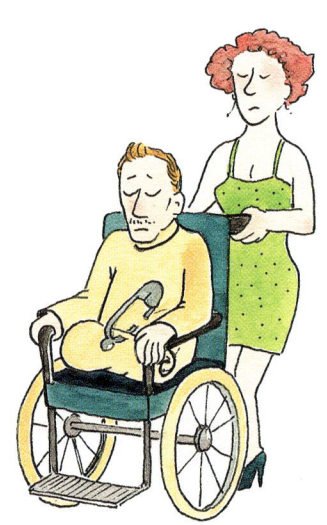

... durch Krankheit des Partners

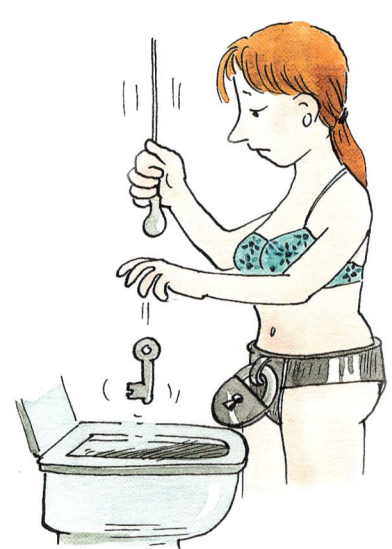

... nach sexuellen Exzessen und damit verbundenen Schuldgefühlen

Conium maculatum

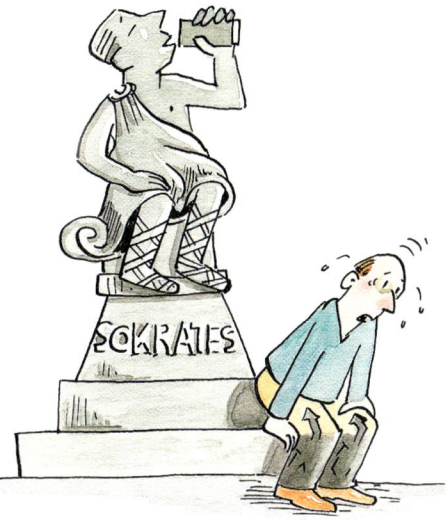

● Aufsteigende Lähmungen – Schwierigkeiten beim Aufstehen

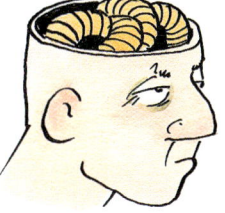

● Verhärtungen: geistig-emotional ...

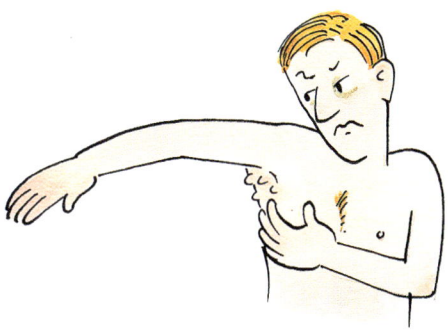

● ... und körperlich

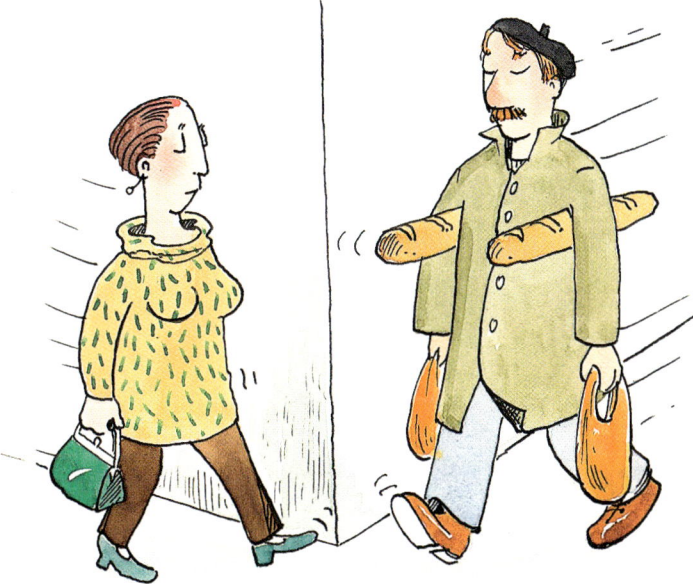

● Beschwerden nach stumpfen Traumen – Brustkrebs nach Prellung

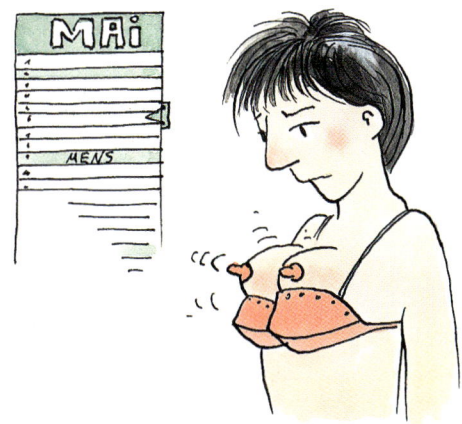

● Schwellung und Schmerzen der Brüste vor der Menstruation

Conium maculatum

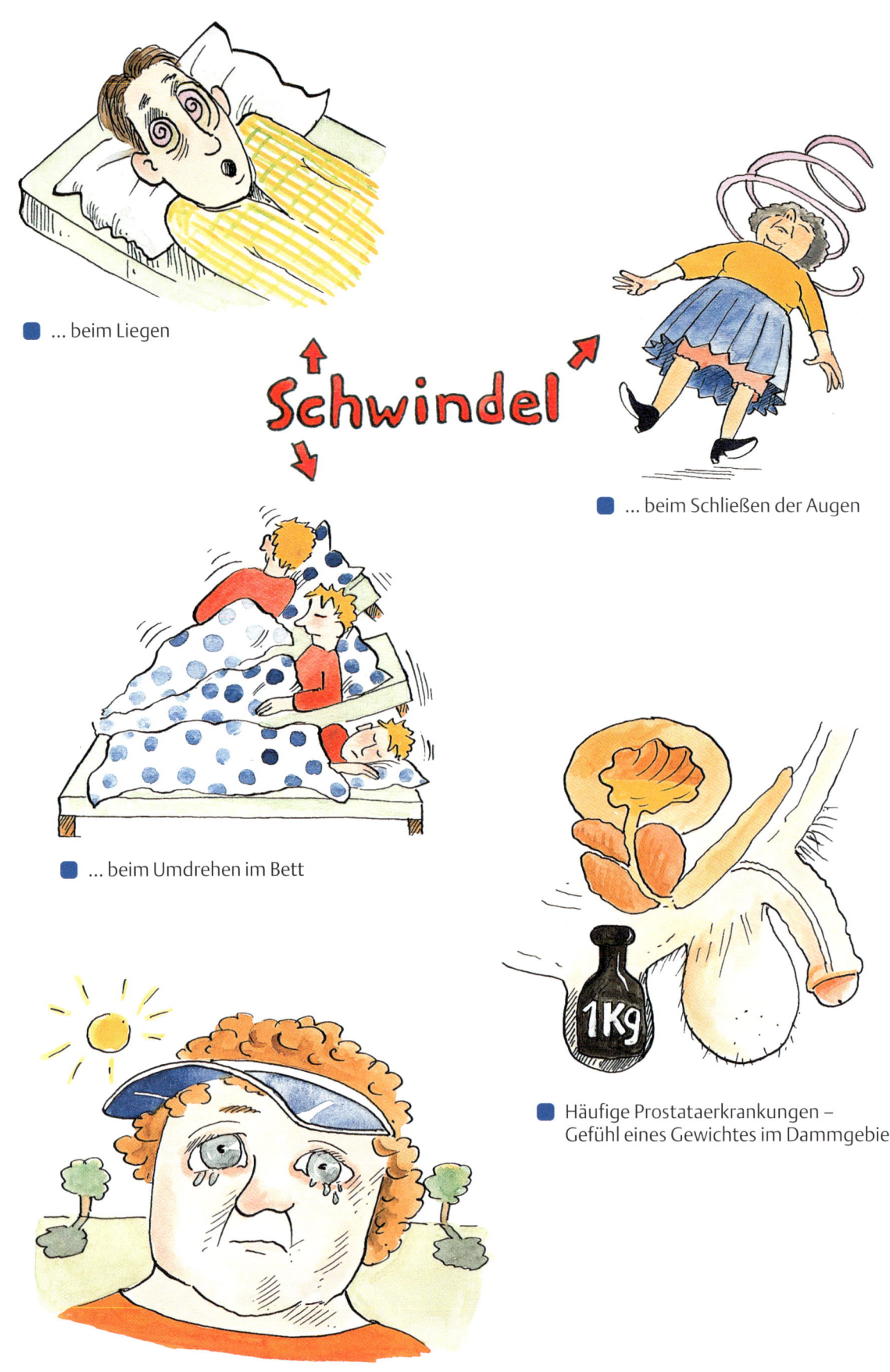

- ... beim Liegen
- ... beim Schließen der Augen
- ... beim Umdrehen im Bett
- Häufige Prostataerkrankungen – Gefühl eines Gewichtes im Dammgebiet
- Lichtempfindlich – Tränenfluss durch zu helles Licht

Ferrum metallicum
Eisen

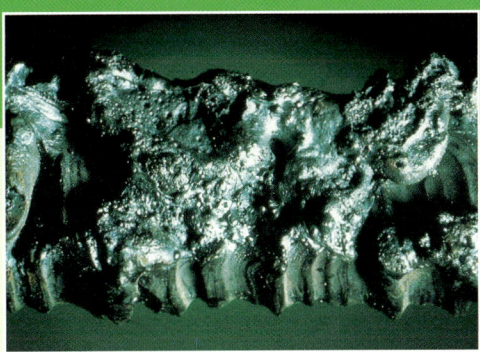

Eisen wird symbolisch mit Stärke, Standhaftigkeit und Kampf assoziiert. Um es in seiner Form zu verändern, muss man es erhitzen und einer stärkeren Kraft aussetzen. Dieses Thema findet sich auch bei Menschen, die Eisen als homöopathisches Medikament benötigen. Sie sind starke Charaktere, die durch äußere Zwänge und Kämpfe „verbogen" wurden – und dadurch erkrankten.

- Das homöopathisch zubereitete Eisen zeigt am Menschen, ähnlich wie sein Ausgangsprodukt, viel von dem Thema der Stärke und Starre – die sich aber trotzdem verformen lässt.
- Ferrum-metallicum-Menschen sind stark, zeigen Standhaftigkeit, eine gewisse geistige Starre und lassen sich nur mit Widerstand auf Kompromisse ein.
- Sie arbeiten gerne, sind „ritterlich", aufrichtig und mutig und sagen, was ihnen nicht passt.
- Schwierig wird es für sie, wenn sie genötigt werden, etwas gegen ihren Willen zu tun. Durch ihre rigide, relativ unflexible Haltung fällt es ihnen schwer sich anzupassen, und die Unterdrückung ihrer eigenen Vorstellungen macht sie krank.
- Werden sie zu etwas gezwungen, z. B. einer Heirat auf Wunsch der Eltern oder einer unliebsamen beruflichen Tätigkeit, so fügen sie sich nur widerwillig auf Grund von Verpflichtungen oder aus Angst vor entstehenden Schuldgefühlen, erkranken aber danach durch dieses „Verbiegen" ihrer eigenen Vorstellungen.
- Ihre erzwungene Anpassung führt zu starken inneren Spannungen. Sie reagieren oft über, werden launisch, überempfindlich und immer reizbarer. Schon leiseste Geräusche, wie das Rascheln von Papier, können ihnen zu viel sein und lassen sie ausrasten.
- Alles wird ihnen zu viel, die Gegenwart anderer nervt sie, und auf Grund ihrer Gereiztheit fühlen sie sich schnell von anderen Menschen angegriffen.
- Ferrum-metallicum-Patienten leiden oft unter erhöhtem Blutdruck, pulsierenden Kopfschmerzen, die oft zwei bis drei Tage anhalten, oder orthopädischen Erkrankungen. Diese äußern sich in Rückenschmerzen oder Gelenkentzündungen.
- Besonders häufig sind hier die Schultergelenke betroffen, die es den Patienten oft vor Schmerzen nicht erlauben, ihre Arme zu heben.
- Auffallend ist ihr schnelles Erröten. Eigentlich sehen sie oft blass aus (und zeigen uns damit schon einen möglichen Eisenmangel), aber bei leichter Anstrengung, Schmerzen oder schon kleinster Erregung werden sie überraschend rot.
- Diese Reaktion zeigt uns, abgesehen von einem labilen, wechselhaften Kreislauf, eine Ähnlichkeit zu ihren ebenfalls rasch wechselnden Launen.
- Sie kann aber auch als eine Furcht interpretiert werden, als zu schwach und zu nachgiebig angesehen zu werden – in einer Welt, in der laut ihrer Meinung nur der starke Charakter zählt.
- Ferrum-metallicum-Menschen haben die unbewusste Einbildung, dass alles in der Welt irgendwie zu groß ist und sie sich nun vermehrt anstrengen müssen, um in ihr mitzuhalten.
- Sie glauben, nur durch das Demonstrieren von Stärke, Kraft und Durchsetzungsvermögen ihren Platz im „Kampf" des täglichen Lebens sichern zu können – doch ihr Erröten zeigt uns ihr Defizit und ihre Anstrengung auf dem Weg zu dieser Größe.

Ferrum metallicum

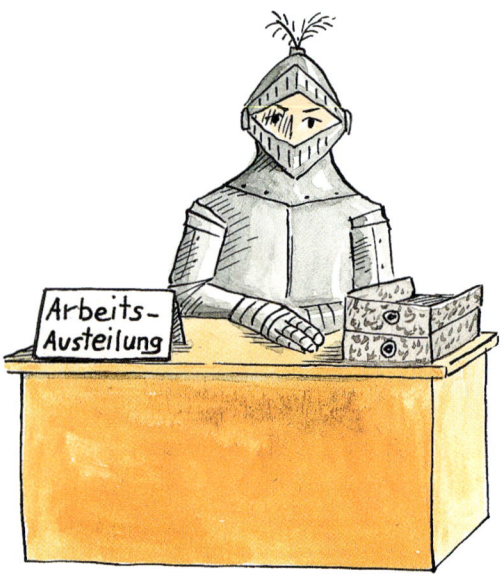

- Willensstark, geradlinig und diktatorisch

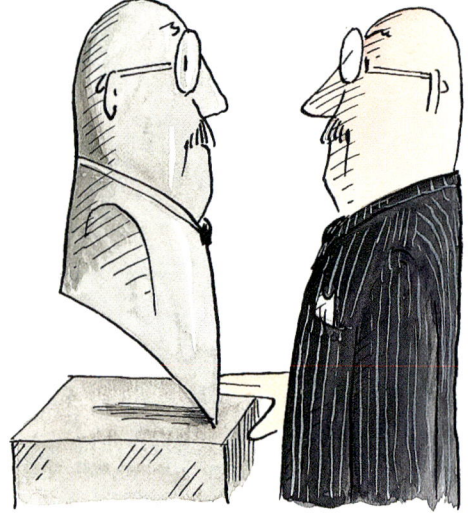

- Starrköpfig

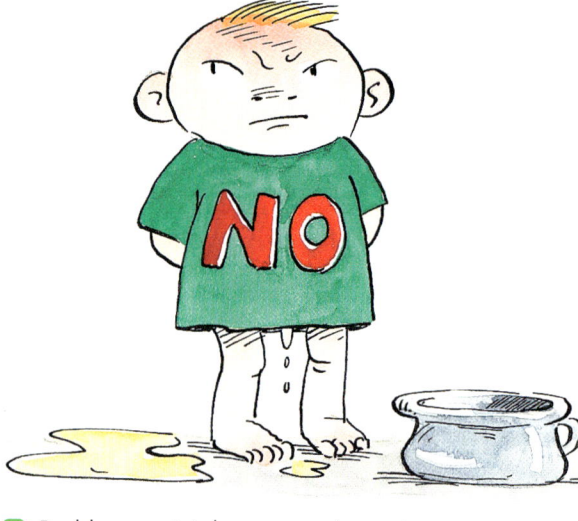

- Probleme entstehen, wenn sie zu etwas gezwungen werden

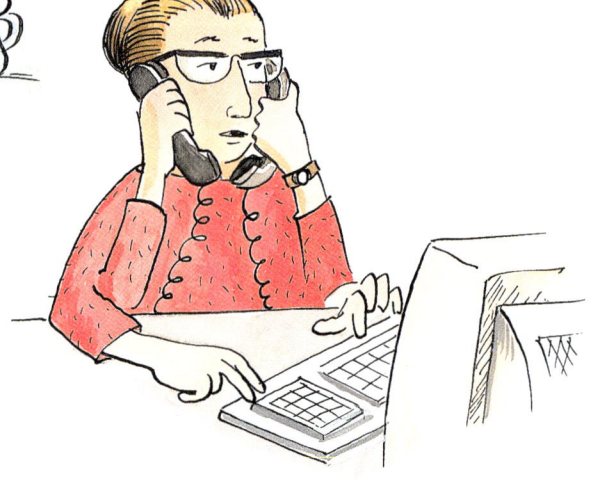

- Sehr fleißig – Beschäftigung bessert ihr Befinden

Ferrum metallicum

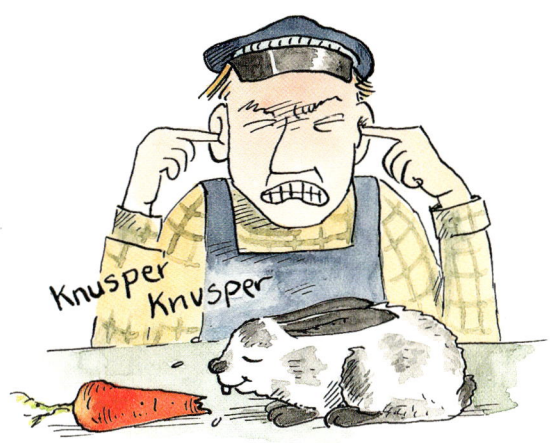

● Sehr geräuschempfindlich

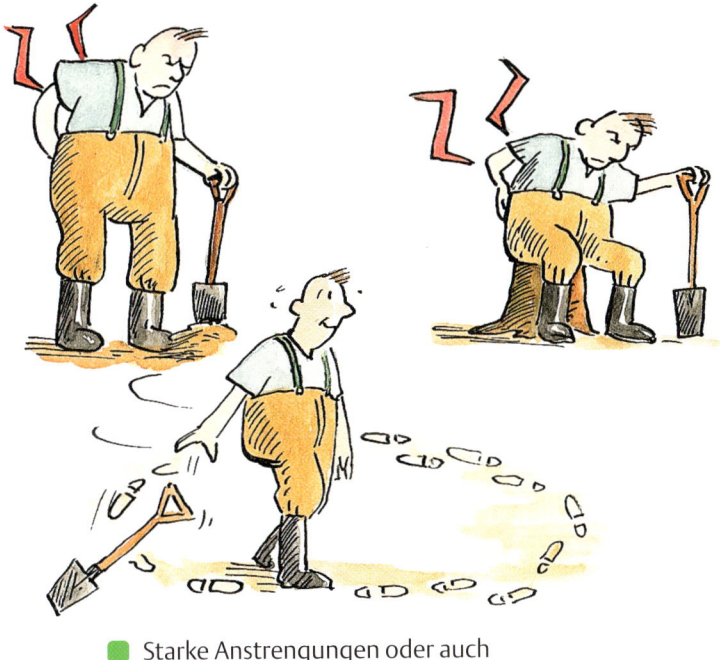

● Starke Anstrengungen oder auch
Stillsitzen verschlimmern –
langsames Umhergehen bessert

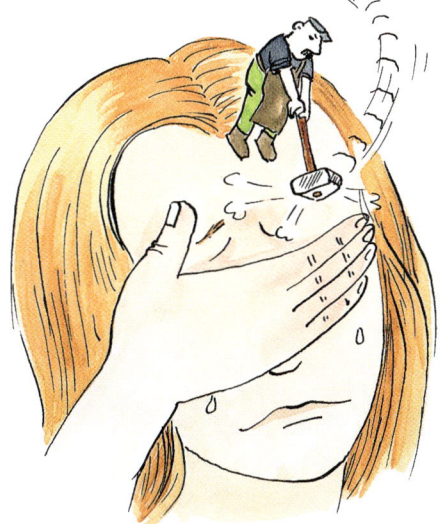

● Hämmernde Kopfschmerzen an der linken
Schläfe oder Stirn – dauern oft zwei bis
drei Tage an

Ferrum metallicum

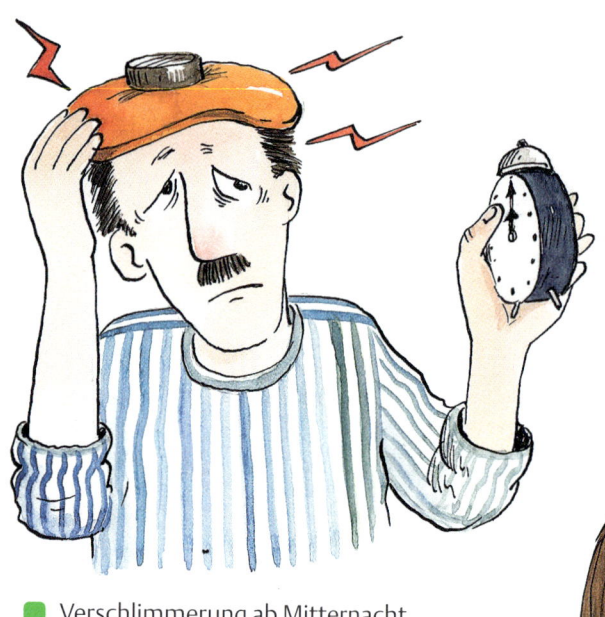
● Verschlimmerung ab Mitternacht

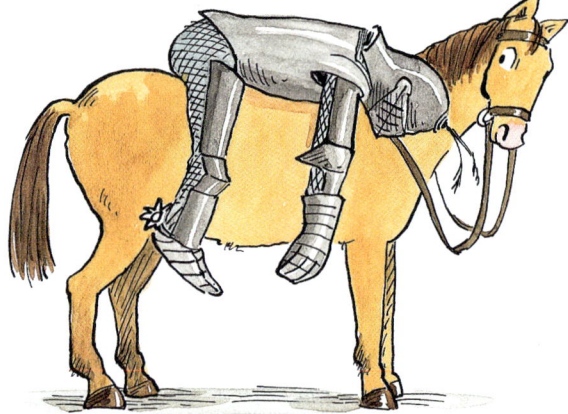
● Schwäche und Erschöpfungszustände

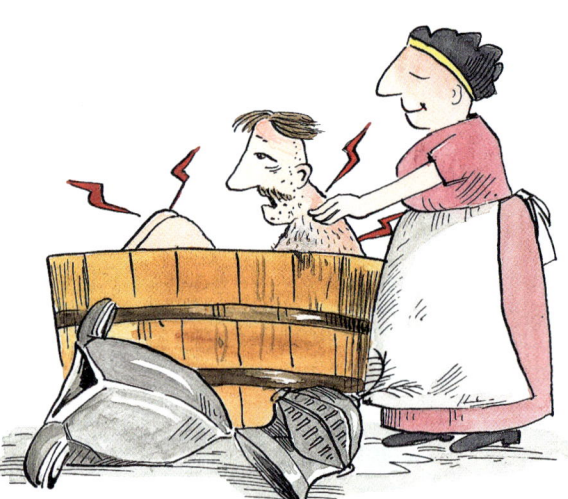
● Muskel- und Gelenkschmerzen – häufige Schulterbeschwerden

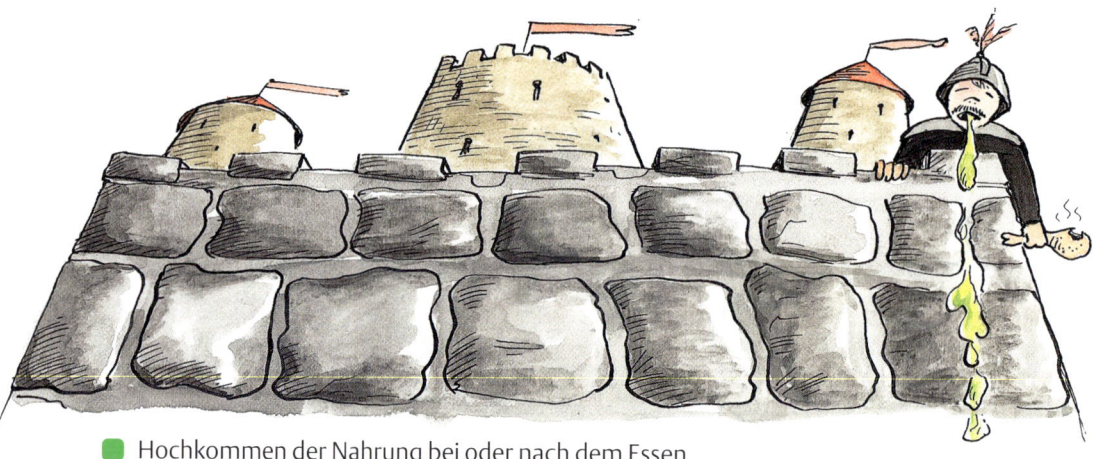
● Hochkommen der Nahrung bei oder nach dem Essen

Gelsemium

Gelber Jasmin

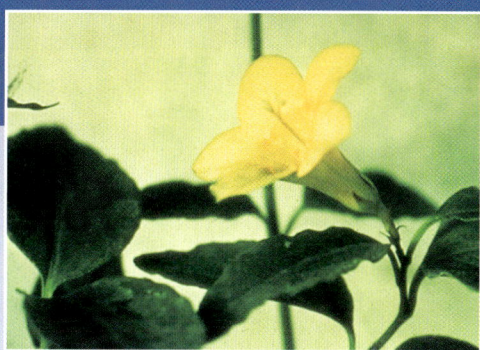

Jasmin wurde schon von den Indianern zum Fischfang benutzt. Es schwächt und lähmt die Tiere und wirkt in großen Gaben wie das Gift Curare.
Menschen, die diese Pflanze als homöopathisches Arzneimittel benötigen, zeigen ein vergleichbares Bild und leiden ebenfalls unter Schwächezuständen und Lähmungen.

- Gelsemium-Menschen sind schüchtern, zaghaft und häufig sehr ängstlich. Ähnlich einem Kaninchen, das vor der Schlange erstarrt, fühlen sie sich oft ohnmächtig und handlungsunfähig gegenüber den Herausforderungen des Lebens. Viele alltägliche Hürden stellen für sie fast unüberwindbare Hindernisse dar.
- Jegliche Konfrontation mit ungewohnten Anforderungen macht ihnen Angst, regt sie auf und schwächt sie.
- Diese Kraftlosigkeit zieht sich durch die gesamte Gelsemium-Pathologie und zeigt sich nicht nur in körperlicher Schwäche, sondern auch emotional durch Feigheit vor Herausforderungen oder einer später stark zunehmenden geistigen Entkräftung und Vergesslichkeit.
- Besonders bewährt hat sich Gelsemium in der Behandlung von akuten Beschwerden, die durch die Erwartung eines wichtigen Ereignisses auftreten. Somit ist es eine wichtige Arznei für Prüfungssituationen! Die Patienten haben starkes Lampenfieber, zittern, sind enorm erschöpft und leiden unter Durchfall. In der Prüfung sind sie, ähnlich dem geschockten Kaninchen, total blockiert und wie gelähmt. Es fällt ihnen nichts mehr ein, sie haben einen absoluten Blackout, und alles mühsam Erlernte scheint gänzlich vergessen zu sein.
- Gelsemium-Beschwerden sind oft von Sehstörungen mit Doppelbildern, Schwindel und starken Kopfschmerzen begleitet. Die Kopfschmerzen beginnen am Hinterkopf und erstrecken sich nach vorn bis zu den Augen. Die Augenlider fühlen sich schwer an und hängen herunter, das Gesicht ist rot und zeigt einen dumpfen Ausdruck.
- Neben der Erwartungsspannung vor Prüfungssituationen oder anderen wichtigen Terminen scheint besonders feucht-warmes Wetter (aber auch andere Witterungseinflüsse) das Auftreten dieser Symptome zu begünstigen, und auffällig dazu sind dann trotz der Wärme auftretende Frostschauer, die den Rücken hoch- und wieder hinunterlaufen. Dieser massive Krankheitszustand ist bei akuten Beschwerden sehr deutlich zu sehen, kann aber auch in abgeschwächter Form bei chronischen Leiden auf das Arzneimittel hinweisen.
- Weitere wichtige Krankheitsursachen entstehen durch plötzliche Gemütsbelastungen. Nach Schrecksituationen, überraschenden Kränkungen, Enttäuschungen oder dem direkten Erfahren einer schlechten Nachricht wird ihr überempfindliches Nervensystem so geschockt, dass es in Folge oft mit Schwächezuständen, Lähmungen, Multipler Sklerose oder anderen neurologischen Erkrankungen, aber auch mit einer starken Angst vor erneuten ähnlichen Situationen reagiert.
- Es scheint, dass sie insgesamt einfach zu schwach sind, um die Härten des täglichen Lebens gut verarbeiten zu können und vermeiden daraufhin alle möglichen Auseinandersetzungen mit bekannten und belastenden Situationen. Das Kind will z. B. nicht mehr in die Schule oder ein Erwachsener nicht mehr an seinen Arbeitsplatz – aus Angst, den dortigen Problemen und Herausforderungen nicht gewachsen zu sein.
- Das „Kaninchen" zieht sich ängstlich, schwach und zitternd in seinen Bau zurück.

Gelsemium

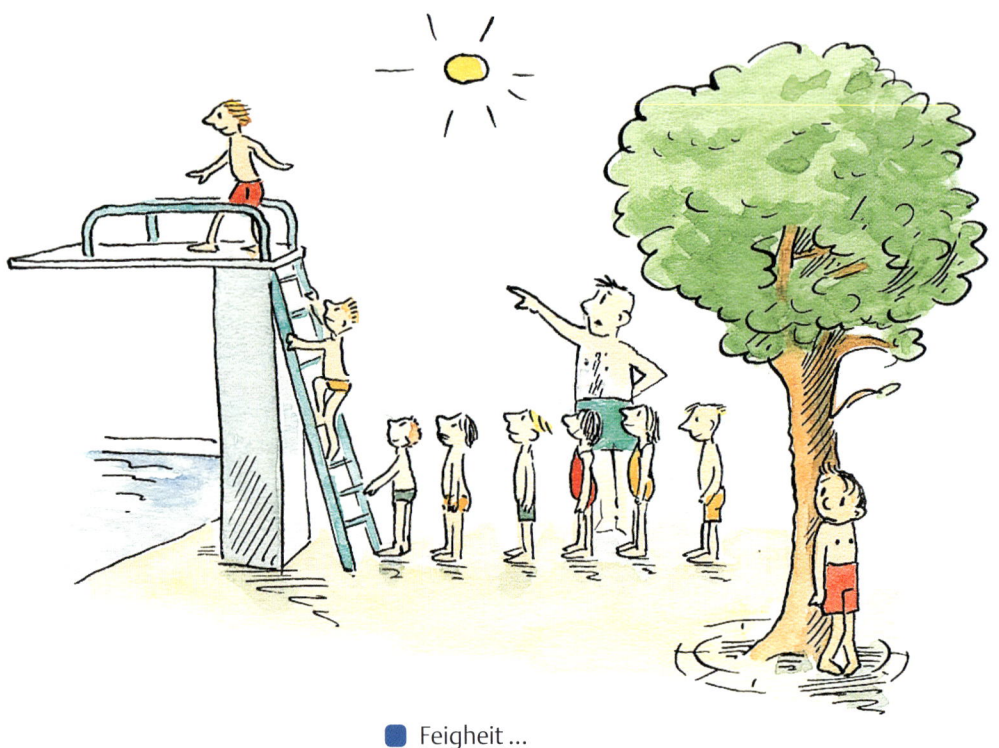

Feigheit ...

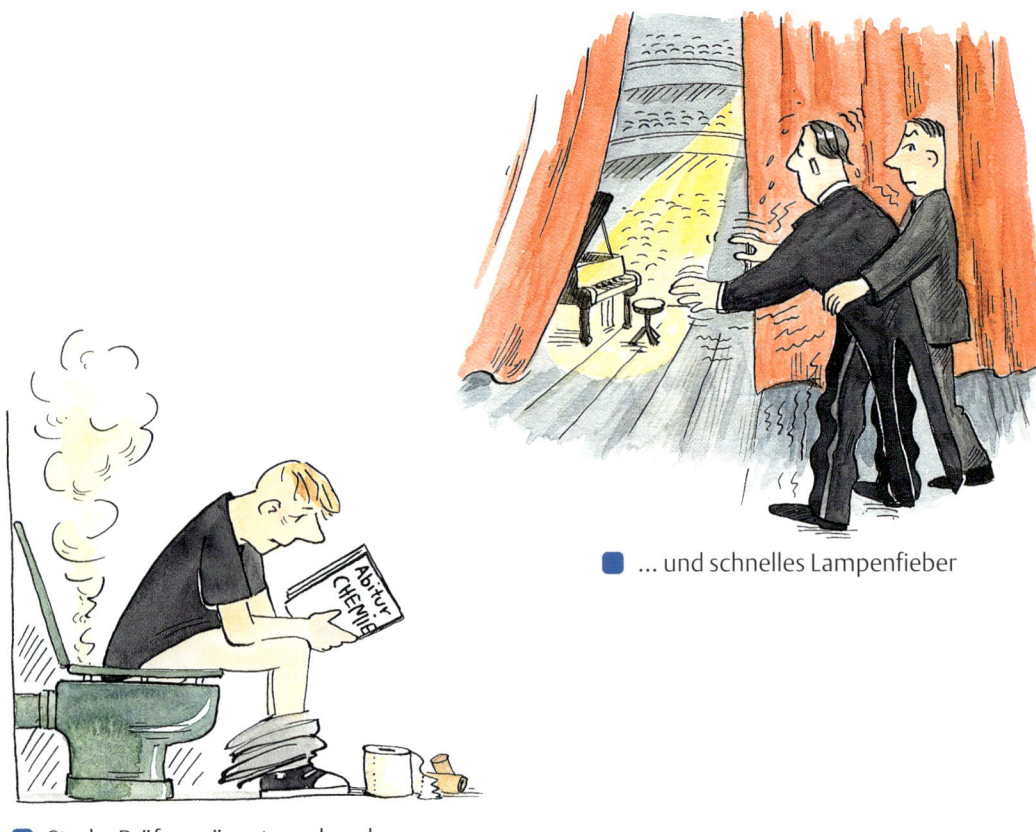

... und schnelles Lampenfieber

Starke Prüfungsängste verbunden mit Schwäche und Durchfall

Gelsemium

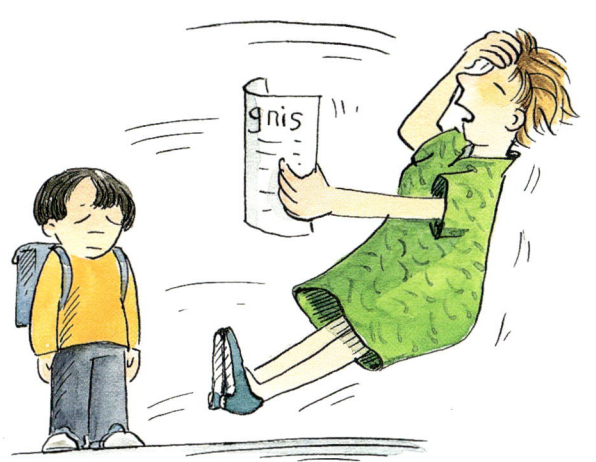

● Beschwerden durch schlechte Nachrichten

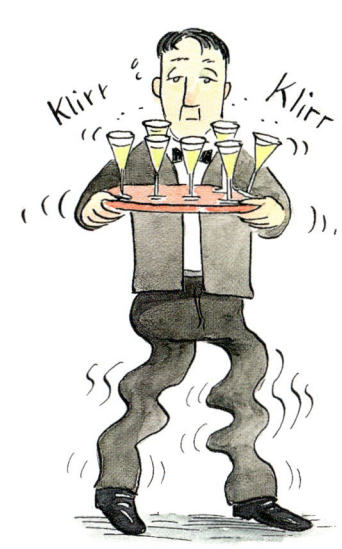

● Schnelles innerliches und äußerliches Zittern

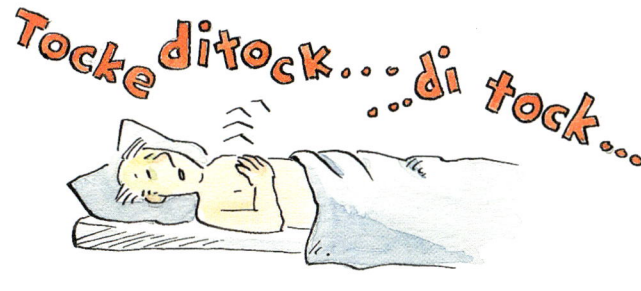

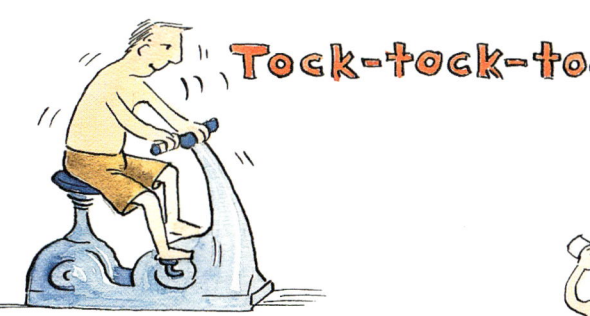

● Angst, das Herz könnte aufhören zu schlagen, wenn man nicht in Bewegung bleibt

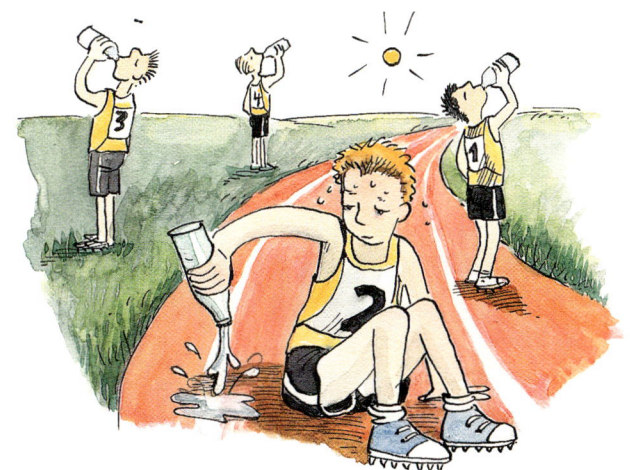

● Durstlosigkeit

Gelsemium

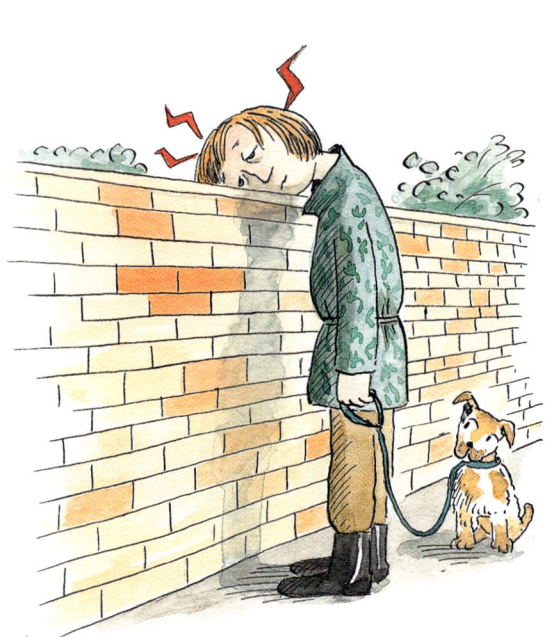

- Schwere des Kopfes – glaubt, ihn kaum halten zu können

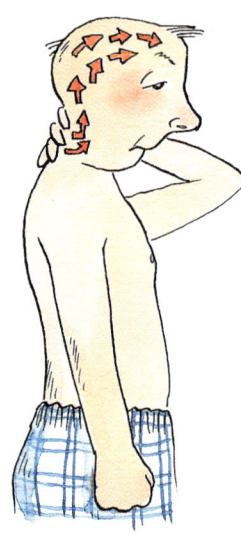

- Kopfschmerzen, die sich vom Hinterkopf ausbreiten und zur Stirn ziehen

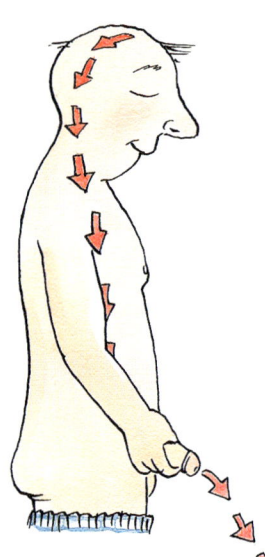

- Urinieren bessert den Kopfschmerz – und auch viele andere Beschwerden

Akuter Gelsemium-Zustand

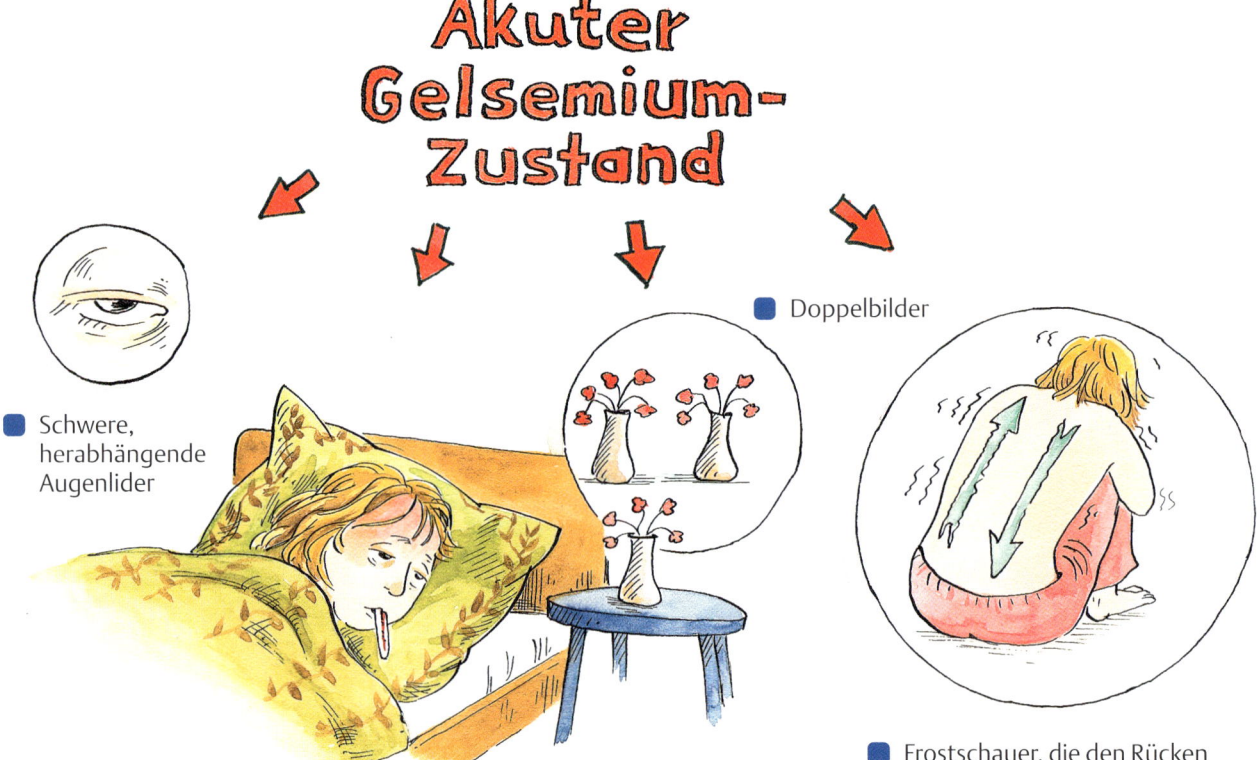

- Schwere, herabhängende Augenlider
- Fieber mit starker Schwäche
- Doppelbilder
- Frostschauer, die den Rücken hinauf- und hinunterlaufen

Hyoscyamus

Bilsenkraut

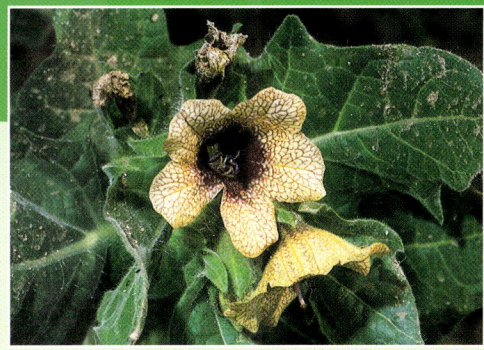

Bilsenkraut wurde früher als Aphrodisiakum benutzt und führte zur „fröhlichen Enthemmung" des anerzogenen strengen Schambewusstseins.
Dieses Verhalten erinnert uns an das ebenso ungehemmte Benehmen mancher Patienten, die sich in einem fortgeschrittenen Hyoscyamus-Zustand befinden.

- In diesem fortgeschrittenen Stadium sieht man alberne, Ärgernis erregende Patienten, die vollkommen überdreht, fast manisch und voller schamloser Lüsternheit ihre Sexualität ausleben und damit oft andere Menschen belästigen.
- Sie reißen obszöne Witze, reden, ohne Pausen zu machen, und entblößen sich schockierend vor anderen Personen.
- Dieser Zustand ist aber selten und die Patienten enden schnell in einer psychiatrischen Anstalt.
- Viel häufiger erkennt man Hyoscyamus aber in seinen abgemilderten Vorstufen. Hier sieht man oft nichts von diesem extremen Verhalten und bemerkt entweder einen stets fröhlichen, oft (schamlose) Witze reißenden – oder aber einen auffallend argwöhnischen Menschen.
- Dieses argwöhnische und misstrauische Verhalten entsteht oft auf Grund von Enttäuschungen durch Menschen, zu denen die Patienten einstmals voller Vertrauen waren. Sie glauben, durch diese Personen Unrecht erlitten zu haben oder betrogen worden zu sein und sind nun vollkommen verbittert.
- Ungerecht verteilte Erbschaften, Liebesbeziehungen, in denen ein Partner den anderen betrügt, Entrüstungen über schlechte medizinische Behandlungen von ehemaligen Therapeuten ihres Vertrauens, aber auch viele andere Situationen des Betrugs an ihrem guten Glauben zeigen Hyoscyamus-Situationen.
- Sie fühlen sich als Opfer und können die Schmach nicht verarbeiten. Durch die nun entstehende Angst, erneut betrogen zu werden, entwickeln sie sich zu sehr skeptischen und vorsichtigen Menschen.
- Sie versuchen nun alles, um zukünftigen Enttäuschungen vorzubeugen, vergewissern sich ausführlich über die Qualifikationen des neuen Therapeuten oder werden extrem wachsam in ihrer Partnerschaft und hier auch immer eifersüchtiger.
- Ihre Eifersucht ist so immens, dass sie sogar planen, dem Nebenbuhler Gewalt anzutun. Hyoscyamus-Patienten können in ihrer Frustration sehr böse werden, sie haben kaltblütige Impulse, setzen diese aber nur selten in die Tat um.
- Andererseits entwickeln sie oft ein sehr albernes Benehmen, mit dem sie versuchen, Aufmerksamkeit auf sich ziehen und dadurch z. B. für ihren Partner wieder unterhaltsamer, interessanter und attraktiver zu erscheinen.
- Gelingt es ihnen nicht, wieder inneren Frieden zu schließen und die Leid auslösenden Situationen besser zu verarbeiten, so werden sie immer kränker.
- Sie entwickeln zunehmend körperliche Symptome, Ängste, aber auch das beschriebene schamlose Verhalten bis hin zur sexuellen Manie.
- Auffallend oft sieht man bei diesen Menschen ein betontes Gestikulieren mit den Händen, welches uns im Rahmen von ebenfalls häufig anzutreffenden Zuckungen, Spasmen oder Krämpfen eine starke neurologische Komponente ihrer Erkrankungen aufzeigt.

Hyoscyamus

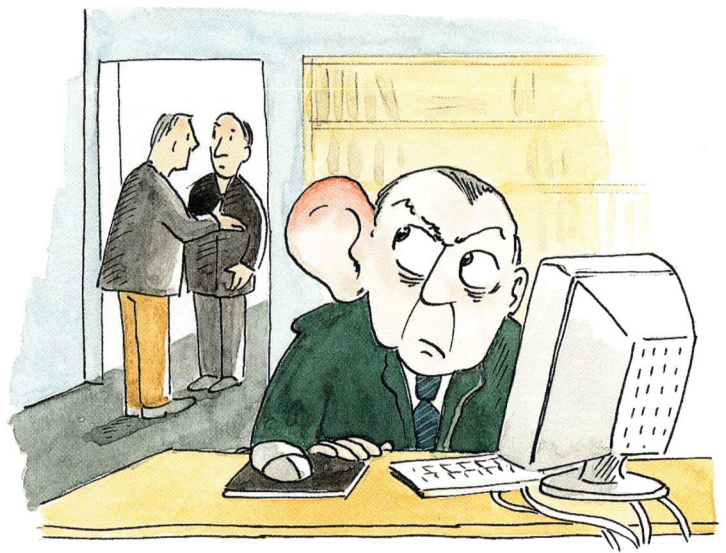

● Argwöhnisch und misstrauisch – fühlt sich schnell hintergangen oder als Opfer

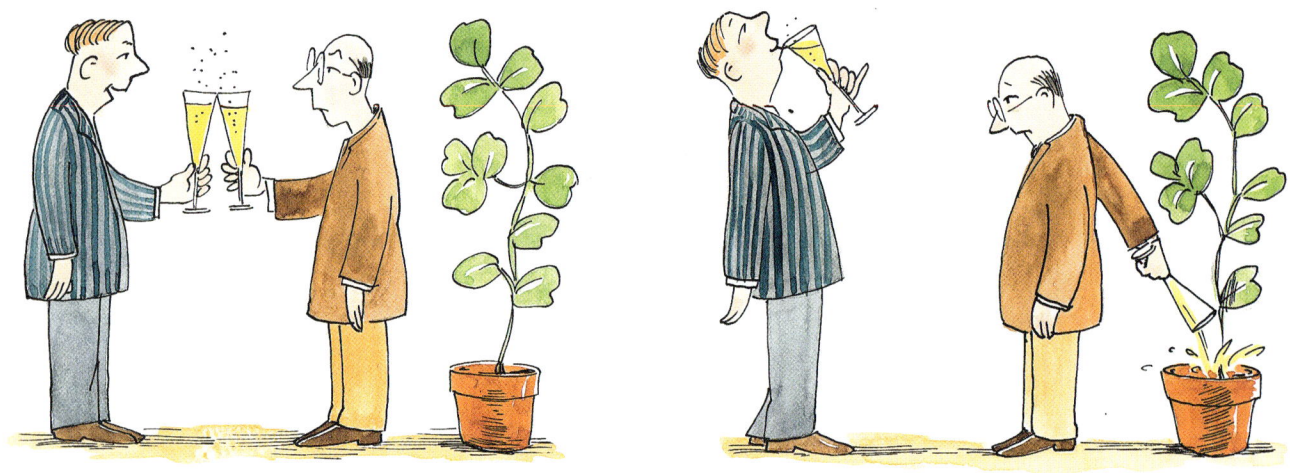

● Furcht, vergiftet zu werden; Furcht, betrogen zu werden

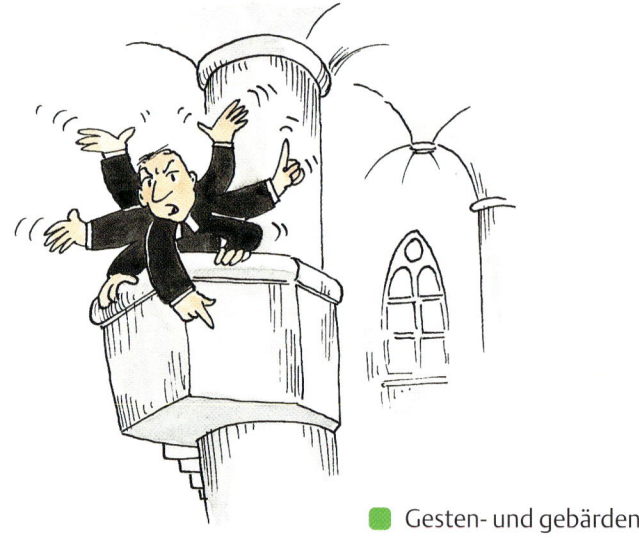

● Gesten- und gebärdenreiches Auftreten

86

Hyoscyamus

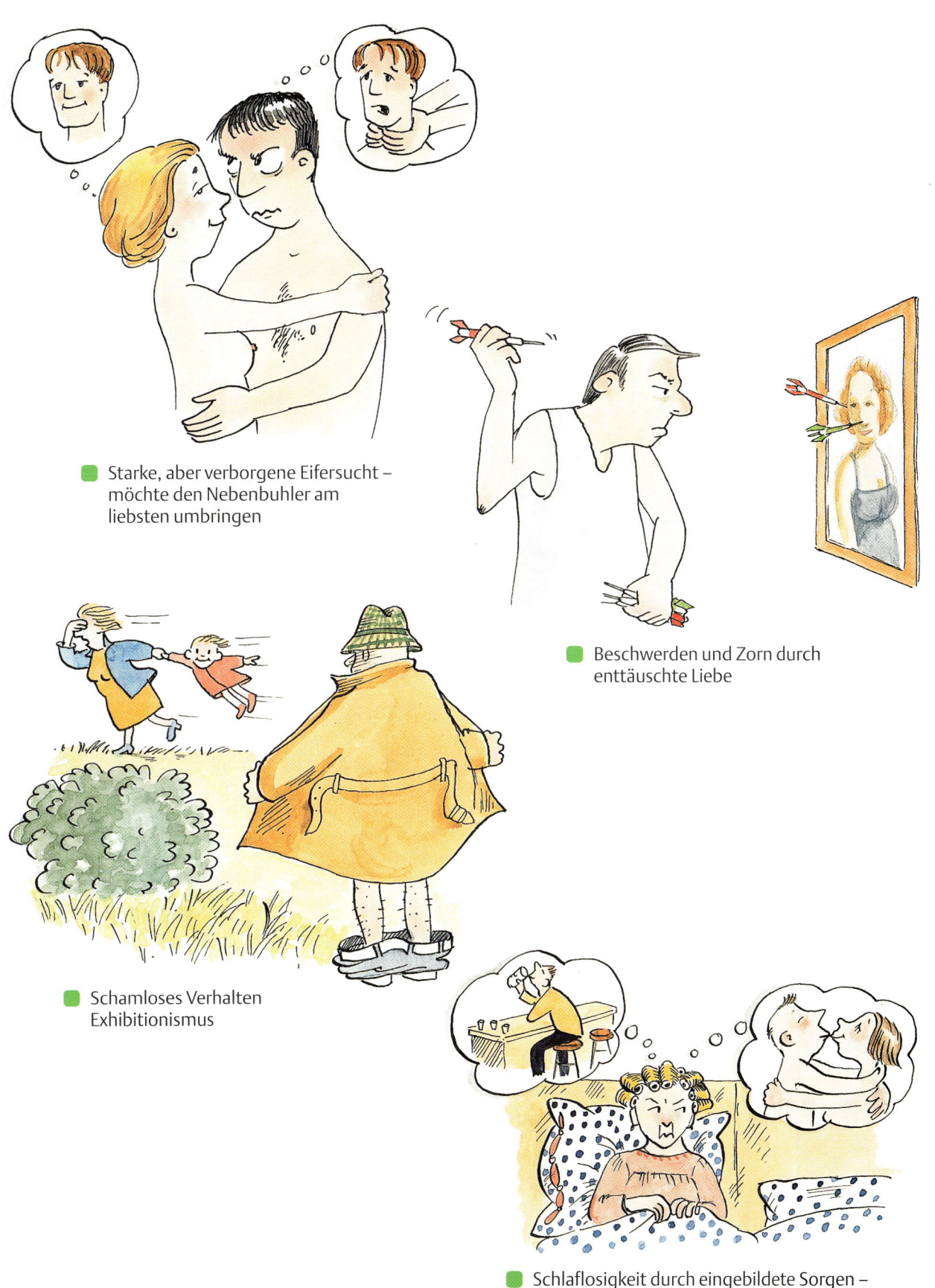

- Starke, aber verborgene Eifersucht – möchte den Nebenbuhler am liebsten umbringen
- Beschwerden und Zorn durch enttäuschte Liebe
- Schamloses Verhalten Exhibitionismus
- Schlaflosigkeit durch eingebildete Sorgen – schlaflos durch Reizbarkeit

Hyoscyamus

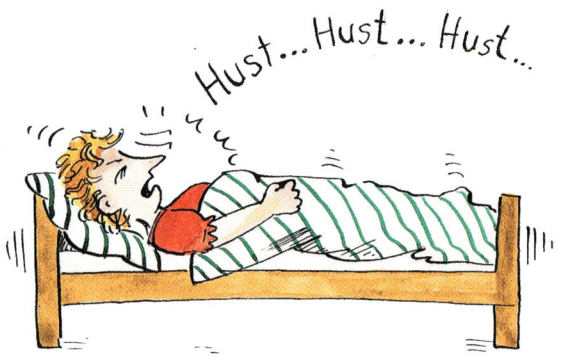

🟢 Husten schlimmer nachts, schlimmer im Liegen ...

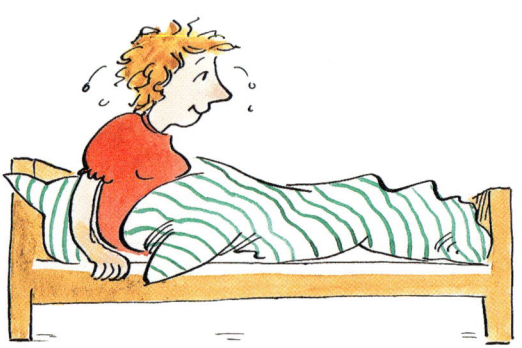

🟢 ... besser beim Aufsetzen

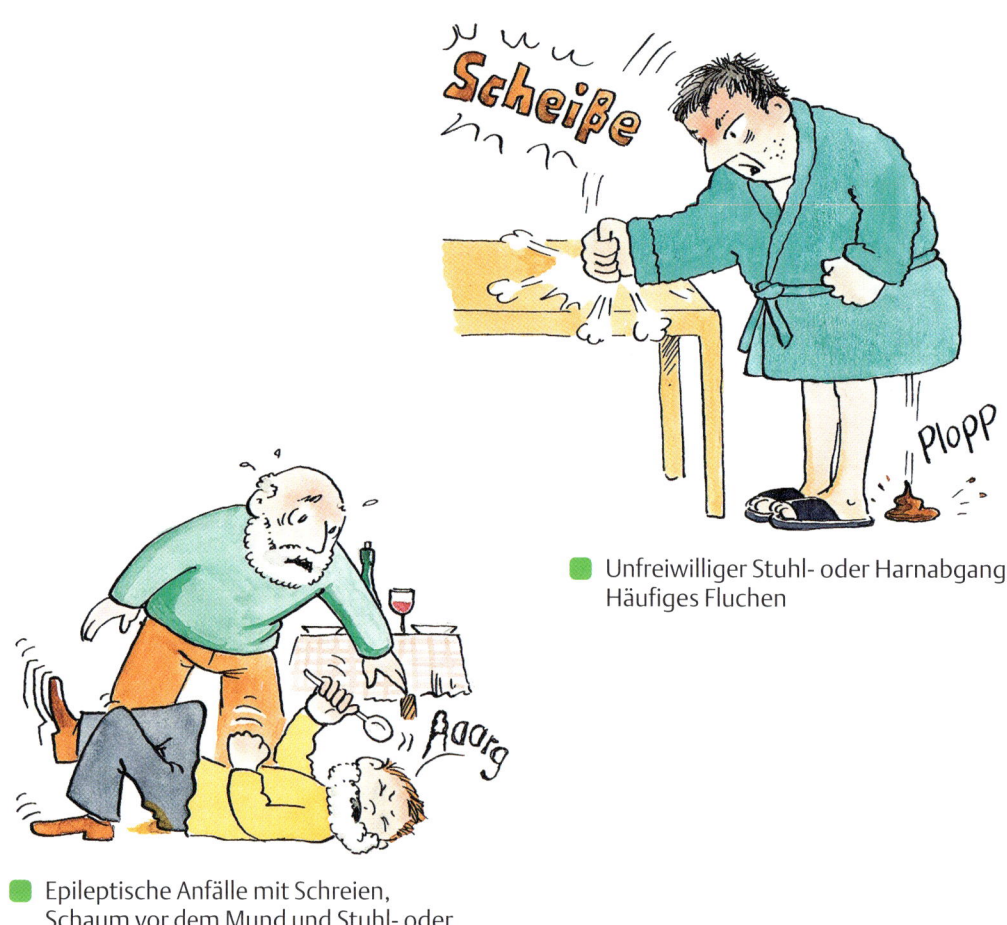

🟢 Unfreiwilliger Stuhl- oder Harnabgang
Häufiges Fluchen

🟢 Epileptische Anfälle mit Schreien, Schaum vor dem Mund und Stuhl- oder Harnabgang

Ignatia

Ignatiusbohne

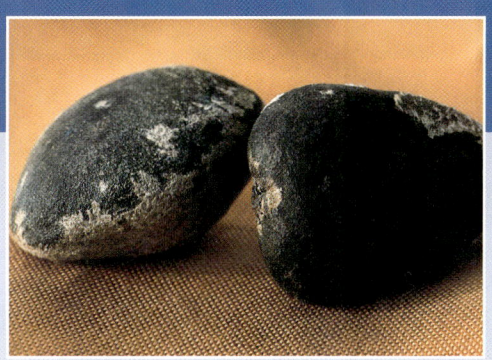

Die Ignatiusbohne stammt von den Philippinen und wurde nach dem Gründer des Jesuitenordens, Ignatius von Loyola, benannt, dessen Leben, passend zur Essenz dieses Arzneimittels, von wechselnden und widersprüchlichen Meinungen geprägt war. Er war einerseits ein eitler und verschwendungssüchtiger Lebemann, der sich andererseits später einem sehr frommen und enthaltsamen Leben zuwandte.

- Ignatia ist ein Arzneimittel der „Widersprüche".
- Es ist oft bei empfindsamen und romantischen Frauen angezeigt, die an die „große Liebe" glauben und viele Sehnsüchte und Träume in ihre Partnerschaft projizieren.
- Da es dem Partner aber leider oft unmöglich ist, diesen hohen Wunschvorstellungen auf Dauer gerecht zu werden, sind sie zunehmend enttäuscht und zeigen daraufhin verkrampfte und hysterische Verhaltensweisen.
- Sie werden immer empfindlicher, sind unglaublich schnell beleidigt und haben starke Stimmungsschwankungen. Erst sind sie fröhlich, dann plötzlich traurig oder sie lachen und müssen auf einmal weinen. Eben noch scherzen sie und sind im nächsten Moment unglaublich empört. Durch diese und andere wechselnden und sehr widersprüchlichen Reaktionen fällt es dem Partner natürlich noch schwerer, sie zufriedenzustellen.
- All ihre inneren Gedanken, ihr Kummer und ihre Enttäuschung werden verkrampft zurückgehalten, stauen sich an und treten in plötzlichen hysterischen, manchmal theatralisch anmutenden Gefühlsausbrüchen zu Tage.
- Ihr Verhalten ist oft unvorhersehbar, sie tun unlogische, verrückte Dinge und bereuen diese später.
- Auch auf der körperlichen Ebene sieht man diese seltsamen und eigentlich widersprüchlichen Reaktionen. Der Schmerz akut entzündeter Gelenke wird besser durch äußeren Druck, leichte Speisen liegen schwer im Magen, während schwer verdauliche Speisen gut vertragen werden. Halsschmerzen bessern sich durch Essen von hartem Brot oder Druck von außen.
- Viele ihrer Krankheitssymptome zeigen eine direkte psychische Ursache! Rücken-, Magen-, Kopfschmerzen und vor allem neurologische Symptome wie Taubheitsgefühle, Muskelschwächen oder Lähmungen treten meist direkt im Zusammenhang mit Aufregungen über andere Menschen (meist den Partner) auf.
- Ein anderer Grund für einen Ignatia-Zustand und der damit verbundenen oben beschriebenen Symptome ist der Tod von nahestehenden Personen.
- Durch ihre Sensibilität und nervliche Übererregbarkeit fällt es den Patienten schwer, dieses traurige Ereignis zu verarbeiten. Sie sind tief betroffen, können nicht weinen, nur schluchzen, lehnen jeglichen Trost ab und ziehen sich still zurück.
- Ignatia ist eine hervorragende Arznei für diesen akuten Kummer, lindert den Schmerz und hilft, die meist überwältigenden Trauerreaktionen abzuschwächen.
- Werden die Patienten nicht behandelt, kann ihr Krankheitszustand chronisch werden. Durch das verkrampfte Zurückhalten des seelischen Schmerzes verhärten diese Menschen dann immer mehr, werden mürrisch und verhalten sich zunehmend gröber. Frauen verlieren durch diese Verhärtung ihre weiblichen Züge und werden immer maskuliner.
- Auffallendes, wiederholtes Seufzen zeigt uns ihren stillen Schmerz, ihre Traurigkeit und ihre zurückgehaltenen tiefsitzenden Sorgen.

Ignatia

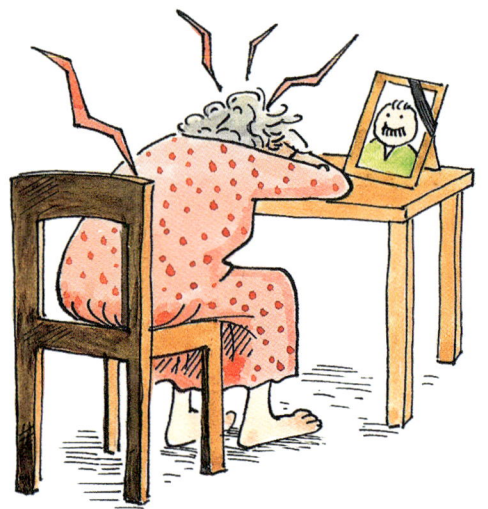

- Beschwerden durch den Tod geliebter Personen

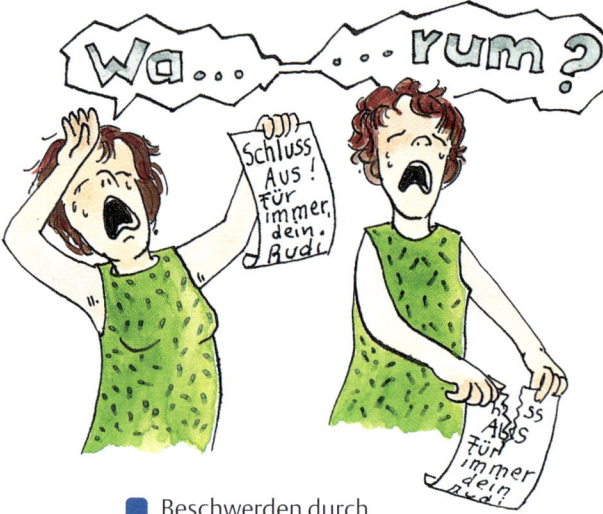

- Beschwerden durch enttäuschte Liebesbeziehungen
  Hysterisches Verhalten

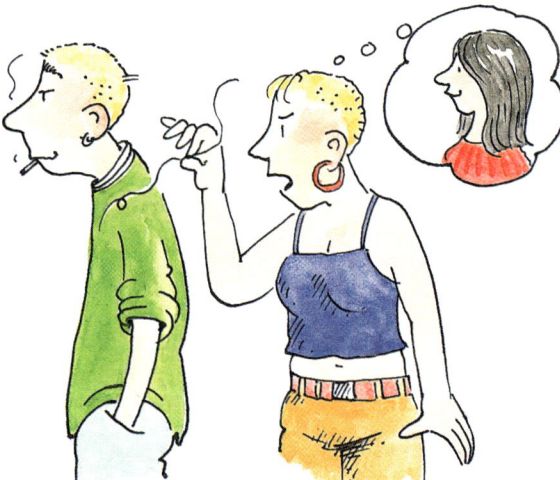

- Starke Eifersucht – oft unbegründet und übertrieben

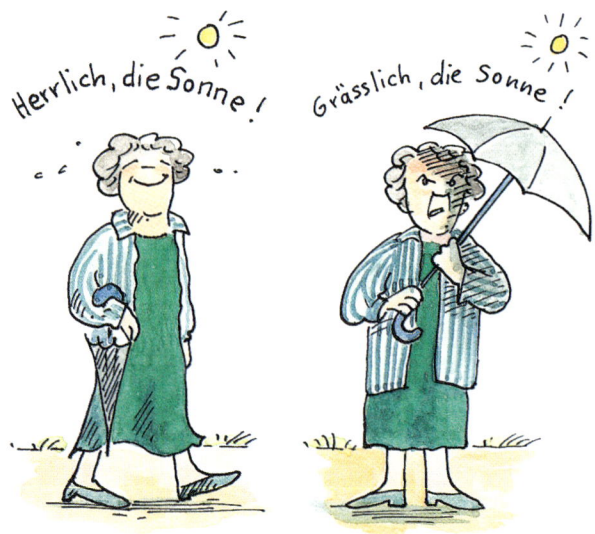

- Wechselhafte Stimmungen

Ignatia

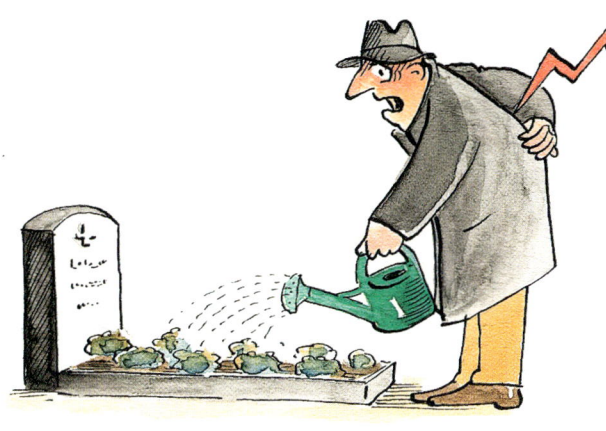
- Rückenschmerzen durch Kummer

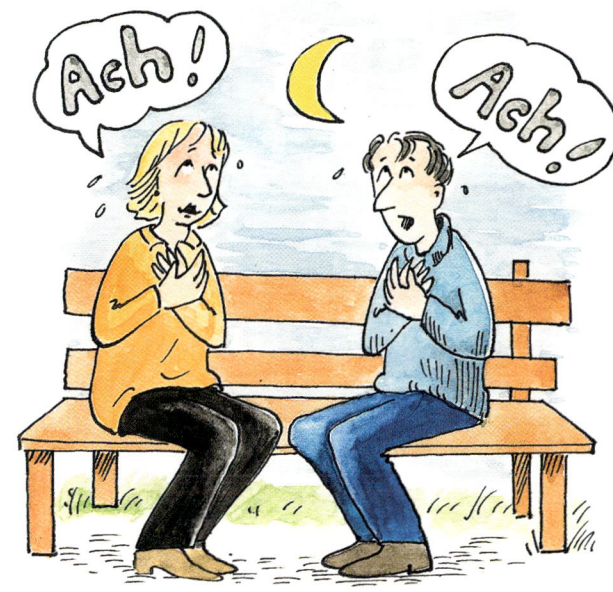
- Häufiges Seufzen

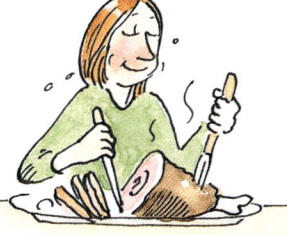
- Leichte Speisen werden schlecht vertragen, deftige dagegen gut

Widersprüchliche Symptome

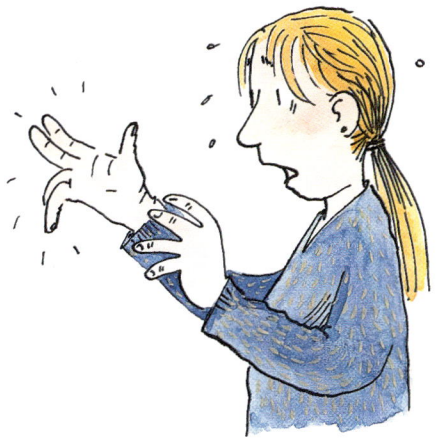
- Hysterische Symptome – Funktionelle Lähmungen oder Taubheitsgefühle

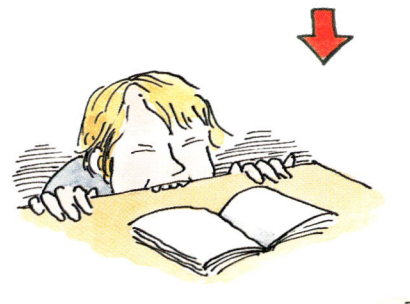
- Zahnschmerzen bessern sich beim festen Zubeißen

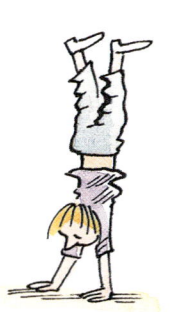
- Kopfschmerzen bessern sich durch „Bücken"

Ignatia

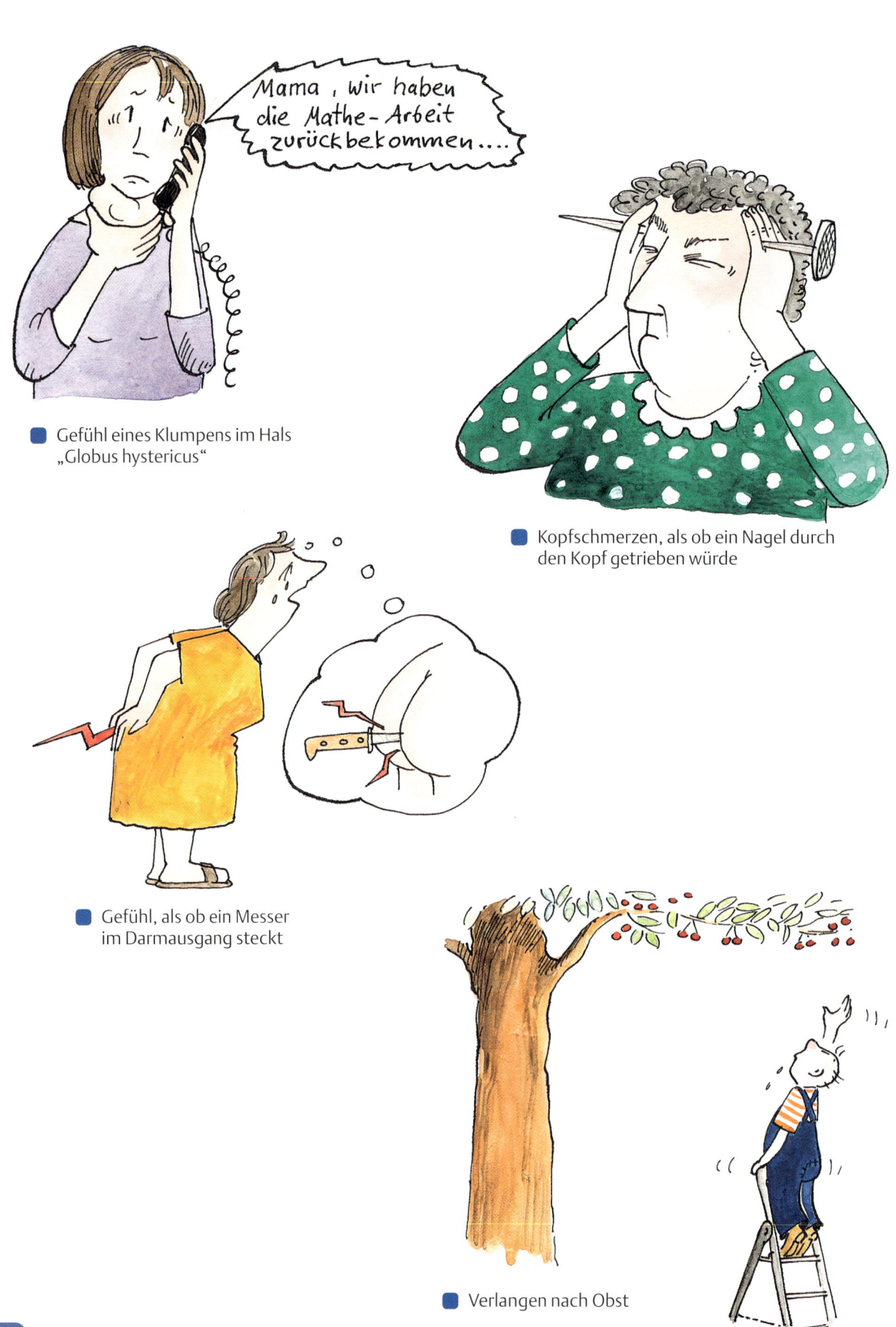

- Gefühl eines Klumpens im Hals „Globus hystericus"
- Kopfschmerzen, als ob ein Nagel durch den Kopf getrieben würde
- Gefühl, als ob ein Messer im Darmausgang steckt
- Verlangen nach Obst

Kalium carbonicum
Kaliumkarbonat

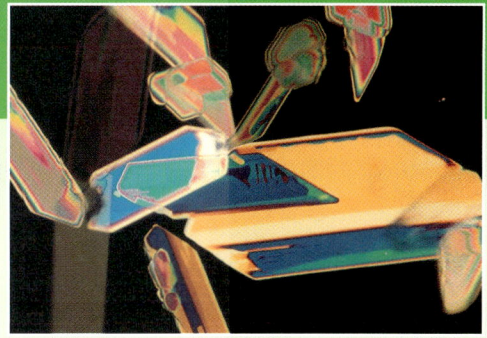

Die Tätigkeit der Nieren und Lungen verlangsamt sich nachts zwischen 2 und 4 Uhr und verursacht eine Anstauung der Stoffwechselendprodukte und Flüssigkeiten im Organismus. Zu genau dieser Zeit erwachen Kalium-carbonicum-Patienten mit vielen Beschwerden.

- Kalium carbonicum ist eine homöopathische Arznei für geradlinige, gewissenhafte und sehr ordentliche Menschen, die unfähig sind, gegen Gesetze und Ordnungen zu verstoßen. Ihr Denken ist sehr fest strukturiert, und ihre Welt dreht sich in einer starren schwarz-weißen Sichtweise um Falsch oder Richtig, nicht erlaubt oder erlaubt.
- Sie halten sich rigide an Vorschriften, Regeln und Prinzipien. Wir finden solche Menschen daher auch oft beruflich als Beamte, Konstrukteure oder Buchhalter wieder, die pflichtbewusst, zuverlässig und unbestechlich ihre Arbeiten verrichten.
- Ihr Verstand kontrolliert ihre Emotionen und ihr Handeln, verhindert aber gleichzeitig auch ein Ausleben der Gefühle.
- Alle Spannungen, Stress und Sorgen können so schlecht „herausgelassen" werden und verursachen die Entwicklung körperlicher Pathologien.
- Diese können jegliche Organsysteme befallen, zeigen sich aber bevorzugt an den Ausscheidungsorganen Lunge und Niere.
- Kalium carbonicum ist ein wichtiges Arzneimittel für Husten, Lungenentzündungen und Asthma.
- Nierenerkrankungen führen zu Entzündungen und Nierensteinen oder lassen Ödeme entstehen, die am ganzen Körper, aber vor allem klassisch an den Oberlidern am inneren Augenwinkel, zu sehen sind.
- Bei weiterem Fortschreiten der Pathologie erkranken die Patienten zunehmend auf der emotionalen Ebene. Sie entwickeln viele Ängste, die vor allem ihre Sorge um ihre derzeitige Gesundheit und die Furcht vor drohenden Krankheiten, aber auch vor dem Näherkommen anderer Personen, Dunkelheit und Gespenstern zeigen.
- All diese einzelnen Ängste verkörpern in ihrer Gesamtheit eine große Sorge: Die Furcht, mit etwas Unkalkulierbarem konfrontiert zu werden, mit etwas, was sich ihrer Kontrolle und Berechenbarkeit entzieht.
- Sie werden nun auch immer reizbarer, streiten sich schnell und lassen viele ihrer Spannungen an ihrer Familie aus, obwohl sie eigentlich sehr familienliebende Menschen sind.
- In der Gemeinschaft ihrer Angehörigen finden sie Halt und können im kleinen häuslichen Rahmen ein kontrolliertes und damit für sie überschaubares Reich aufbauen, in dem sie sich sicher und geborgen fühlen – und in dem nur sie das Sagen haben.
- Die Familie muss auf Grund der Krankheit des Oberhauptes aber nun zunehmend dessen Reizbarkeiten und Launen erdulden.
- Kalium-carbonicum-Patienten frieren sehr schnell und haben eine deutliche Abneigung gegen Zugluft.
- Eine deutliche Zunahme ihrer Beschwerden findet nachts statt, wenn ihr Verstand die Kontrolle an das Unterbewusstsein und an körperliche Eigenregelungen abgeben muss.
- Typisch für Kalium carbonicum ist die Verschlimmerung zwischen 2 und 4 Uhr.

Kalium carbonicum

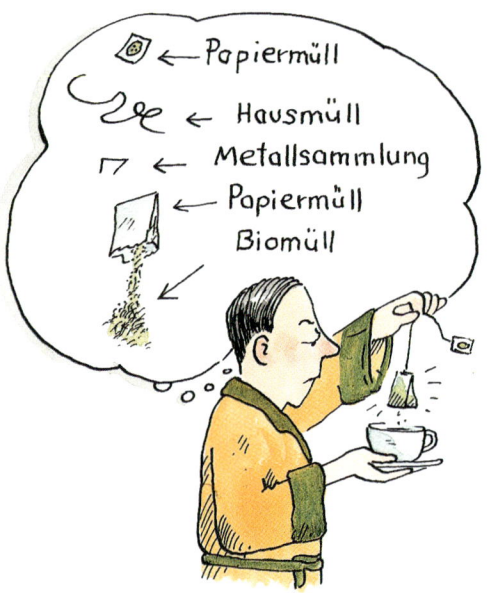

- Extrem ordentlich und pflichtbewusst – starkes Verlangen, alles zu kontrollieren

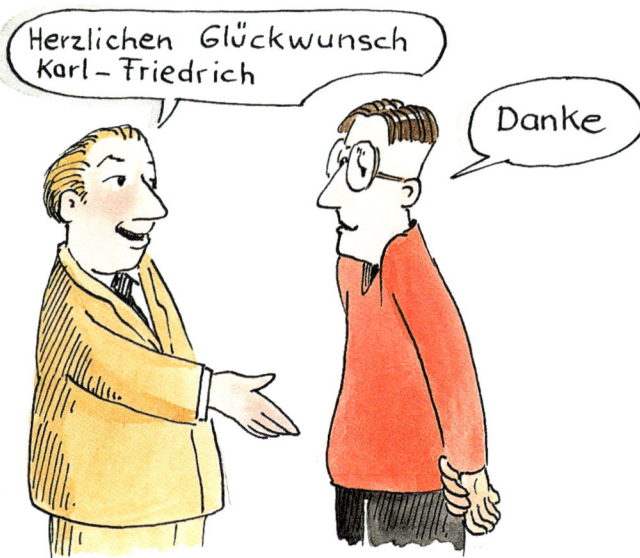

- Starke Abneigung gegen Berührung

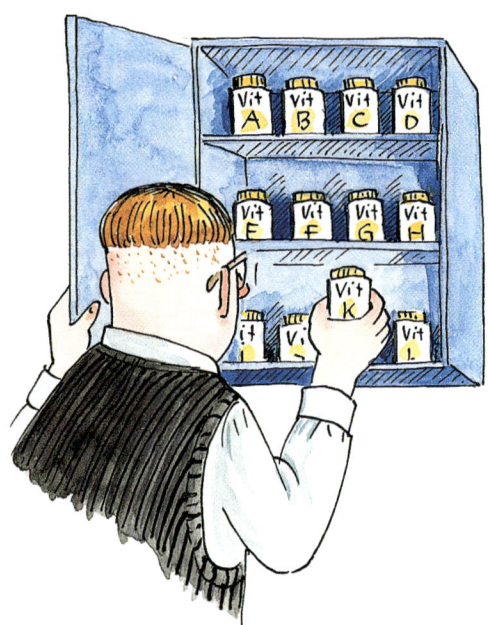

- Ängstlich besorgt um seine Gesundheit – Angst, dass sein Körper „außer Kontrolle" gerät

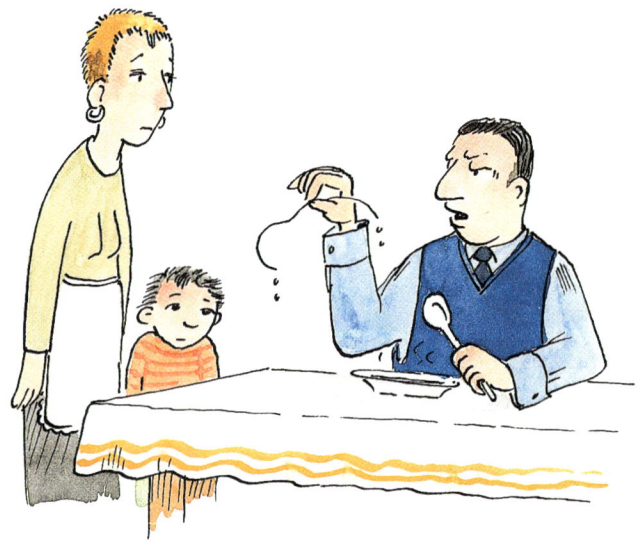

- Kann nicht ohne seine Familie sein, aber behandelt sie schlecht

Kalium carbonicum

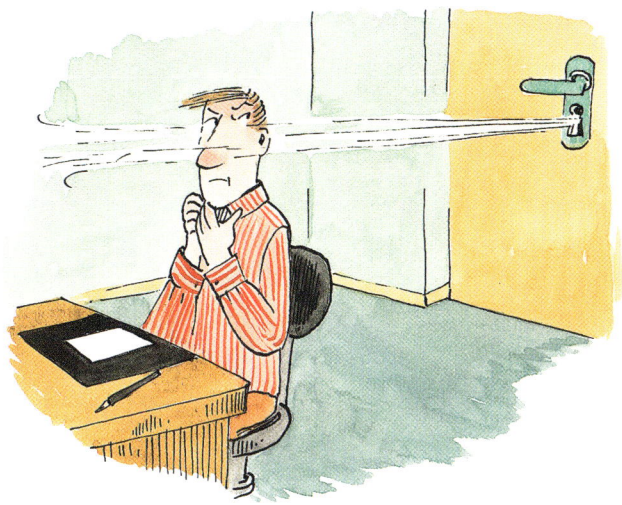

🟢 Enorm empfindlich gegen Zugluft

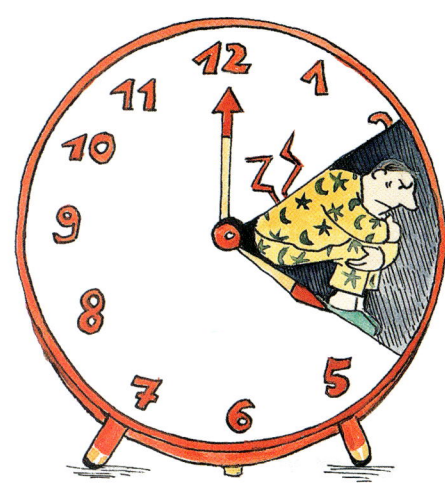

🟢 Verschlimmerung der Beschwerden von 2 Uhr bis 4 Uhr

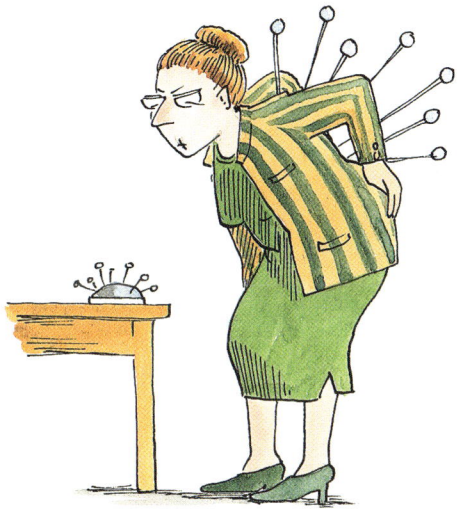

🟢 Stechende Schmerzen

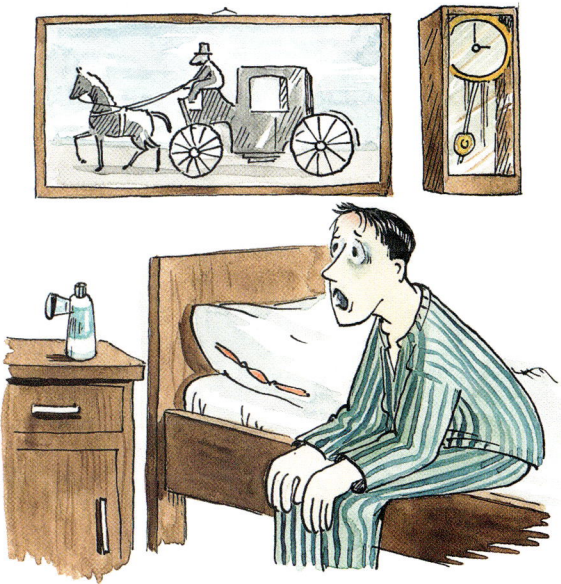

🟢 Asthma schlimmer zwischen 2 Uhr und 4 Uhr morgens – Besserung der Beschwerden in der „Kutscherhaltung"

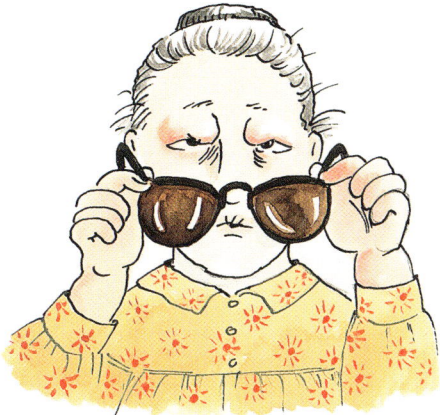

🟢 Schwellungen an den Oberliedern des inneren Augenwinkels – verschiedene Schwellungen auf Grund von Nierenproblemen

Kalium carbonicum

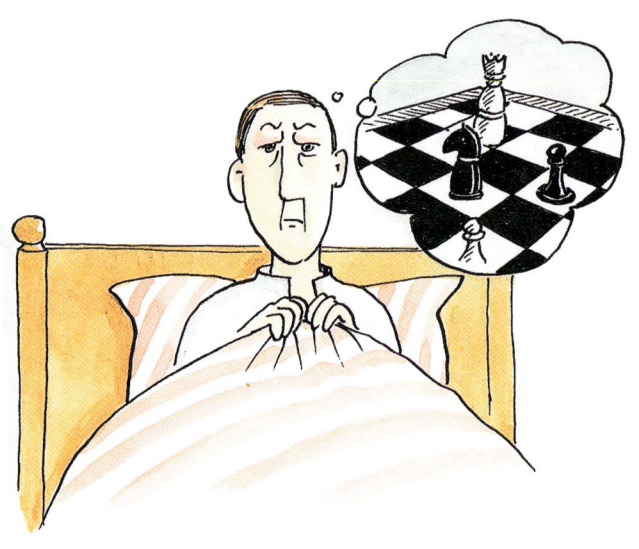

● Schlaflosigkeit

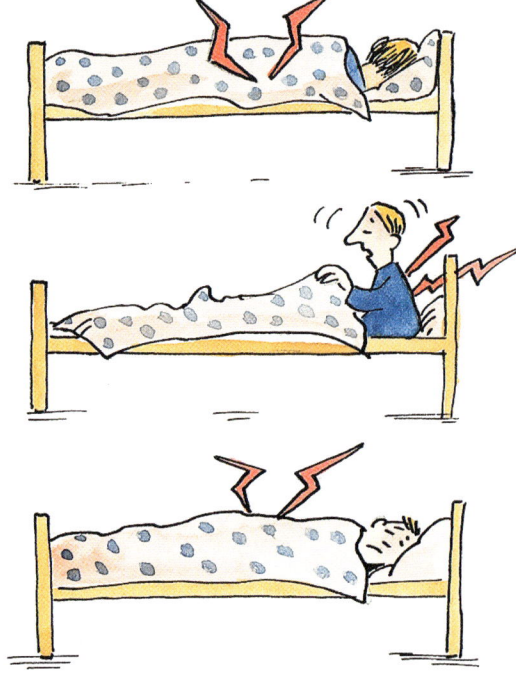

● Rückenschmerzen – muss sich beim Umdrehen im Bett erst aufsetzen

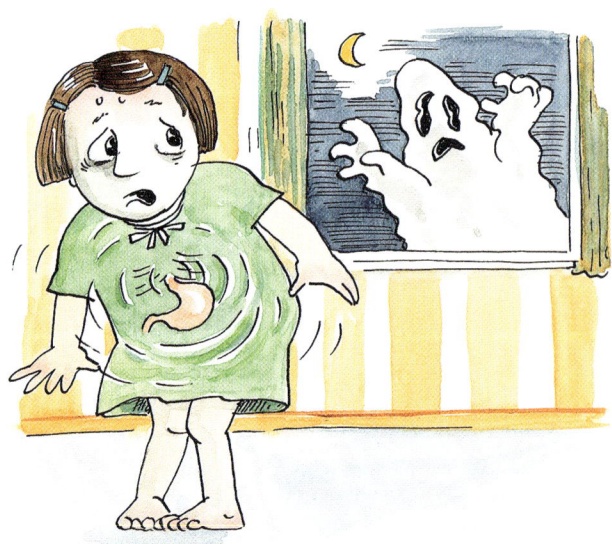

● Furcht vor Gespenstern – Angst wird oft in der Magengrube gespürt

Lachesis muta

Buschmeisterschlange

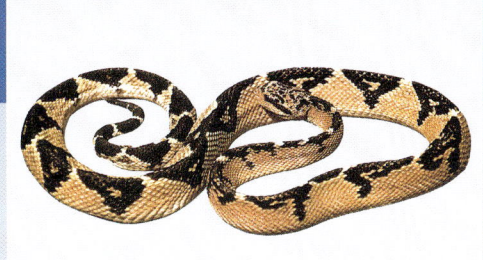

Die Lachesis-Schlange zeigt ein Verhalten, das wir beim Lachesis-Menschen im Bezug auf sein Verlangen nach Aufmerksamkeit oft in genau entgegengesetzter Form wiederfinden. Der Artname „muta" bedeutet übersetzt „stumm", und die Schlangen leben oft still und zurückgezogen im Urwald. Lachesis-Menschen hingegen sind häufig sehr laut und stehen gerne in der Öffentlichkeit.

- Lachesis-Menschen besitzen eine oft intensive und betont attraktive Ausstrahlung. Sie stehen gerne im Mittelpunkt und wollen angesehen, bewundert und verehrt werden.
- Mit direktem, stechendem Blick fixieren sie ihren Gesprächspartner und reden so viel – aber auch so lebendig und fesselnd, dass man sich ihren Worten kaum entziehen kann.
- Durch ihr Aussehen, ihr narzisstisches Auftreten oder ihren Redefluss versuchen sie, alle Aufmerksamkeit auf sich zu lenken.
- Sie besitzen die Gabe, andere Menschen gut zu manipulieren, deren Gedanken zum eigenen Vorteil zu beeinflussen und sie damit in ihren Bann zu ziehen.
- Lachesis-Menschen lieben das Leben, wollen sich vergnügen, brauchen Aufregung und jede Menge Sex – sind dabei aber überaus besitzergreifend.
- Ihr Partner gehört ihnen und wird von ihrer enormen Eifersucht fast erdrückt. Ständig sind sie misstrauisch, forschen ihm heimlich nach und stellen ihn beim kleinsten Verdacht lautstark zur Rede. Sie glauben, im Wettstreit um die Liebe ihres Partners (oft nur eingebildete) Rivalen zu haben, gegen die es sich aktiv zu behaupten gilt.
- Sie kämpfen, sei es, indem sie direkt laut anklagen, durch ihre betonte Attraktivität verzaubern oder die Aufmerksamkeit des Partners durch geschickte manipulierende Rede wieder auf sich ziehen.
- Dieser ständige Argwohn behindert zunehmend ihre Lebensfreude und kann sie krank machen. Oft bekommen sie das Gefühl, dass ihnen andere Menschen einen Schaden zufügen wollen und sehen sich mit Mobbing oder handfesten Verschwörungen konfrontiert.
- Daraus resultiert das bekannte Symptom „Furcht, vergiftet zu werden", das man beim auffällig misstrauischen und ablehnenden Verhalten gegenüber verordneten Medikamenten beobachten kann. Sie können die Arznei oft vor lauter Argwohn kaum herunterschlucken!
- Interessant ist in diesem Zusammenhang, dass Lachesis-Patienten auch sonst häufig das einfache Schlucken von gewöhnlichen Nahrungsmitteln oder Flüssigkeiten schwer fällt.
- Lachesis-Patienten erkennt man meist an ihrem starken inneren Überdruck, der sich in ihrem druckvollen Auftreten und ihrem gestauten Kreislaufsystem zeigt.
- Dieser Druck muss sich wie durch ein Ventil lösen und wird durch vermehrte Absonderungen (Blutungen), ständiges Reden und Sex verringert. Flüssigkeiten, Gedanken, Emotionen und innere Spannungen – alles muss raus!
- Können ihre Absonderungen nicht fließen (durch eine Gebärmutterentfernung oder in den Wechseljahren), unterdrücken sie ihren Redefluss oder ihr sexuelles Verlangen, so steigt der Druck stark an, und die Menschen erkranken.
- Als Zeichen der vermehrten Druckbelastungen leiden sie an Bluthochdruck, Hämorrhoiden, Krampfadern, Hitzewallungen, Herzerkrankungen oder Asthma.

Lachesis muta

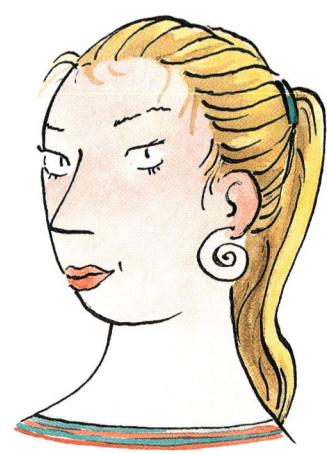

● Erotische Ausstrahlung, stechender Blick

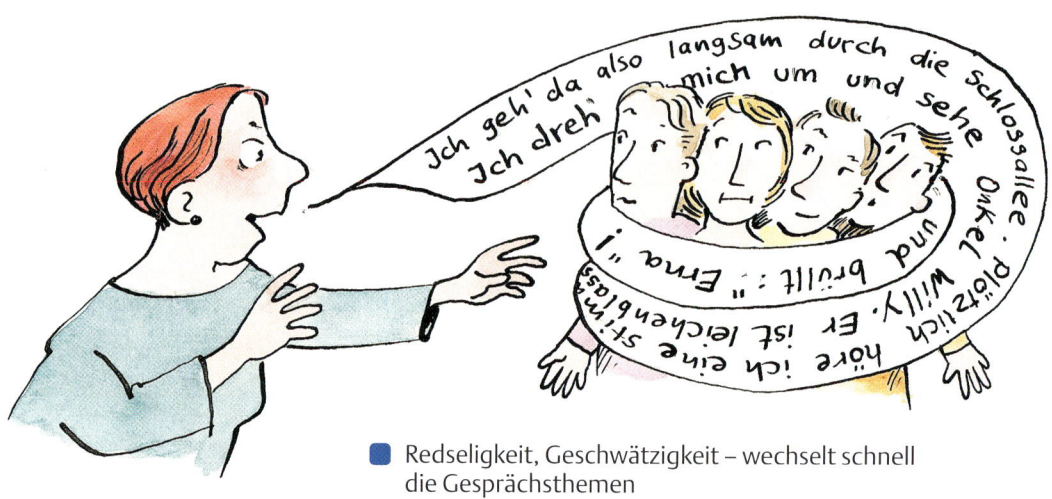

● Redseligkeit, Geschwätzigkeit – wechselt schnell die Gesprächsthemen

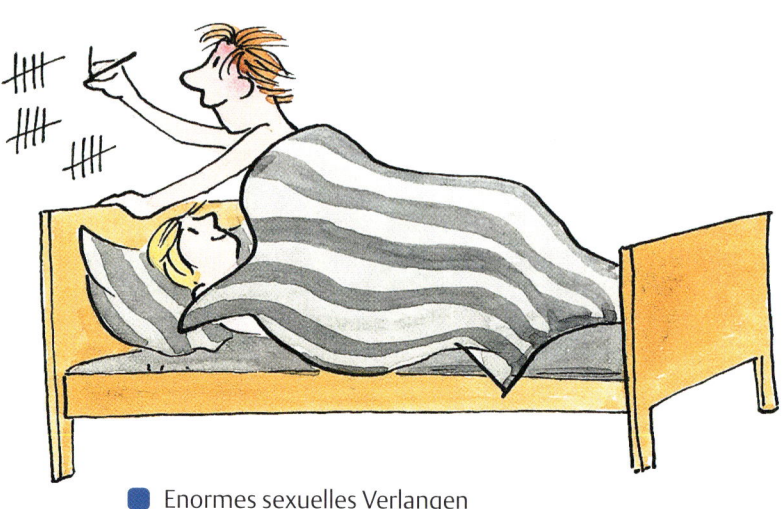

● Enormes sexuelles Verlangen

Lachesis muta

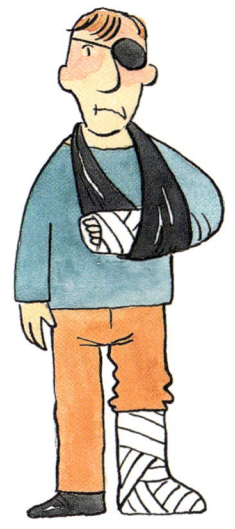

- Linksseitige Beschwerden

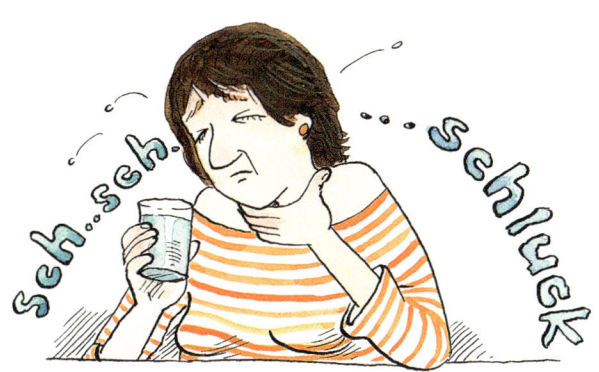

- Schluckbeschwerden – besonders bei Flüssigkeiten

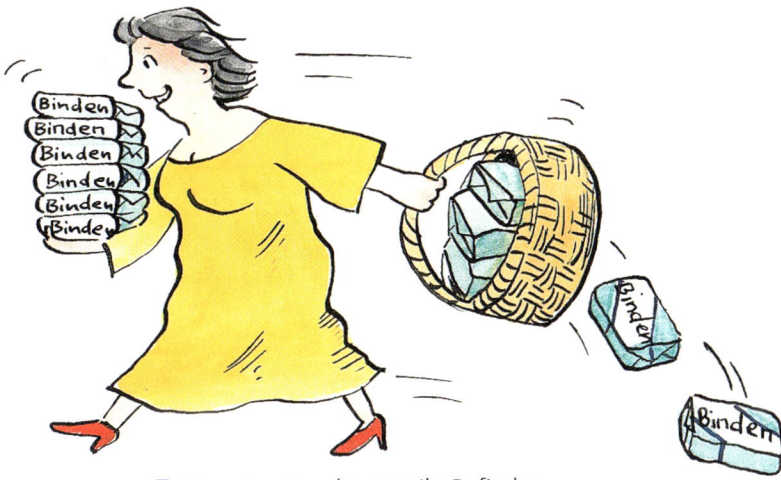

- Menstruation bessert ihr Befinden
  Abneigung gegen Enges um Hals und Taille

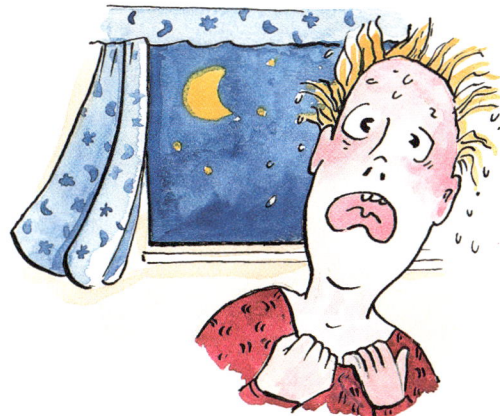

- Atemnot nachts

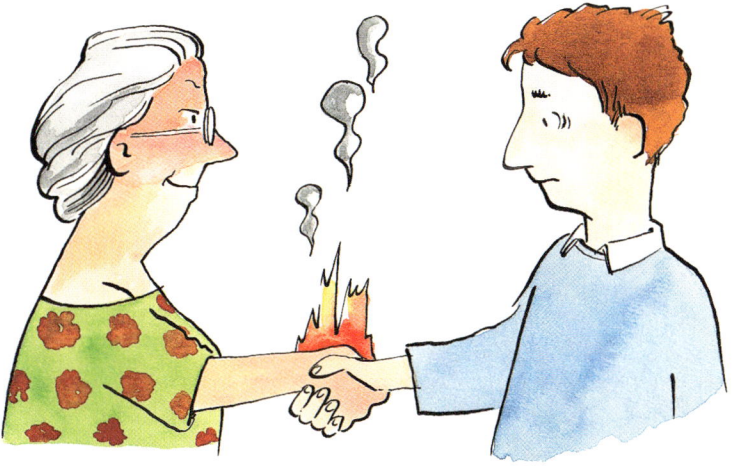

- Heißblütig

Lachesis muta

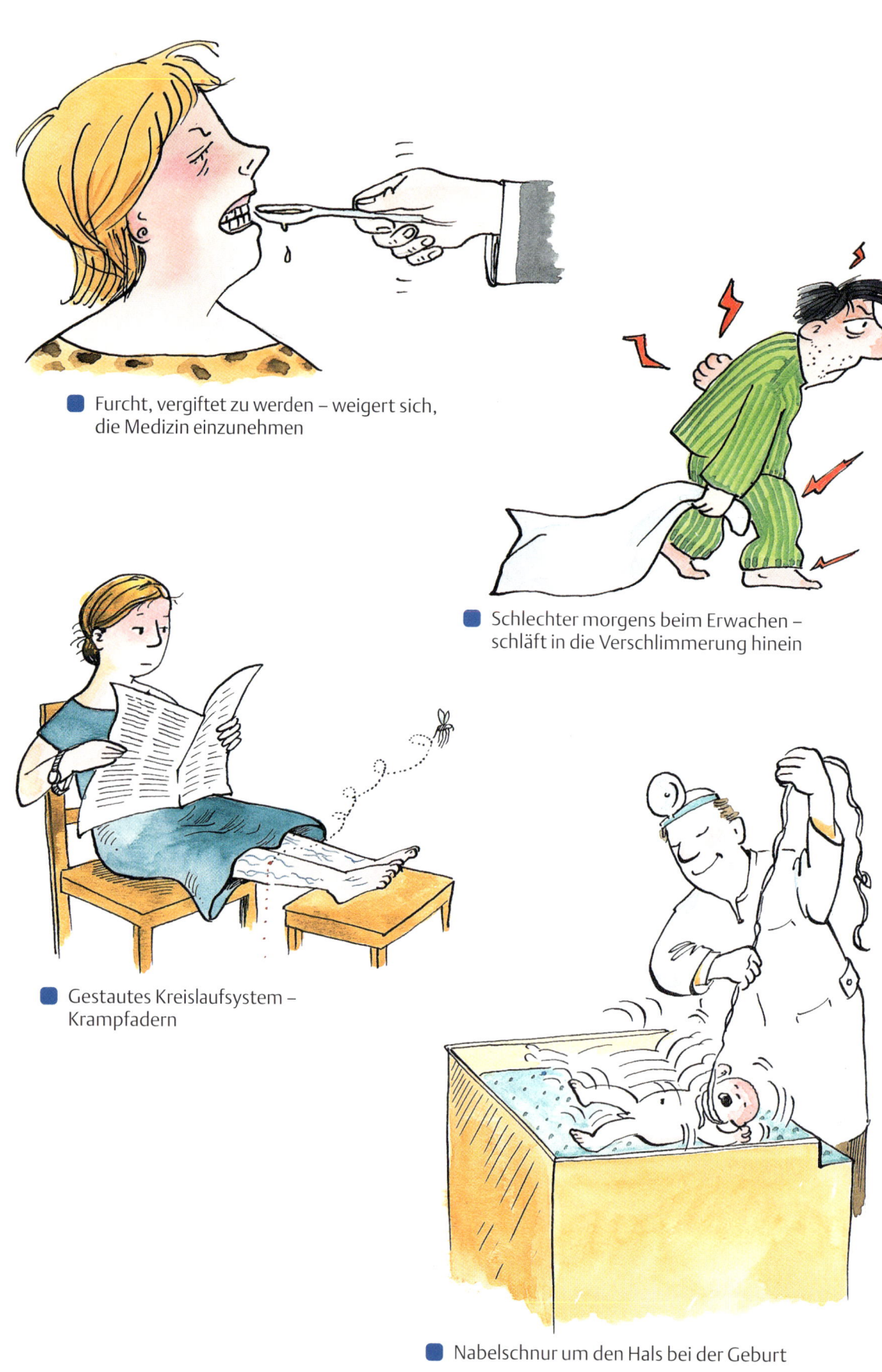

- Furcht, vergiftet zu werden – weigert sich, die Medizin einzunehmen
- Schlechter morgens beim Erwachen – schläft in die Verschlimmerung hinein
- Gestautes Kreislaufsystem – Krampfadern
- Nabelschnur um den Hals bei der Geburt

Lycopodium clavatum
Bärlapp

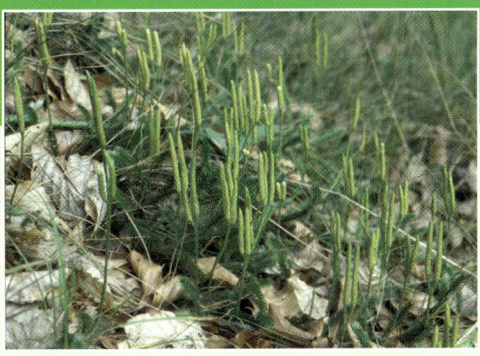

Vor vielen Jahrtausenden soll Lycopodium eine 40 m hohe Pflanze gewesen sein, die heute aber nur noch 30 cm groß wird. Diese Tatsache vergleicht man mit dem Bestreben der Lycopodium-Patienten, (wieder) nach „oben" zu wollen, da sie sich oft klein und schwach fühlen.

- Lycopodium-Menschen leiden unter Minderwertigkeitsgefühlen.
- Sie fühlen sich (oft unbewusst) feige, schwach und klein und entwickeln daraufhin ein nach Größe strebendes Verhalten, um diese Mängel wieder auszugleichen. Dies zeigt sich uns in zwei unterschiedlich anzutreffenden Patiententypen:
- Der erste kompensiert die innere Schwäche mit extrovertiertem, angeberischem Verhalten. Er bläst sich auf, sei es verbal, durch ein arrogantes, herrisches Auftreten, mit großen Autos oder „aufgeblähten" Muskeln, die er sich im Fitness-Studio antrainiert.
- Der zweite Typ schafft diese Art der Kompensation nicht. Er bleibt schwach, introvertiert und versucht, eher intellektuell und geistig zu wachsen.
- Die Wachstumsbemühungen von Lycopodium zeigen sich oft in einem Streben nach Macht. Diese Menschen wollen in der Gruppe über anderen stehen und über sie bestimmen, sei es als Oberhaupt der Familie, Anführer einer Gruppe oder als Herrscher eines Landes – und dann am besten noch über andere Länder …
- In diesen egoistischen Anstrengungen sind sie oft tyrannisch und hart zu ihren Untergebenen, während sie sich sehr nett und unterwürfig (Kriechmoos) gegenüber höhergestellten Personen verhalten.
- Lycopodium wird in der Literatur meist als „Männermittel" beschrieben, es kann aber genauso oft bei Frauen angezeigt sein.
- Dies ist der Fall, wenn die Frau Situationen gegenübersteht, denen sie sich nicht „gewachsen" fühlt, in denen Verantwortungen, Aufgaben und Pflichten ihr eigentliches Potenzial übersteigen. Sie muss sich nun auch „aufblähen", Stärke, Mut und Können zeigen, um den neuen Aufgaben gerecht zu werden.
- Lycopodium ist sehr anpassungsfähig. Die 40 m hohe Lycopodium-Pflanze musste sich einst an starke natürliche Veränderungen gewöhnen und überlebte – dank ihrer Schrumpfung zur Kriechpflanze.
- Diese Anpassungsfähigkeit sieht man auch bei den Lycopodium-Menschen durch gelegentliche (für andere verwunderliche) Änderungen einer früher stark vertretenen Meinung. Begriffe wie „Wendehals" oder das „Fähnlein nach dem Wind hängen" beschreiben dieses Verhalten.
- Nicht alle Patienten entsprechen aber diesen negativen Darstellungen. Ein relativ gesunder Lycopodium-Mensch kann auch ein freundlicher und gütiger Mensch sein, die Personen seiner Umgebung achten und einfach nur über geringe körperliche lycopodiumtypische Beschwerden klagen!
- Lycopodium ist ein wertvolles Arzneimittel für eine Vielzahl von Erkrankungen, hat sich jedoch besonders in der Behandlung des Verdauungstraktes bewährt.
- Die Patienten leiden häufig unter Beschwerden von Leber, Galle und Magen. Ihr Bauch ist oft schmerzhaft gebläht und wird nur durch das Lockern der Hose am Bauch, Aufstoßen oder Windabgang erleichtert.

Lycopodium clavatum

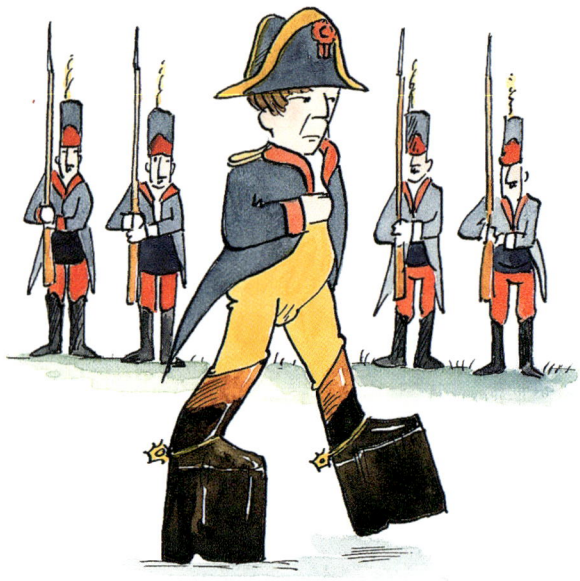

● Diktatorisch, tyrannisch – Machthunger

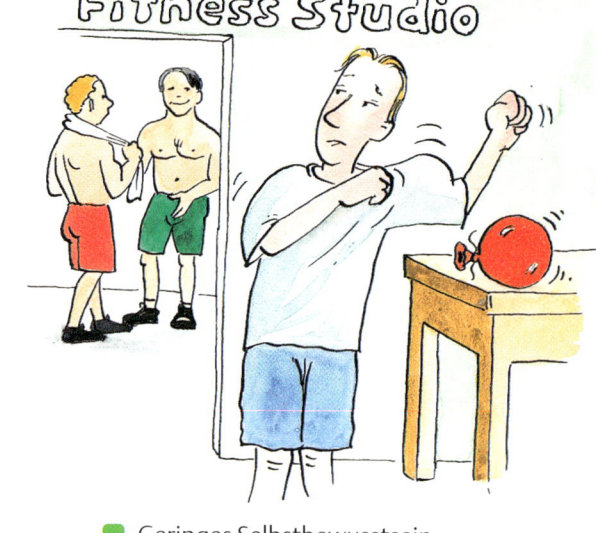

● Geringes Selbstbewusstsein – feige, aber auch verschlagen

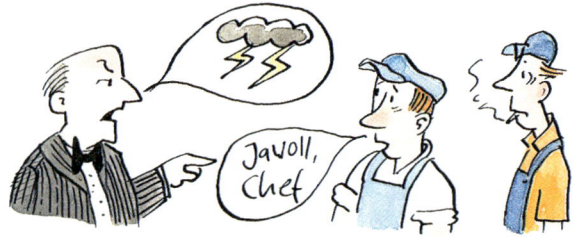

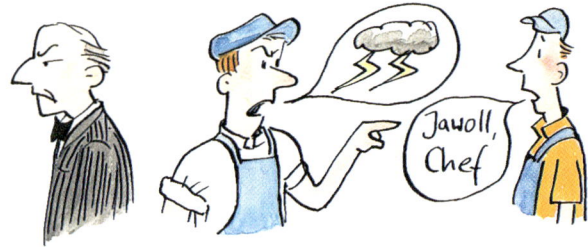

● Unterwürfig zu höhergestellten Personen – aber despotisch zu Untergebenen

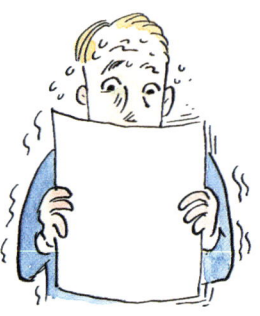
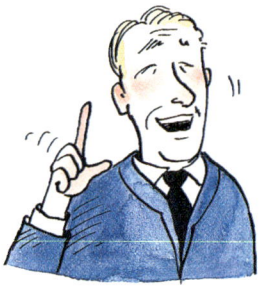

● Lampenfieber vor einem Auftritt – je länger er redet, umso leichter fällt es ihm

Lycopodium clavatum

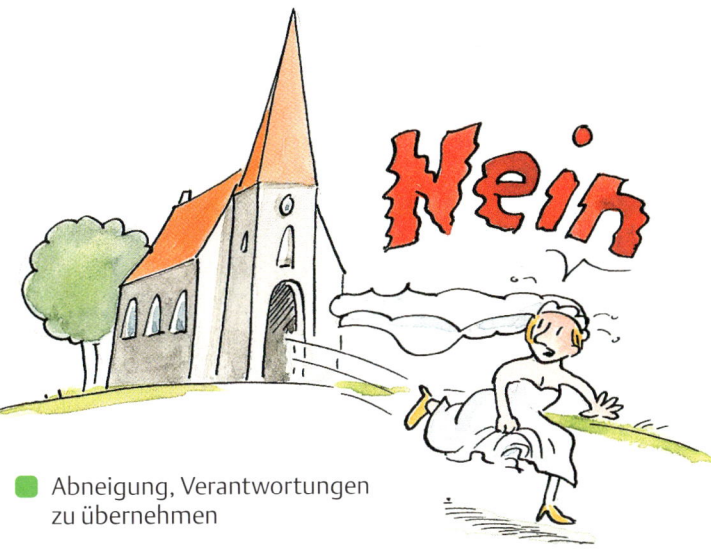

- Abneigung, Verantwortungen zu übernehmen

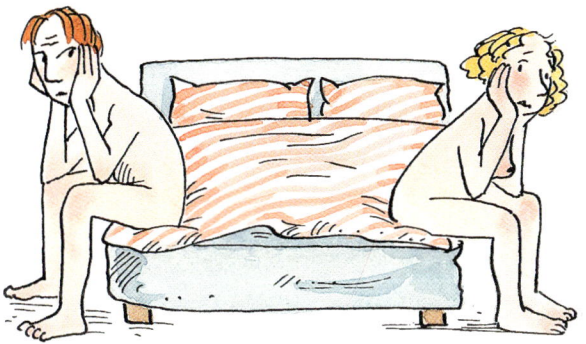

- Fehlendes sexuelles Verlangen nach dem Ehepartner ...

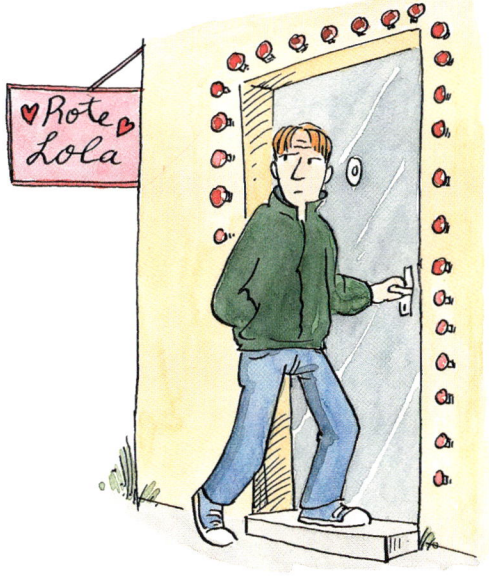

- ... aber Lust auf andere sexuelle Bekanntschaften

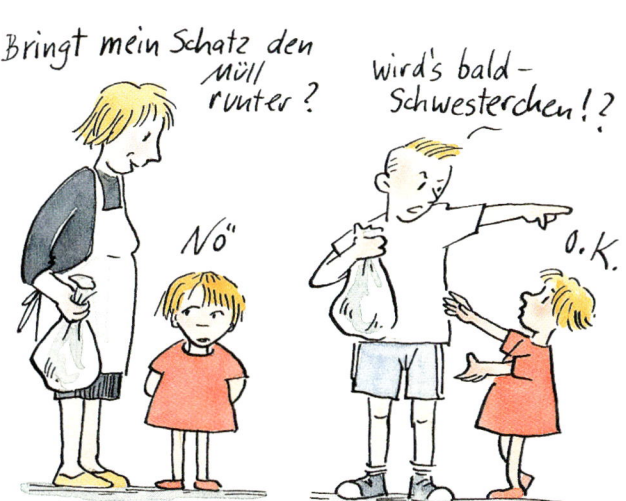

- Hört nur auf stärkere oder mächtigere Menschen

Lycopodium clavatum

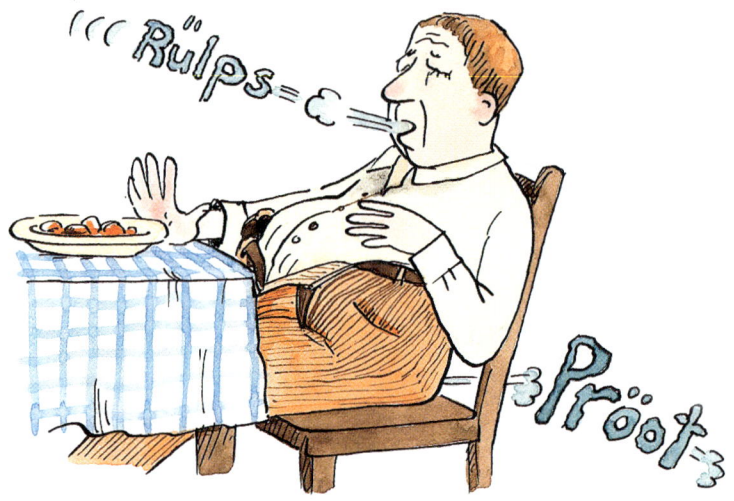

🟢 Geblähter Bauch und rasche Sättigung schon nach wenigem Essen – Pupsen und Rülpsen bessern

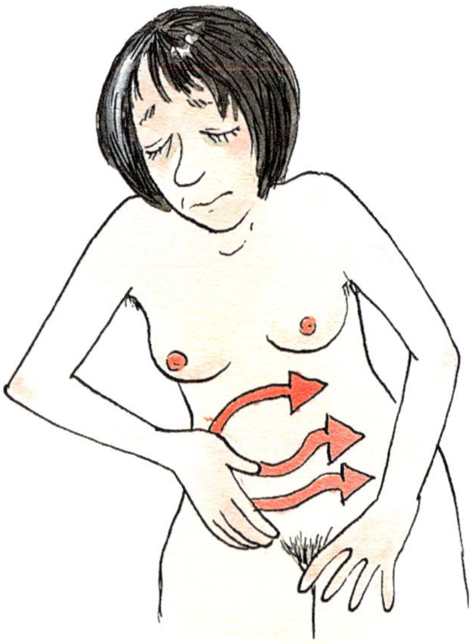

🟢 Rechtsseitige Beschwerden – die oft auch nach links wechseln

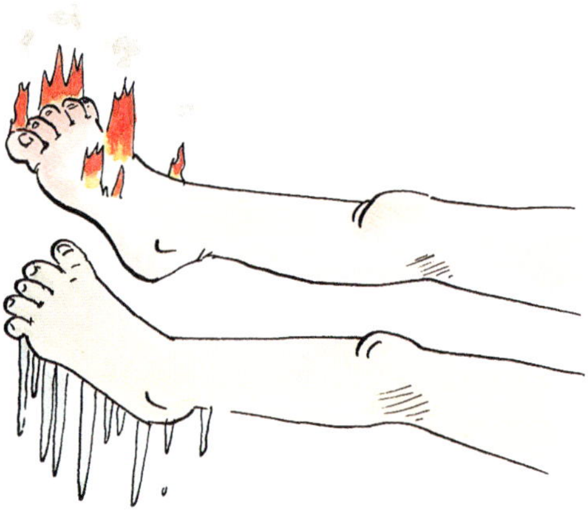

🟢 Starke Temperaturunterschiede der Extremitäten

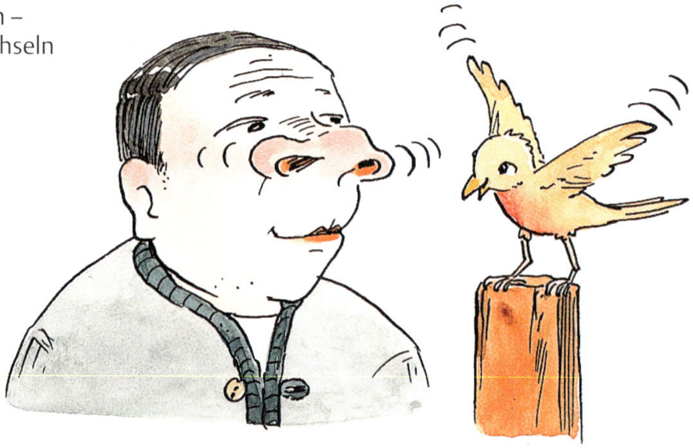

🟢 Geblähte Nasenflügel

Magnesium carbonicum

Magnesiumcarbonat

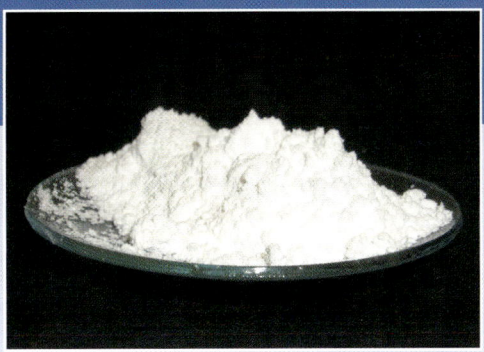

Magnesium bildet im Pflanzenfarbstoff Chlorophyll das Zentralatom und ist somit mitverantwortlich für die Grünfärbung der Pflanzen. Auch Patienten, die Magnesium carbonicum benötigen, zeigen auffallend grüne Verfärbungen an ihrer Zunge, ihren Absonderungen aus Nase und Hals oder ihrem Stuhlgang.

- In der Praxis zeigt sich uns ein Magnesium-carbonicum-Patient entweder als sehr aggressiver oder sehr friedliebender Mensch.
- Dieses Gefühl, dass Streit und Aggression entweder sehr wichtig sind oder aber total abgelehnt werden, hat seine Wurzel in einem tiefen Verlassenheitsgefühl in der Kindheit.
- Das Kind musste früh lernen, auf eigenen Beinen zu stehen und sich durchzusetzen, entweder, weil ein Elternteil oder sogar beide früh gestorben sind, sich oft gestritten und dann haben scheiden lassen oder zu wenig Zeit für das Kind hatten. Es bekommt das Gefühl, unerwünscht oder einfach übrig zu sein.
- Die Reaktion auf diese Feststellung ist nun entweder eine sehr liebe, friedliche Haltung, bei der es jegliche Aggressivität hinunterschluckt und sich schnell anpasst, um (wenn möglich) ja nicht verlassen zu werden oder andererseits die häufiger anzutreffende Entwicklung eines streitbaren und sehr aggressiven Verhaltens.
- Ein Beispiel ist hier ein Kind in einem Waisenhaus. Geprägt vom frühen seelischen Schmerz der Isolation von den Eltern fühlt es sich vollkommen alleine, nur auf sich gestellt und versucht, sich nun in der Welt zu behaupten.
- Es muss sich in der Gruppe Respekt und Anerkennung verschaffen und erreicht dies durch Gewalttätigkeiten den anderen gegenüber. Dadurch will es Aufmerksamkeit bekommen, anerkannt und wichtig genommen werden.
- Das Leben, der Widerstand von Mitmenschen und sich entwickelnde Krankheiten zeigen jedoch im Lauf der Jahre auch Grenzen, und so sieht man im späteren Leben oft wieder eine Unterdrückung dieser aggressiven Seite.
- Zu schwach, um immer wieder zu kämpfen, präsentieren sie nun ihren „Schatten" durch genau entgegengesetztes friedfertiges und gewaltloses Verhalten. Auseinandersetzungen sind ihnen jetzt zuwider und regen sie auf.
- Die Unterdrückungen verlagern ihre negativen Energien nach innen und schlagen sich in körperlichen, aber auch seelischen Pathologien nieder.
- Sie bekommen zunehmend Angstzustände, die vor allem von der (aus Kindheitserfahrungen geprägten) Furcht zeugen, ihren Partner oder ihre versorgenden Angehörigen zu verlieren.
- Auffällig ist dabei, dass diese Ängste fast nur am Tag auftreten und verschwinden, sobald sie sich abends ins Bett legen. In der wohligen Wärme ihres Bettes oder der Ruhe der abendlichen Stunden schaffen sie es meist, wieder klare Gedanken zu fassen und ihre Befürchtungen beiseite zu schieben.
- Magnesium-carbonicum-Patienten leiden oft unter Erkrankungen des Verdauungstraktes, Menstruationsbeschwerden, krampfartigen oder reißenden neuralgischen Schmerzen und Schlaflosigkeit.
- Sie sind fast immer müde und können doch sehr schlecht schlafen, erwachen extrem unausgeruht und brauchen lange, bis sie morgens richtig munter sind. Ihre Batterie ist leer!
- Die Verbitterung über ihren Lebenskampf und erlittenen Kummer macht sie „sauer" und verursacht bei ihnen viele unangenehme, saure Ausdünstungen. Ihr Schweiß, ihr Stuhlgang, Erbrochenes oder ihre Menstruation riechen sehr säuerlich.
- Diese allgemeine Übersäuerung verursacht Krämpfe in der Muskulatur, sei es am Bewegungsapparat, der Gebärmutter, direkt am Magen oder im gesamten Abdomen.

Magnesium carbonicum

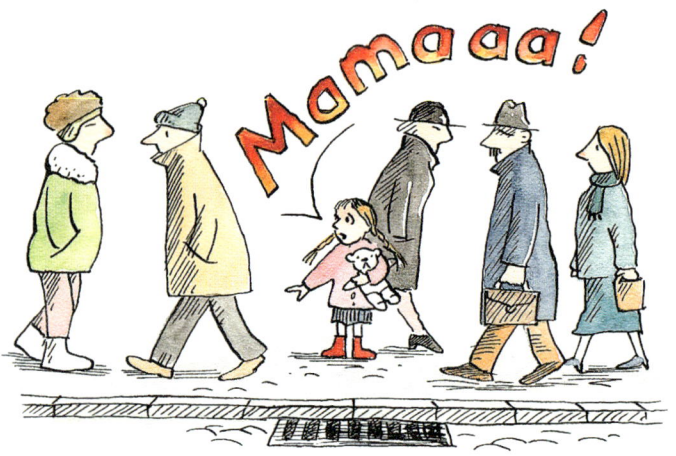

- Verlassenheitsgefühle in der Kindheit

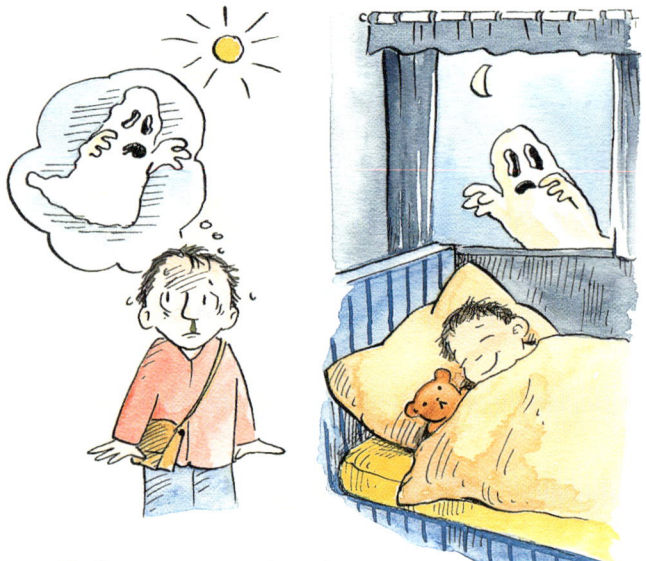

- Ängste am Tag, die sich abends und im Bett bessern

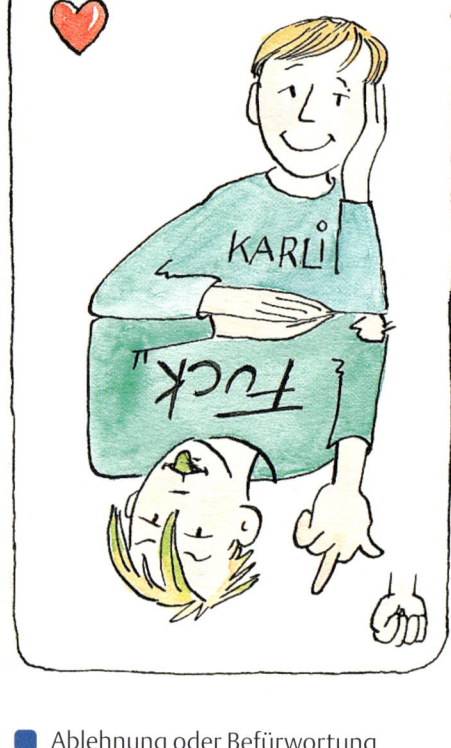

- Ablehnung oder Befürwortung von Aggressivität

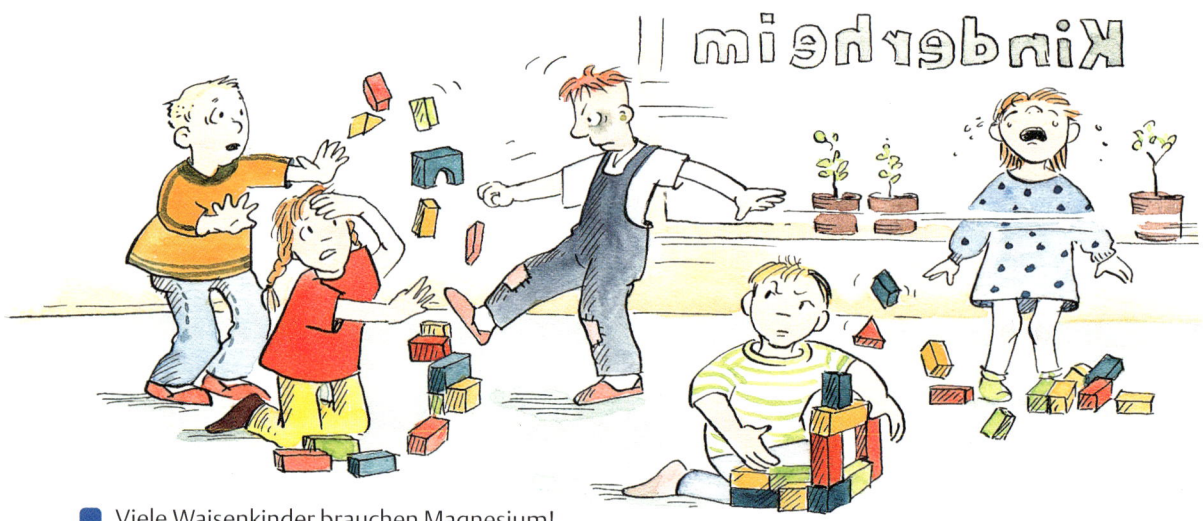

- Viele Waisenkinder brauchen Magnesium!

Magnesium carbonicum

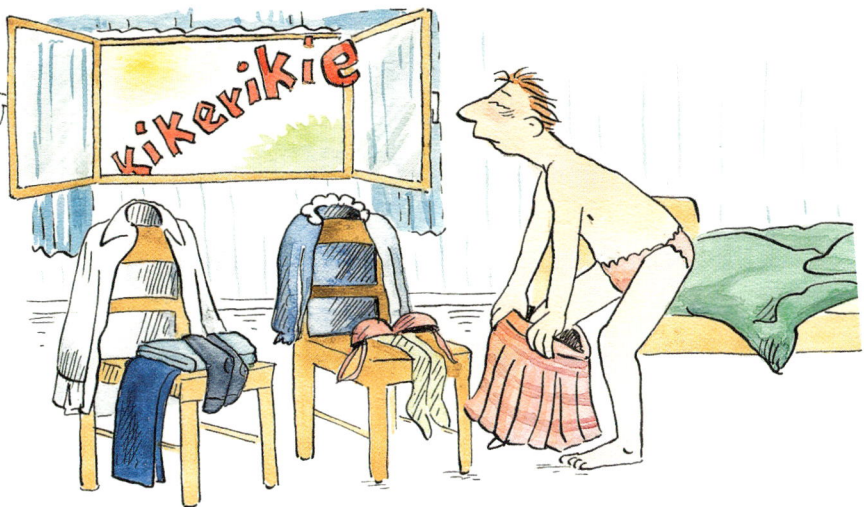

- Morgens nach dem Aufwachen noch lange müde und unausgeruht

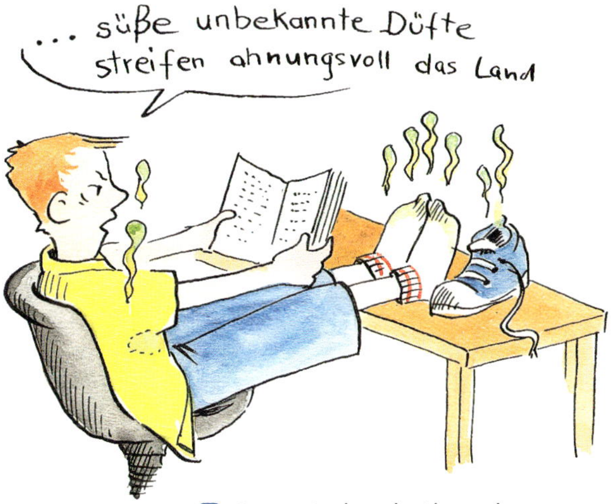

„... süße unbekannte Düfte streifen ahnungsvoll das Land"

- Sauer riechende Absonderungen – Schweiß färbt die Wäsche

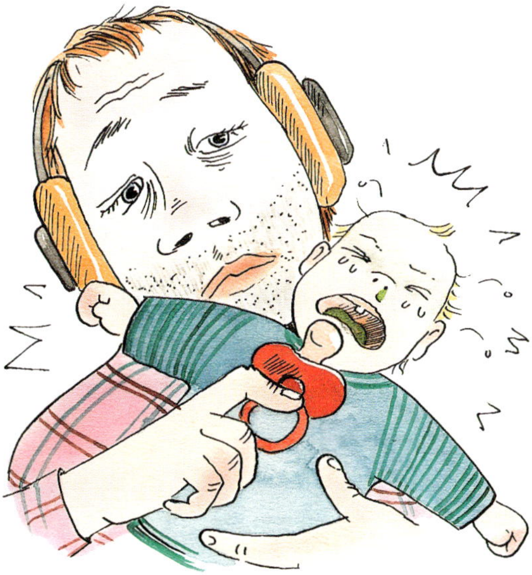

- „Schreikinder" Langsame Entwicklung und schlechtes Gedeihen

Magnesium carbonicum

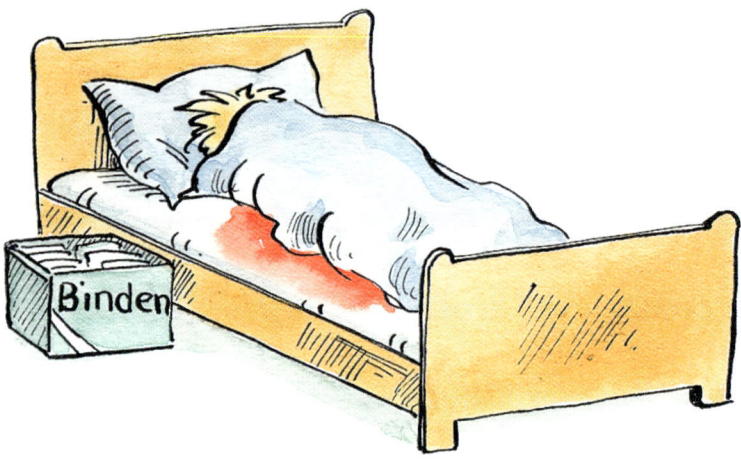

- Monatsblutung fließt nur in der Nacht und hört am Tag auf

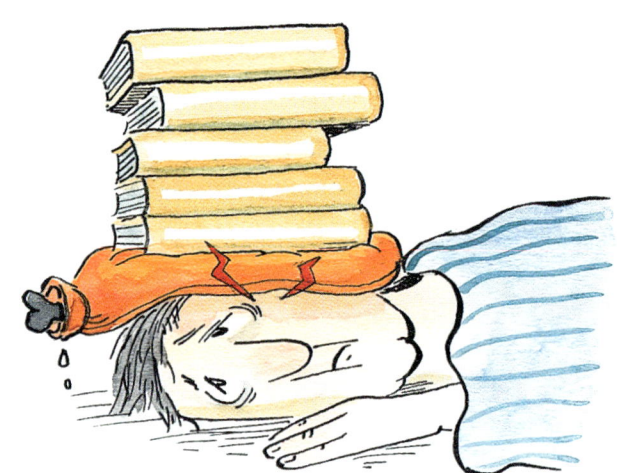

- Gesichtsschmerzen auf der linken Seite – besser durch Hitze und Druck

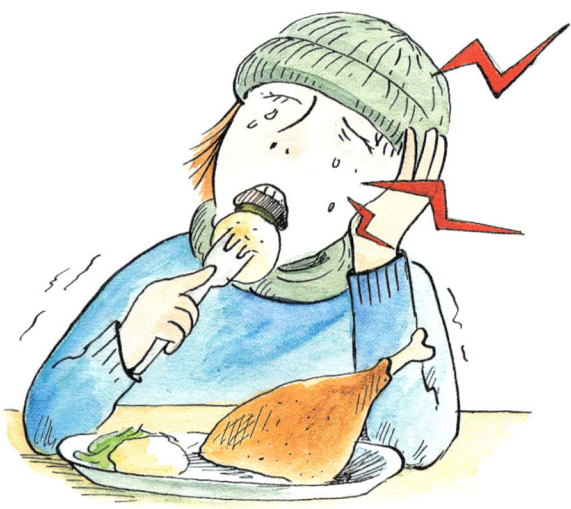

- Warme Speisen verschlimmern

Magnesium muriaticum

Magnesiumchlorid

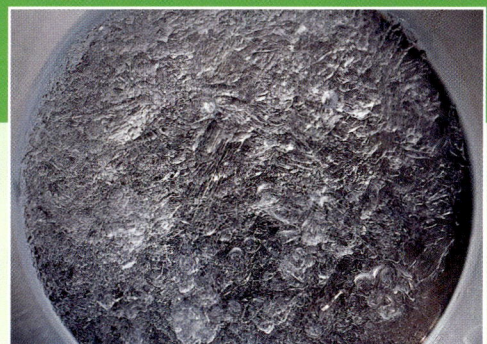

Das Mineral Magnesium kann sehr heftig reagieren. Es kann anderen Stoffen aggressiv Sauerstoff entziehen und wird auch zum Bau von Explosivgeschossen oder Bomben eingesetzt. Dieses aggressive Verhalten – oder dessen totale Unterdrückung – kann man bei Patienten sehen, die ein Arzneimittel der Magnesiumgruppe benötigen.

- Wie auch bei *Magnesium carbonicum* finden wir bei Magnesium-muriaticum-Menschen ein tiefes Verlassenheitsgefühl in der Kindheit. Die Ursachen sind ähnlich: Streit, Scheidung oder Tod der Eltern oder eines Elternteils.
- Das Kind fühlt nun, dass es seine Versorgung, Geborgenheit und die Liebe der Eltern, besonders der Mutter, schon verloren hat oder in Zukunft verlieren könnte und entwickelt als Folge darauf meist ein sehr liebes und angepasstes Verhalten.
- Es unterdrückt seine Wut und den Kummer über die belastende Familiensituation und will um alles in der Welt nur keinen Streit mehr, denn der könnte ja die (noch) vorhandene Fürsorge und Zuwendung weiter gefährden.
- Bei Magnesium muriaticum geht es hier um das ängstliche, mehr passive Verlangen nach Geborgenheit und Schutz, bei *Magnesium carbonicum* aber um das aktive Verschaffen von Respekt und den Versuch, durch Aggressivität und Stärke Aufmerksamkeit und Zuwendung anderer zu erhalten.
- Gerät der familiäre Frieden aber weiter außer Kontrolle, so kann das friedliche und geduckte Verhalten der Magnesium-muriaticum-Kinder auch umschlagen und ihre bisher unterdrückten aggressiven Anteile freisetzen. Dadurch werden die Eltern von ihren Problemen abgelenkt und richten ihre Aufmerksamkeit vermehrt auf das unerwartet neue streitbare Wesen ihres Kindes – die existenzielle Bedrohung des Kleinen ist damit erst einmal gebannt.
- Meistens sind sie aber sehr friedlich, haben ihre Spannungen und ihre Wut tief unterdrückt und erscheinen uns sehr ruhig und ausgeglichen.
- Durch ihr Verlangen nach Liebe, Geborgenheit und Zuwendung übernehmen diese Menschen mit zunehmendem Alter aktiv viele Aufgaben, Pflichten und Verantwortung in der Gesellschaft, können jedoch auf Grund ihrer früheren Streiterlebnisse die damit verbundenen Konfrontationen nicht gut verkraften.
- Sie werfen sich in das Leben, um ihren Platz und damit ihre Versorgung zu sichern, aber die Gewalt und Aggressivität dieser Welt belasten sie zu sehr. Sie besitzen zu viele eigene negative Erfahrungen, und die Erinnerungen daran verhindern einen ausgeglichenen Umgang mit reizbaren Stimmungen oder konfliktgeladenen Situationen.
- Ihre Aggressionshemmung und ihr daraus resultierendes emotionales Ungleichgewicht führen zu einer permanenten Zunahme innerer Spannungen, die sich nun verstärkt in körperlichen Krankheiten, aber auch massiven Angstzuständen manifestieren.
- Häufige Unterdrückung von Zorn schlägt sich oft in einer Funktionsstörung der Leber nieder, und auch bei Magnesium-muriaticum-Patienten zeigt sich eine deutliche Tendenz zu Erkrankungen dieses Organs. Die Leber kann sich entzünden und den Stoffwechsel der Patienten so unzureichend entgiften, dass sie unablässig müde und erschöpft sind. Am auffälligsten zeigt sich dies am Morgen beim Aufstehen. Sie brauchen sehr lange, um richtig munter zu werden, fühlen sich wie betäubt und absolut unausgeruht.

Magnesium muriaticum

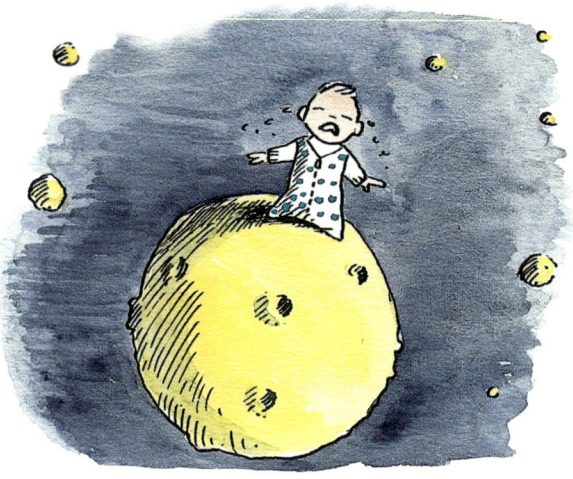

- Starkes Verlassenheitsgefühl – oft in der frühen Kindheit

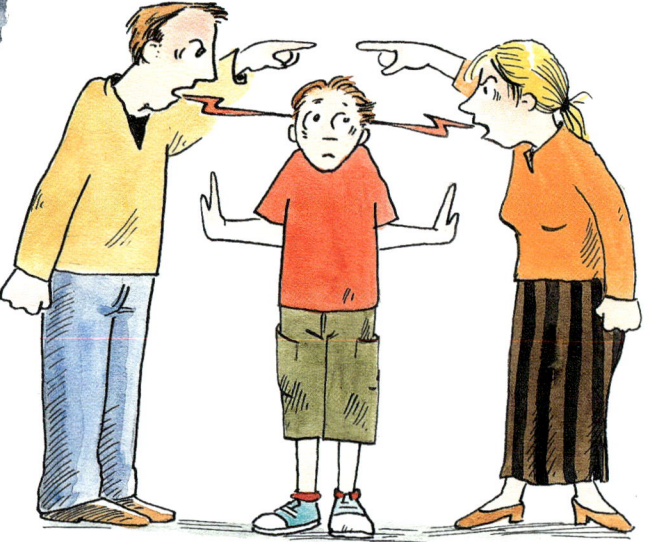

- Beschwerden durch Streit der Eltern

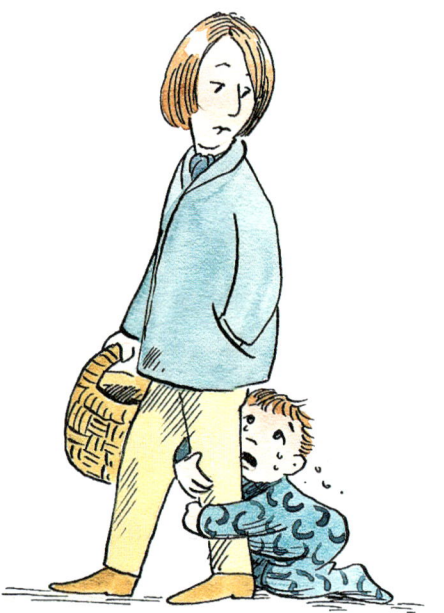

- Angst vor dem Verlust der Versorgung, Liebe und Geborgenheit

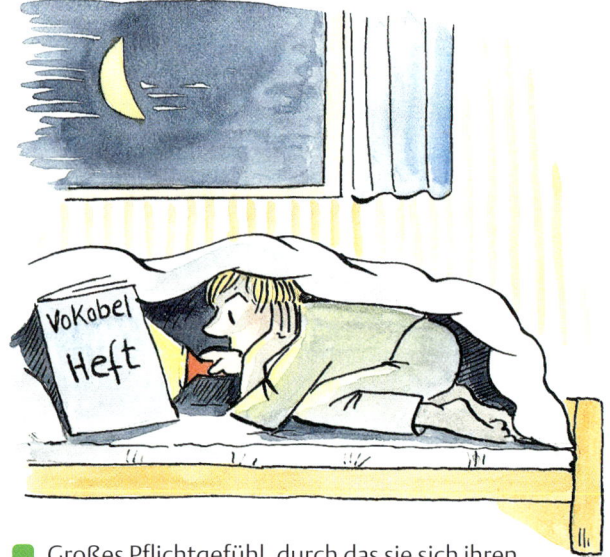

- Großes Pflichtgefühl, durch das sie sich ihren Platz in der Familie oder Gesellschaft sichern wollen

Magnesium muriaticum

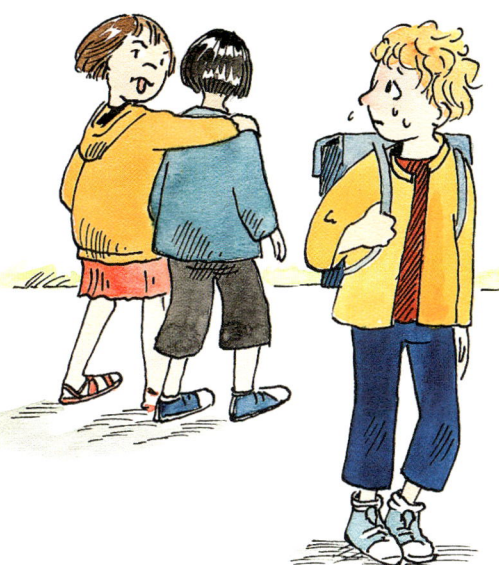

- Beschwerden durch Streit unter Freunden

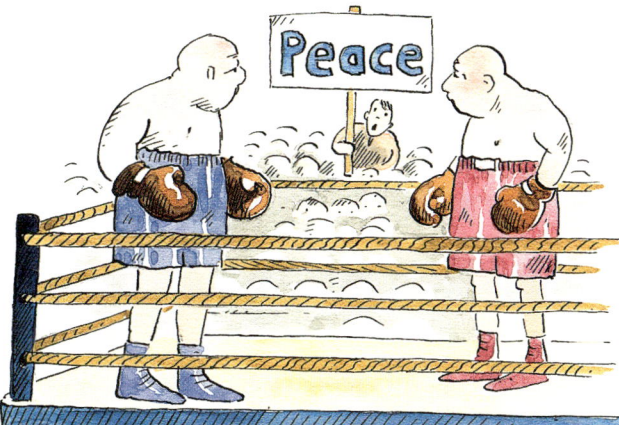

- Starke Abneigung gegen Streitereien – Friedensstifter

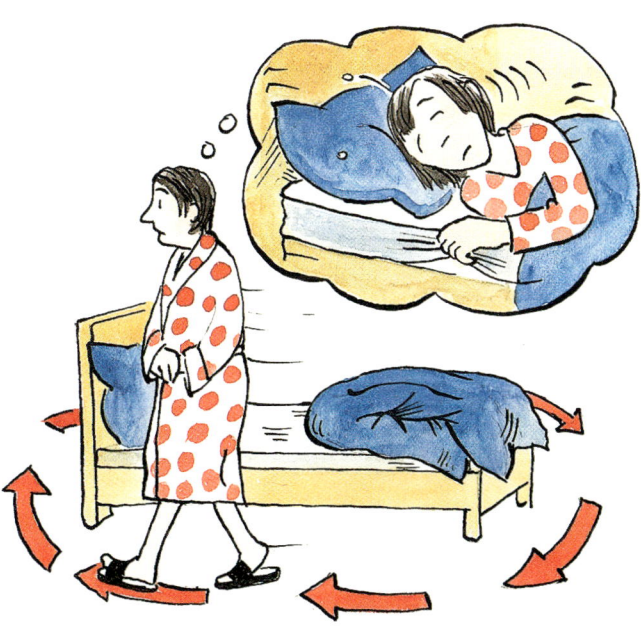

- Große Angst nachts beim Liegen im Bett, sobald sie die Augen schließen – Aufstehen und Umhergehen bessern

111

Magnesium muriaticum

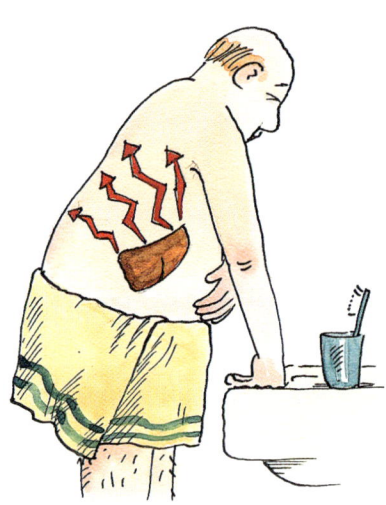

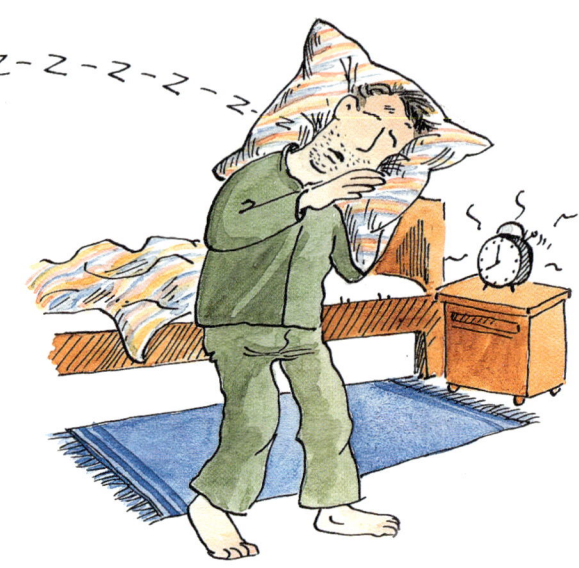

- Extrem müde morgens beim Erwachen – fühlt sich wie betäubt

- Entzündungen und Schmerzen der Leber, die sich bis in den Rücken ausbreiten

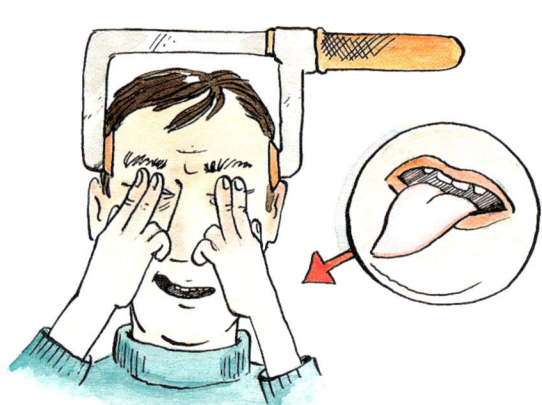

- Fühlt sich alt und verbraucht

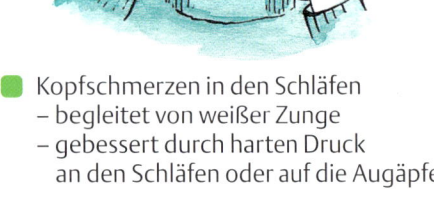

- Kopfschmerzen in den Schläfen
  – begleitet von weißer Zunge
  – gebessert durch harten Druck an den Schläfen oder auf die Augäpfel

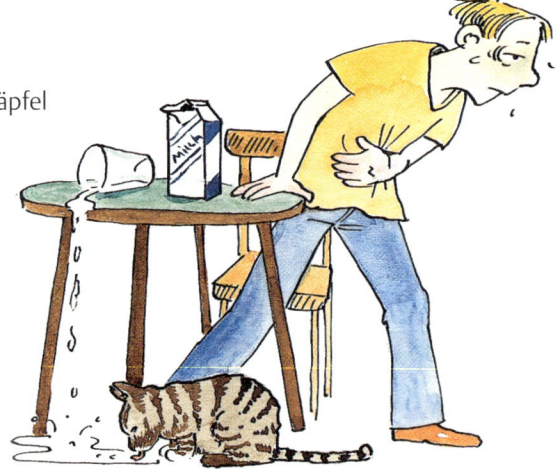

- Bauchschmerzen durch Milch

Medorrhinum

Nosode, hergestellt aus Trippersekret

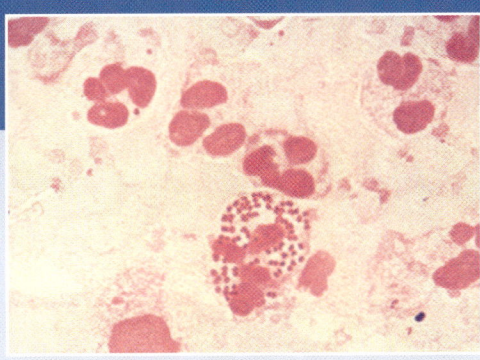

Die Weiterverbreitung der Trippererkrankung erfolgt ausschließlich durch den Geschlechtsverkehr. Interessant ist, dass Patienten, die Medorrhinum als Arzneimittel benötigen, häufig ein extremes Sexualverlangen und auch eine erhöhte Anfälligkeit für Erkrankungen der Geschlechtsorgane zeigen.

- Medorrhinum ist ähnlich wie *Thuja* eines der Hauptmittel des sykotischen Miasmas. Das bedeutet, dass der Patient selber oder einer seiner Vorfahren an Tripper erkrankt war. Daraufhin entwickeln sich verschiedene Folgeerkrankungen und eine davon zum Arzneimittelbild von Medorrhinum.
- Das Wörtchen „Zu" findet bei vielen Beschreibungen der Medorrhinum-Persönlichkeit Verwendung und betont die Extreme der Seiten, mit denen uns diese Menschen auffallen. Wir können zwei unterschiedliche Charaktere unterscheiden:
- Der erste, hypertone, stürmische Typ erscheint uns zu laut, zu schnell, zu wild, zu bunt oder zu hasserfüllt.
- Er ist meist sehr anstrengend für seine Umgebung, hat ein raues, leidenschaftliches Wesen und behandelt seine Mitmenschen oft grob.
- Verbote interessieren ihn nicht sehr, er möchte alles intensiv erleben und ausprobieren! Ein schnelles Auto, viele Liebschaften, Alkohol, laute wilde Musik – nur die Extreme reizen ihn! Diese Medorrhinum-Menschen erscheinen uns hart, egoistisch und sehr intensiv.
- Sie sind auffallend nachtaktiv, am darauf folgenden Tag aber müde, kaputt und schlecht gelaunt.
- Das genaue Gegenteil sehen wir bei dem zweiten Medorrhinum-Typen. Er ist zu introvertiert, zu schüchtern, zu lieb und hat ein zu weiches Gemüt.
- Alles an ihm ist mehr „leise", ängstlich und schüchtern. Er freut sich verzückt über die Wunder der Natur, liebt die sanften Töne und ist sehr zurückhaltend.
- Durch sein empfindsames, zärtliches und unscheinbares Wesen wird dieser Charakter oft mit anderen milden Arzneimitteltypen verwechselt.
- Beide erwähnten Gemütsverfassungen können jeweils lange Zeit (oder immer) bei einem Menschen vorherrschen, sich aber auch in verschiedenen Phasen des Lebens abwechseln.
- Auf der körperlichen Ebene leiden Medorrhinum-Patienten oft unter Erkrankungen der Haut, Atemwege oder rheumatischen Beschwerden.
- Ein besonderer Bezug zeigt sich zu Erkrankungen des Urogenitaltraktes, der häufig chronisch entzündet ist und dadurch eine Ähnlichkeit zum Tripper und dessen Folgepathologien aufzeigt.
- Hierbei treten Schmerzen, Verhärtungen und Absonderungen auf, die nicht selten einen Fischgeruch aufweisen und uns damit an das früher gehäufte Auftreten der Trippererkrankungen in Hafenstädten erinnern. Passend dazu fühlen sich Medorrhinum-Patienten am Meer auffallend besser.
- In weiter fortgeschrittenen Stadien der Pathologie entwickeln die Patienten Ängste und zunehmend auch geistige Probleme. Ihr Gedächtnis lässt immer mehr nach und mitten im Satz vergessen sie plötzlich, was sie sagen wollten. Dieser Zustand kann sich bis zur vollkommenen Verwirrtheit steigern.

Medorrhinum

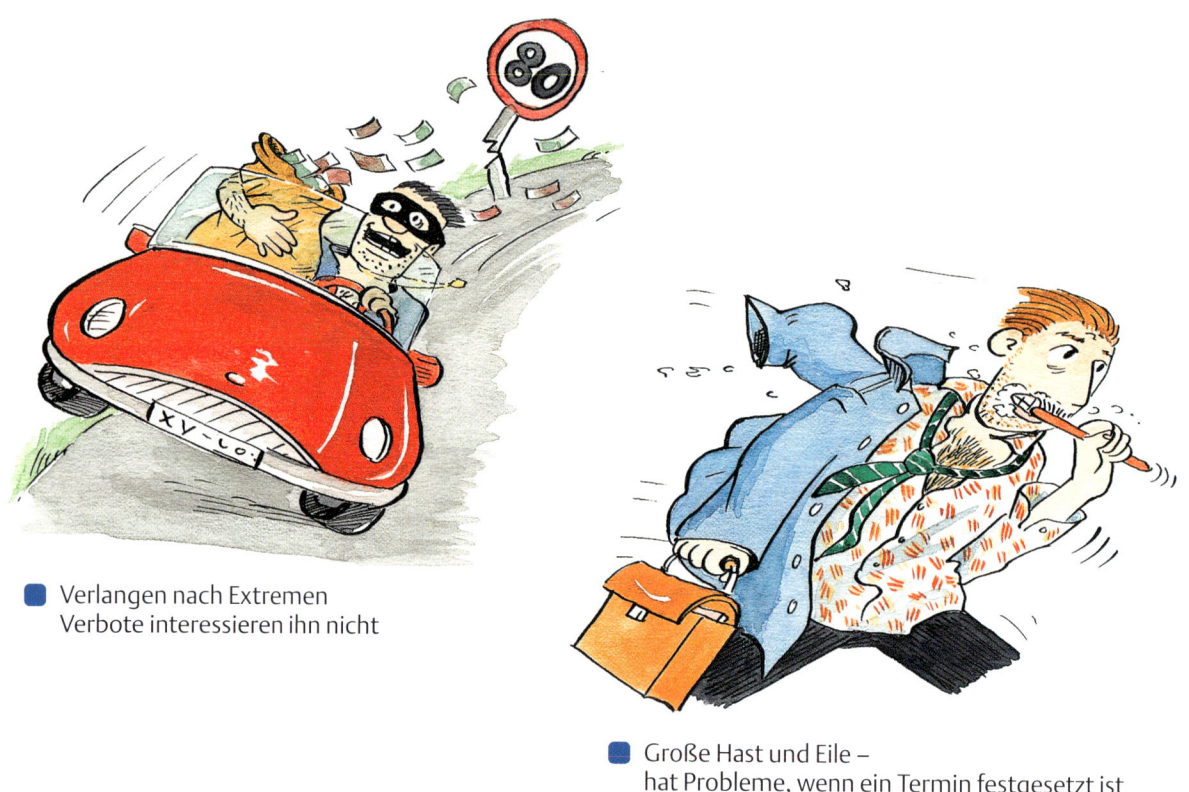

- Verlangen nach Extremen
  Verbote interessieren ihn nicht

- Große Hast und Eile –
  hat Probleme, wenn ein Termin festgesetzt ist

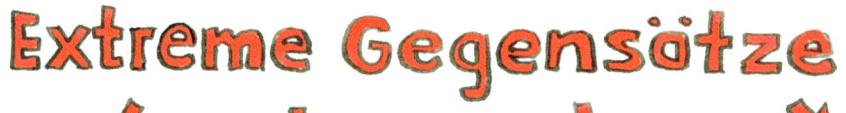

- Hart und grausam
- Tierlieb
- Energiegeladen
- Geistig klar

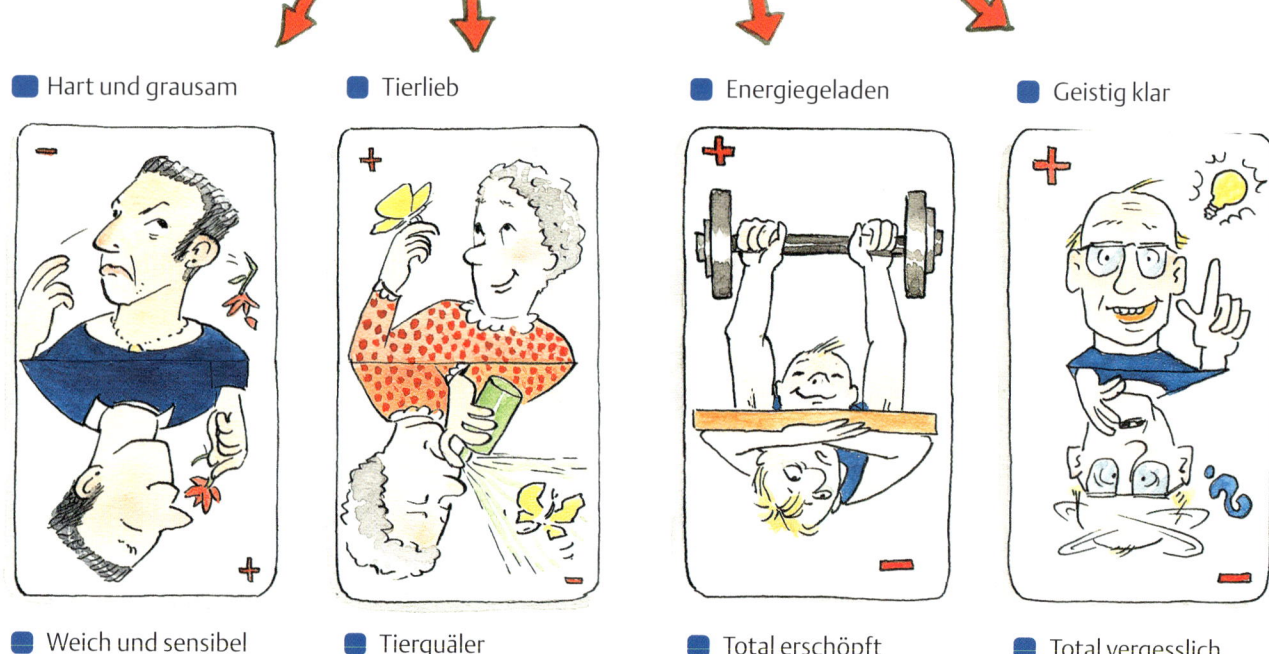

- Weich und sensibel
- Tierquäler
- Total erschöpft
- Total vergesslich

Medorrhinum

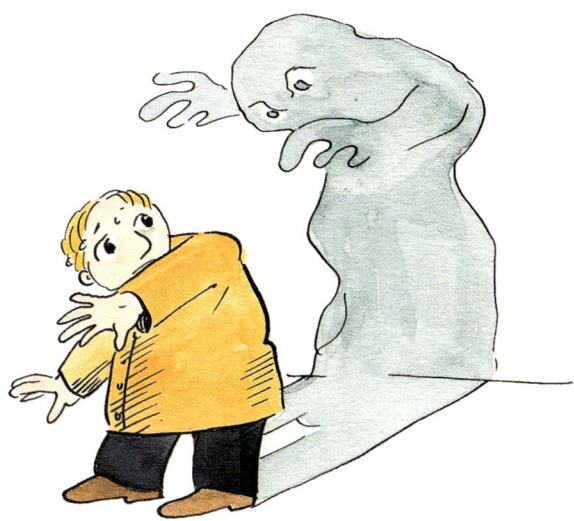

- Empfindet mit großer Angst, dass jemand hinter ihm ist

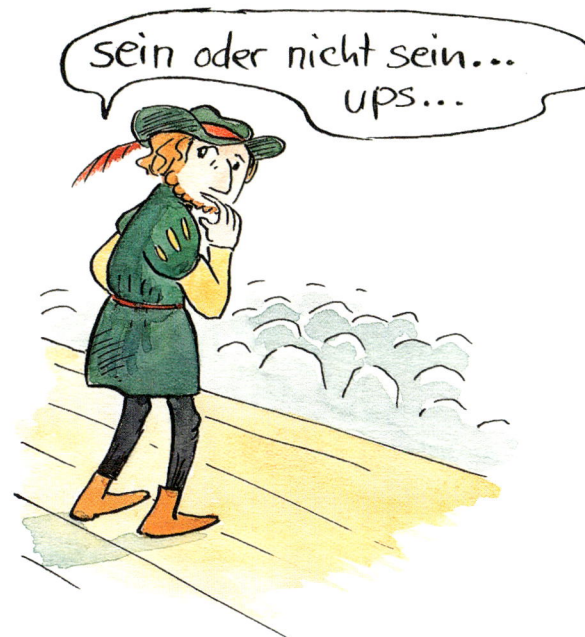

- Beginnt einen Satz und vergisst, was er sagen wollte

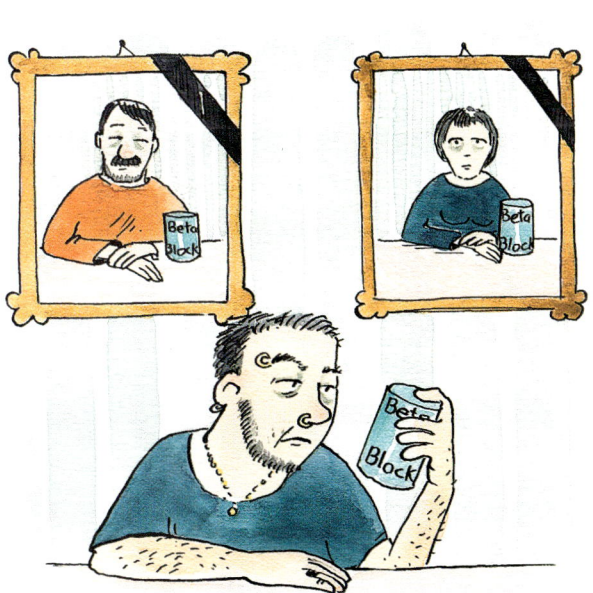

- Frühzeitige Herzerkrankungen (oder Herztod) in der Familie

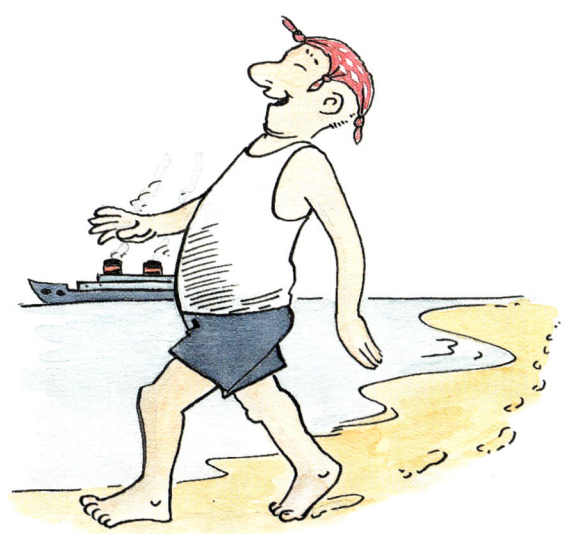

- Besserung aller Beschwerden am Meer

Medorrhinum

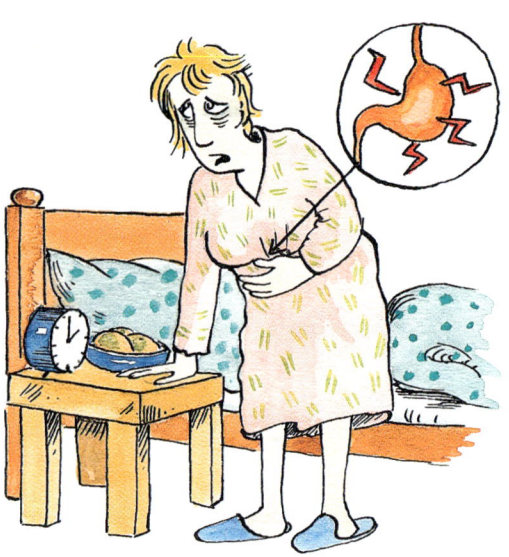

- Magenschmerzen nachts um 2 Uhr

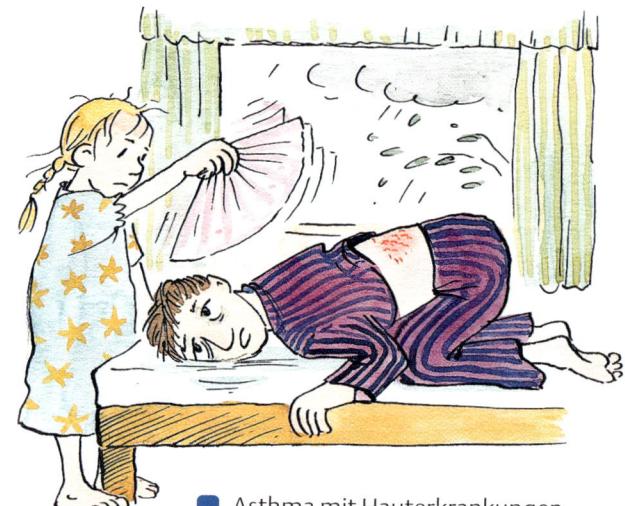

- Asthma mit Hauterkrankungen
  – schlechter bei nasskaltem Wetter
  – Knie-Brust-Lage bessert

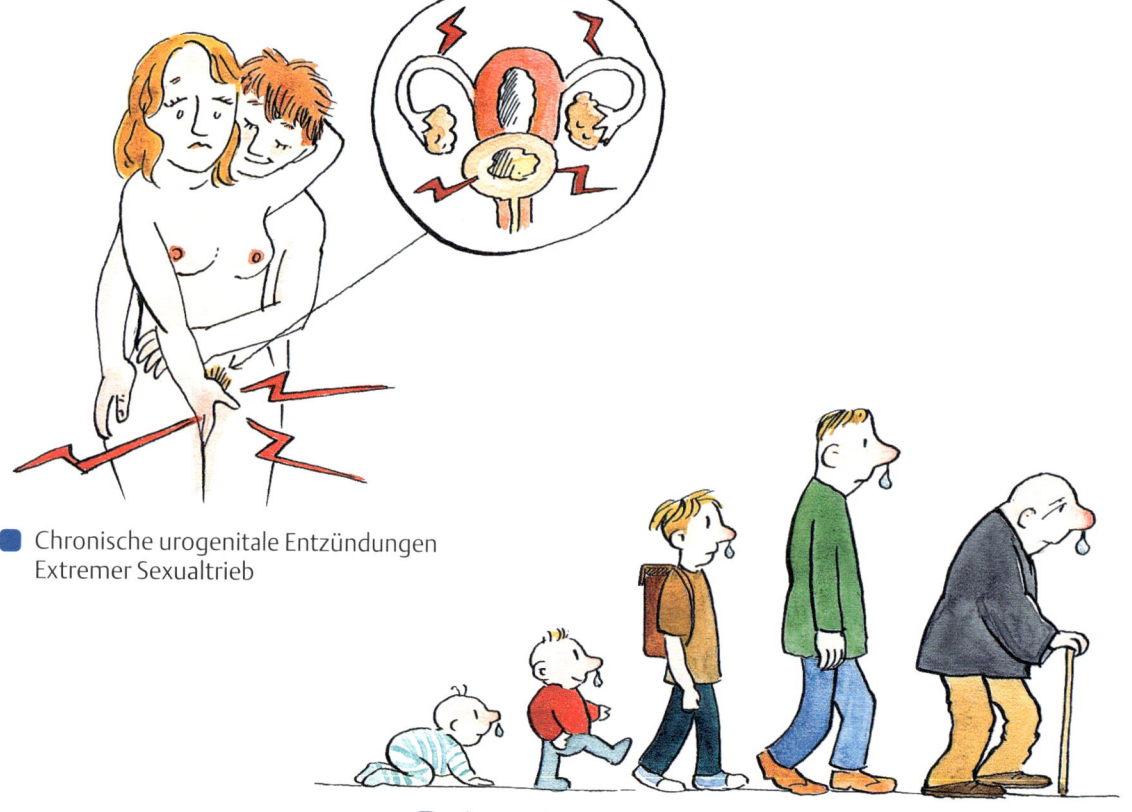

- Chronische urogenitale Entzündungen
  Extremer Sexualtrieb

- Chronischer Schnupfen – oft schon seit der Kindheit

Mercurius solubilis
Quecksilbergemisch

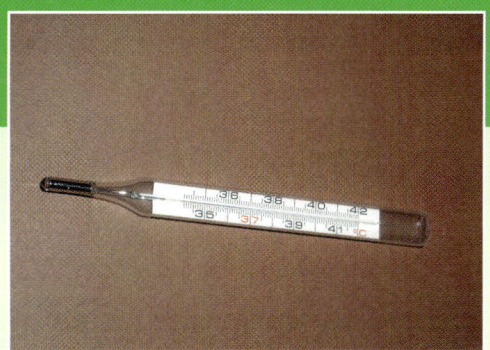

Quecksilber verbindet einzelne chemische Stoffe zu größeren Gemeinschaften und stärkt somit ihre Beziehungen untereinander. Genau diese Eigenschaft fehlt Menschen, die das homöopathisch zubereitete Quecksilber benötigen. Sie sind nicht in der Lage, menschliche Kontakte harmonisch zu verbessern, sondern blockieren sie durch ihre entweder unterdrückten oder zu ungestüm frei werdenden emotionalen Spannungen.

- Mercurius-Menschen erscheinen oft ruhig, in sich gekehrt und zeigen eine unscheinbare scheue Fassade.
- Ihr mildes, unauffälliges Verhalten täuscht jedoch, denn sie sind im Gegenteil voller intensiver stürmischer Gedanken und Gefühle, die sie aber schlecht nach außen bringen können. Wie an einem unsichtbaren inneren Tor prallen sie ab, werden wieder zurückgeworfen und stauen sich „frustriert" im Innersten ihrer Seele an.
- Dadurch können geplante Worte oder Taten nicht flüssig hervorgebracht werden, sondern wandeln sich durch ihre Unterdrückung zu starken inneren Spannungen.
- Diese brechen dann entweder als impulsive, plötzliche Worte oder Handlungen heraus oder werden wieder nach innen zurückgelenkt und enden als unvollendete, rein gedankliche Impulse – die sie sehr krank machen können. Woher kommt diese Reaktion?
- Mercurius-Menschen haben ein starkes Gerechtigkeitsempfinden und reagieren sehr empfindlich auf jede Form von Unrecht, sei es gegen sich selbst oder auch gegen andere.
- Sie empfinden ihre Umwelt schnell als ungerecht und feindlich, fühlen sich von anderen bedroht oder angegriffen und geraten daher schnell in Auseinandersetzungen.
- Bei einem Streit kämpfen sie aktiv gegen den Widersacher an und versuchen, diesen zu „zerstören", oder sie ziehen sich empört zurück und werden krank (zerstören sich selber).
- In ihrem Kampf können sie sehr gewalttätig werden. Es sind die Revolutionäre, die aktiven Kämpfer für Gerechtigkeit und Gleichberechtigung in der Welt, denen das feinfühlige diplomatische Geschick fehlt, um Missstände friedlich und zur Zufriedenheit beider Parteien zu lösen.
- Entweder sind sie total aggressiv gegen andere oder aber im Gegenteil viel zu schwach, um überhaupt zu reagieren. Sie fressen alle Wut in sich hinein und zeigen dann das Bild eines unscheinbaren und harmlosen Menschen.
- In späteren Stadien verursachen ihre zurückgehaltenen inneren Spannungen eine zunehmende Schwäche, Abstumpfung und Vergesslichkeit.
- Ihr Denken wird langsamer und sie versuchen, diesen Zustand durch vermehrte Eile zu kompensieren, werden dabei aber immer nervöser und hektischer. Schließlich ziehen sie sich frustriert zurück.
- Mercurius ist ein syphilitisches Mittel. Es wird bei Symptomen angewandt, die der Syphilis ähnlich sind wie Speichelfluss, Lymphknotenschwellungen, Knochenschmerzen oder Nervenkrankheiten.
- Auffallend ist eine Überempfindlichkeit auf äußere Reize. Die Patienten sind oft zu schwach, um Veränderungen gut zu tolerieren, und schon leichte Temperaturschwankungen oder andere geringe Abweichungen ihrer gewohnten Lebensbedingungen machen sie krank.

Mercurius solubilis

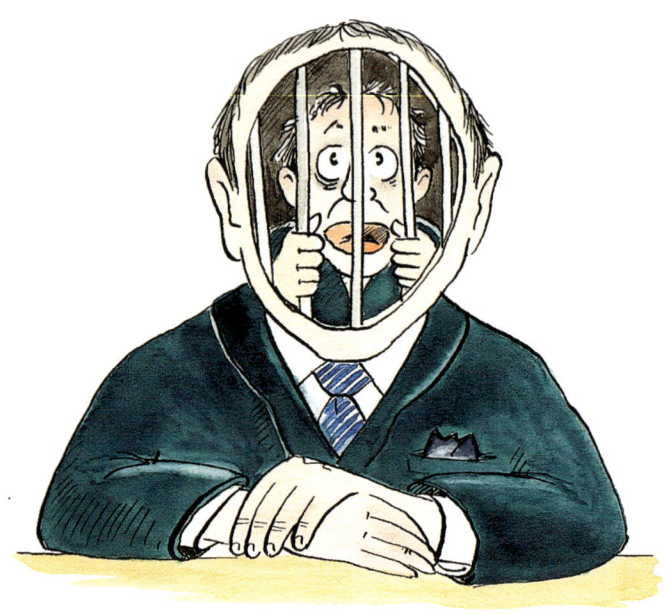

- Gelassene äußere Fassade, aber starke innere Spannungen

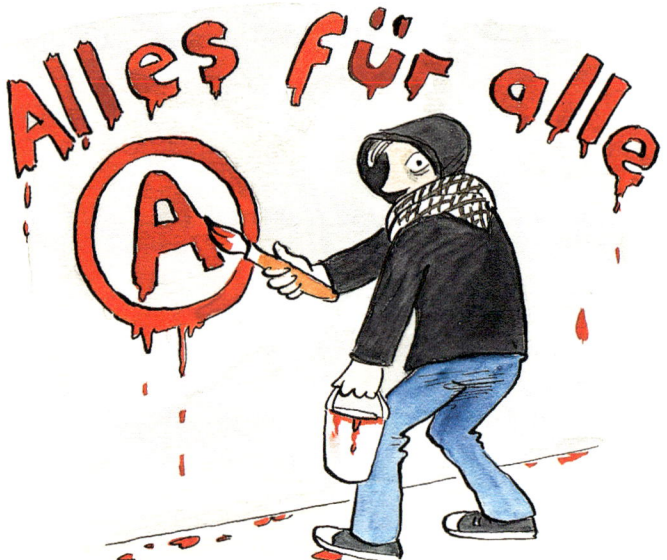

- Lehnt sich auf gegen Ungerechtigkeiten ...

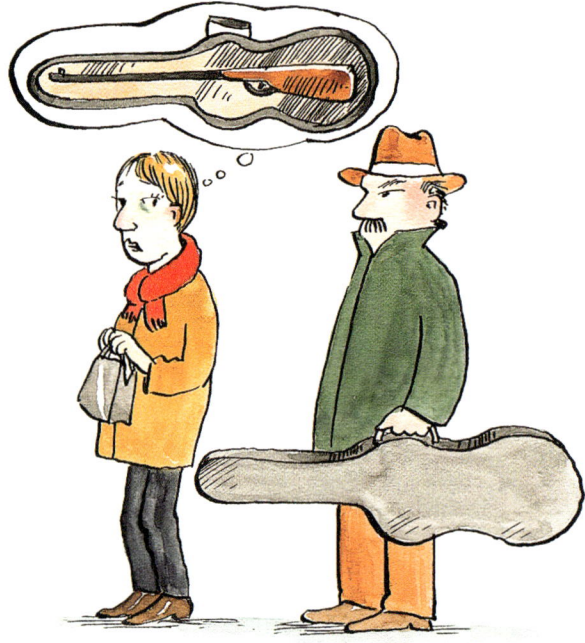

- ... und glaubt schnell, jeder könnte sein Feind sein

Mercurius solubilis

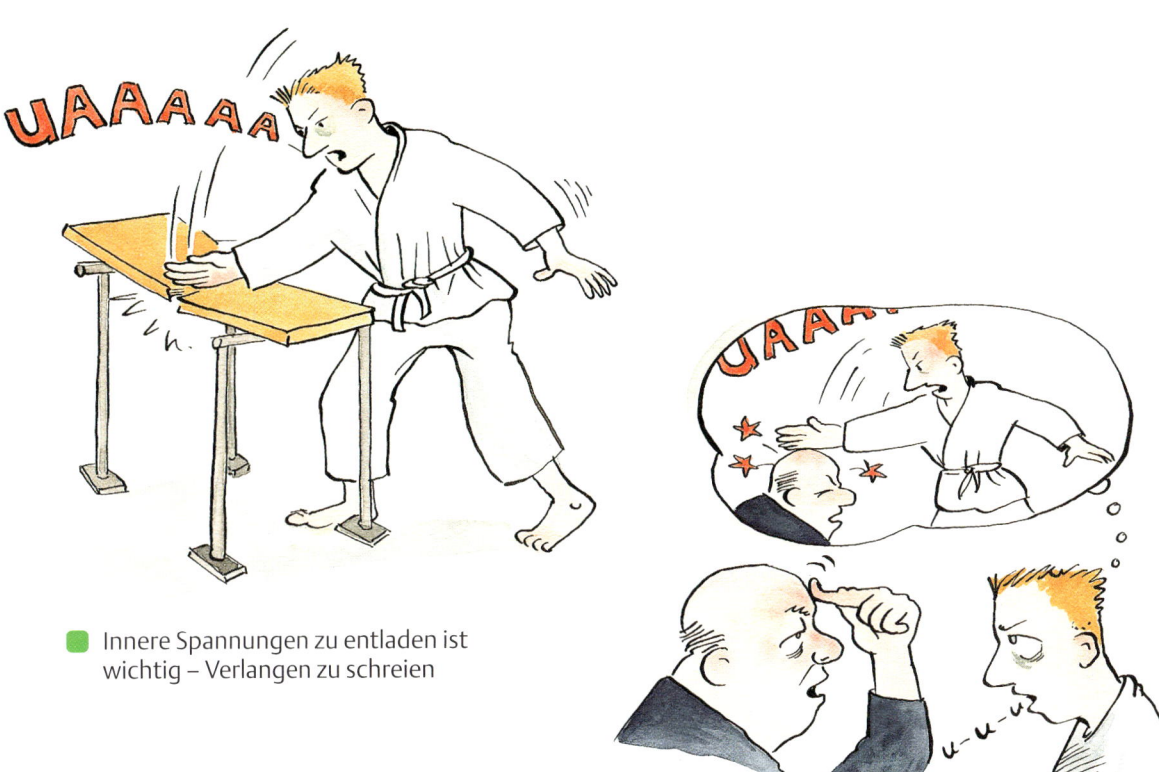

- Innere Spannungen zu entladen ist wichtig – Verlangen zu schreien

- Unterdrückung der Entladungen führt zu heftigen gedanklichen Impulsen – Stottern

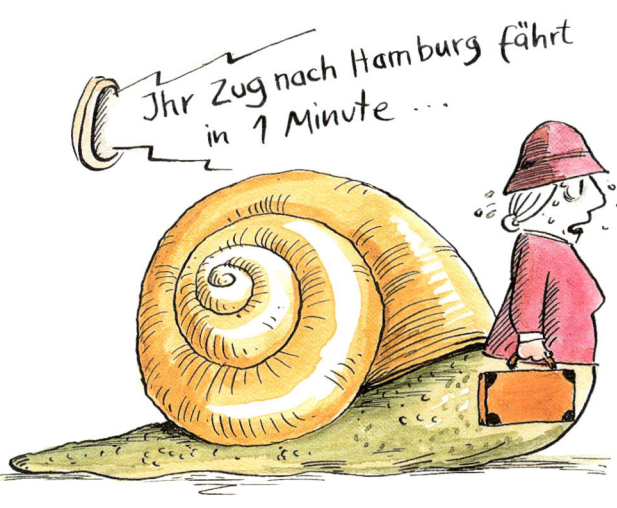

- Innere Hektik und Eile trotz scheinbar äußerer Ruhe

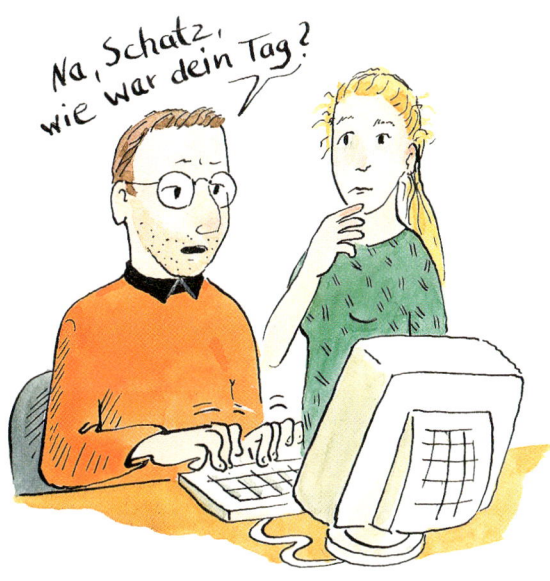

- Verlangen nach aufmerksamem Zuhören, kann sonst schlecht weitersprechen

Mercurius solubilis

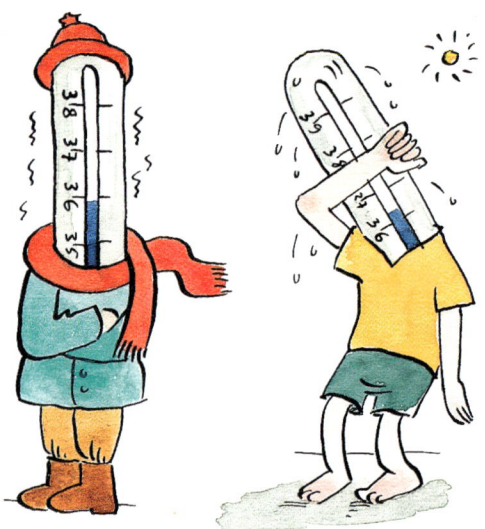

● Schon geringe Temperaturschwankungen verschlimmern ihr Befinden – „Wandelndes Thermometer"

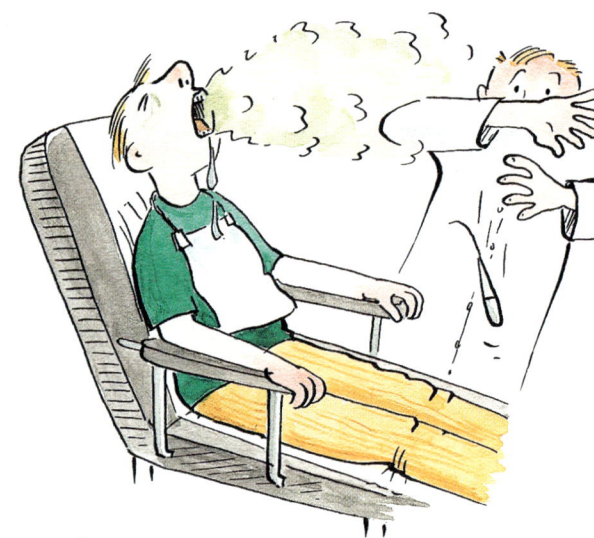

● Übel riechender Atem

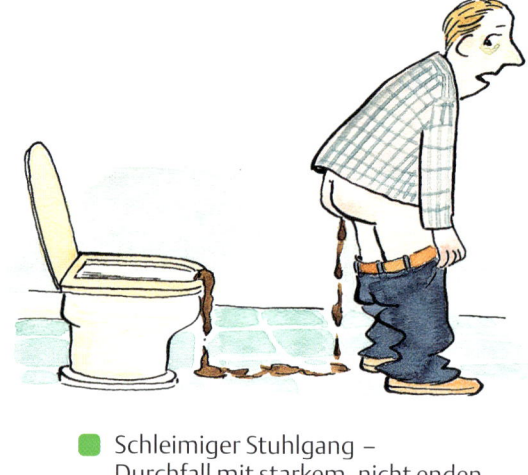

● Schleimiger Stuhlgang – Durchfall mit starkem, nicht enden wollendem Stuhldrang

● Wunden beginnen schnell zu eitern und heilen schlecht

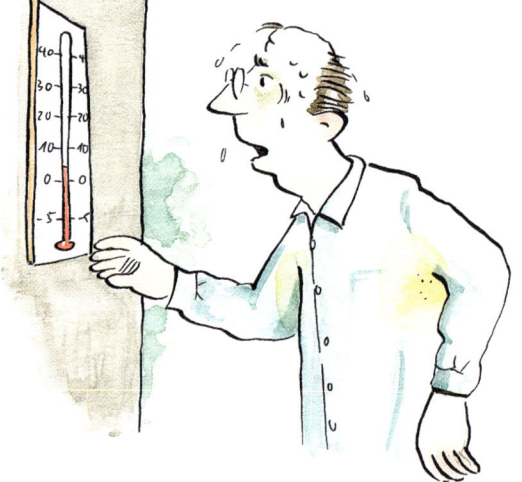

● Starkes Schwitzen sogar bei niedrigen Temperaturen – Schweiß färbt die Wäsche und macht sie ganz steif

Natrium carbonicum

Sodasalz

Sodasalz wird bei Verdauungsstörungen angewandt und hilft, überschüssige Säure im Magen zu binden und die Nahrung zu transportieren. Ähnlich dazu zeigen Patienten, die das homöopathische Medikament Natrium carbonicum benötigen, deutliche Verdauungsbeschwerden – nicht nur körperlich, sondern auch im emotionalen oder geistigen Bereich.

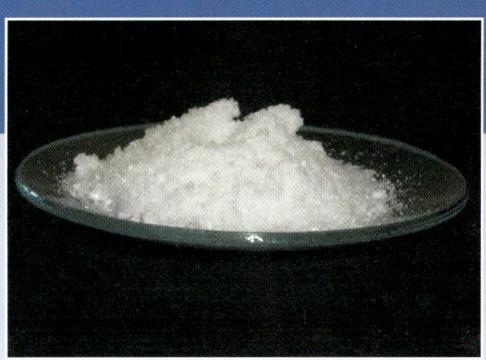

- Natrium-carbonicum-Menschen sind warmherzig, mitfühlend und opfern sich oft selbstlos für andere auf, ohne Dank dafür zu erwarten. Sie stellen ihr Leben uneigennützig in den Dienst anderer.
- Auf Grund einer allgemeinen Überempfindlichkeit fällt es ihnen schwer, äußere Reize gut zu verarbeiten, sie können gewisse Nahrungsmittel, Witterungseinflüsse, Musik oder auch manche Menschen einfach schlecht „verdauen".
- Ihr Körper reagiert auf bestimmte Nahrungsmittel (vor allem Milch) mit Allergien, Schmerzen oder Unverträglichkeiten und auf Wetterveränderungen, vor allem nach zu viel Sonneneinwirkung, mit einer schnellen Verschlechterung des Allgemeinbefindens.
- Je länger diese körperlichen Beschwerden andauern oder unterdrückt werden, umso mehr verlagert sich die Erkrankung dann in den emotionalen Bereich.
- Die Patienten werden nun immer empfindlicher für seelische Berührungen, sie weinen bei Musik, werden schreckhaft und entwickeln Ängste.
- Ihre Unfähigkeit, unterschiedlichen oder ungewohnten Reizen ausgleichend zu begegnen, zeigt sich hier in einer für sie unerklärlichen Abneigung gegen ganz bestimmte Menschen.
- Sie können mit deren Eigenheiten nicht umgehen, und obwohl sie diese gar nicht gut genug kennen, sind sie schnell voreingenommen und halten sich von ihnen fern.
- In noch späteren Stadien erreicht die Erkrankung die geistige Ebene und gipfelt in Konzentrationsunfähigkeit, starker geistiger Erschöpfung und zunehmender Abstumpfung.
- Wo liegen die Ursachen der Natrium-carbonicum-Pathologie? Oft finden wir in der Vergangenheit dieser Patienten (ähnlich wie auch bei den anderen Arzneimitteln der Natriumgruppe) Verlassenheitsgefühle, Beziehungsprobleme oder anderen Kummer.
- Besonders häufig zeigt sich hier aber das Thema des Vaters. Natrium-carbonicum-Patienten berichten von dessen frühem Tod, dem Gefühl, von ihm vernachlässigt worden zu sein oder unter ihm gelitten zu haben.
- Es sind sehr sensible, sanftmütige Menschen, die diesen Schmerz nur schlecht „verdauen" können, sehr darunter leiden und traurig werden. Die Trauer verändert und isoliert sie.
- Sie ziehen sich zurück, fühlen sich zunehmend entfremdet und haben das Gefühl, wie durch einen Graben von anderen Menschen getrennt zu sein.
- Die Themen und der Lebenssinn der Personen um sie herum sind ihnen oft fremd. Sie spüren, einfach anders zu sein, sind gerne allein, bemühen sich aber trotzdem, ihre Verbindungen zu den Menschen nicht gänzlich zu verlieren.
- In Gegenwart anderer zeigen sie ihre Entfremdung und Traurigkeit so gut wie nie – sie möchten niemanden damit belasten und versuchen, ihren Kummer hinter einem betont fröhlichen Verhalten zu verstecken.

Natrium carbonicum

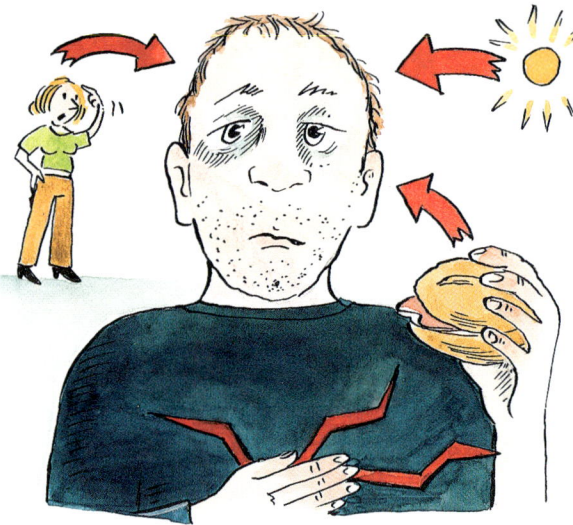

- Kann bestimmte Nahrung, Sonne, Menschen oder Emotionen schlecht „verdauen"

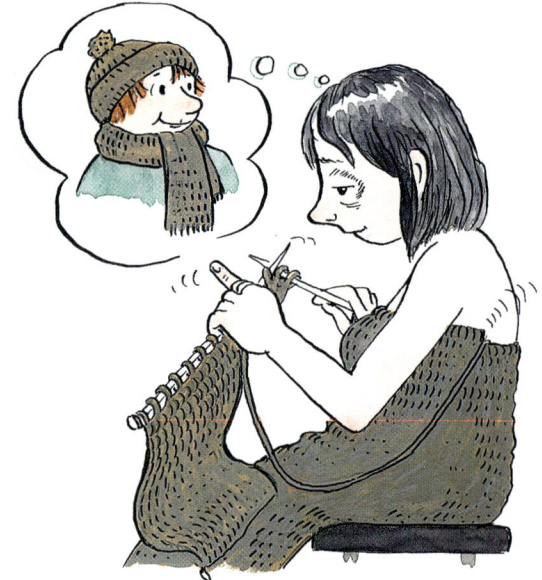

- Selbstloses, aufopferndes Verhalten

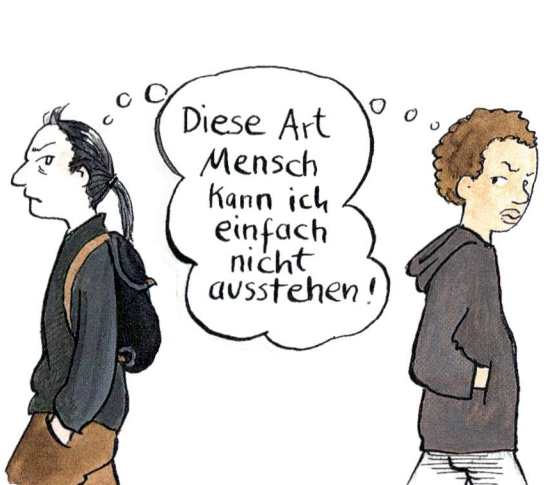

- Unerklärliche Abneigung gegen bestimmte Personen

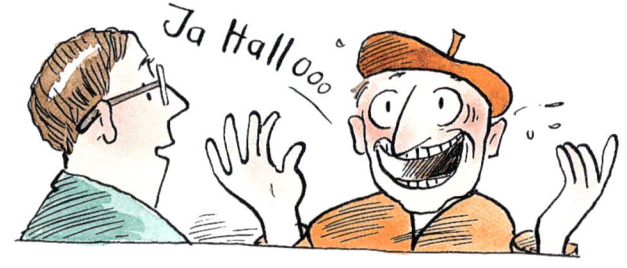

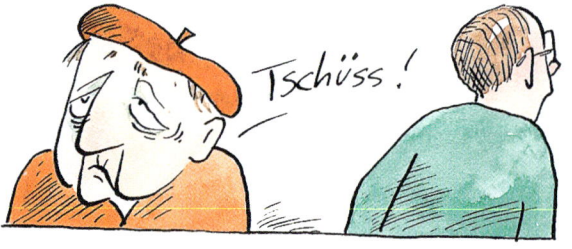

- Gespielte Fröhlichkeit trotz innerer Traurigkeit

Natrium carbonicum

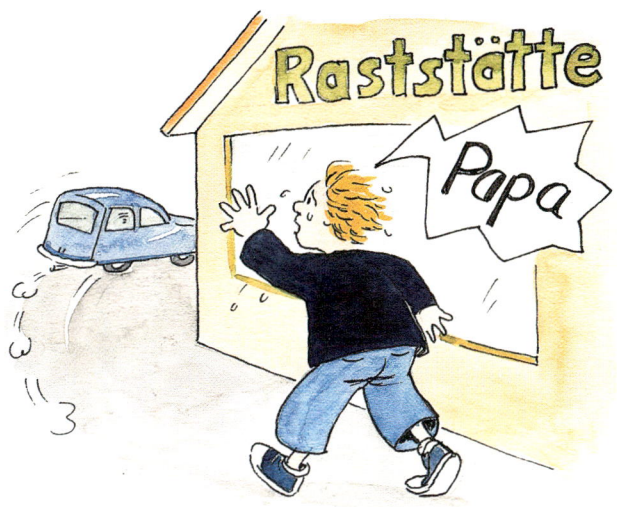
- „Vaterprobleme"

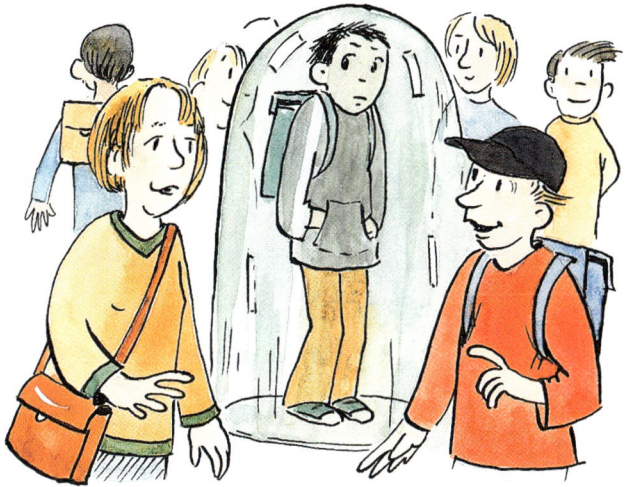
- Glaubt, er gehöre nicht zu den „anderen" dazu

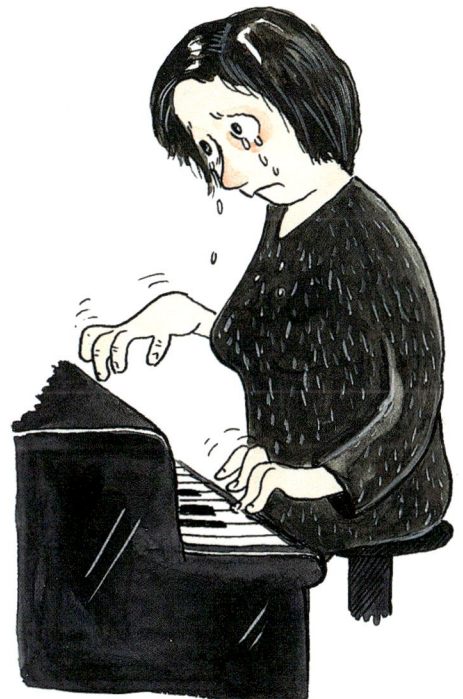
- Mag traurige Musik, die jedoch ihr Befinden verschlechtert

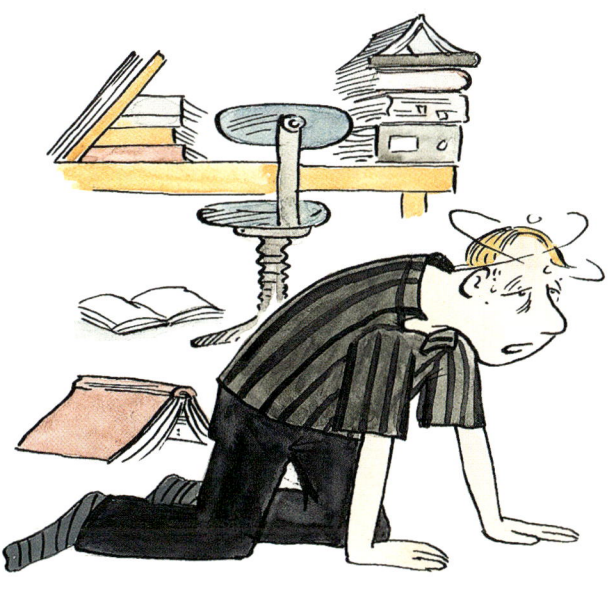
- Beschwerden durch geistige Anstrengungen

Natrium carbonicum

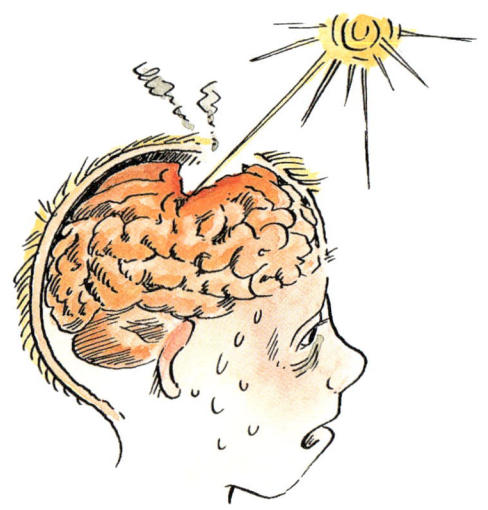

- Beschwerden durch Aufenthalt in der Sonne
  Sonnenstich

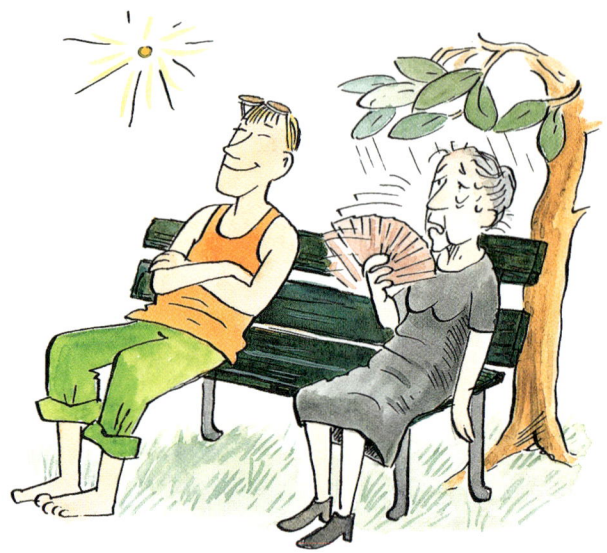

- Sonne und Hitze verschlimmern

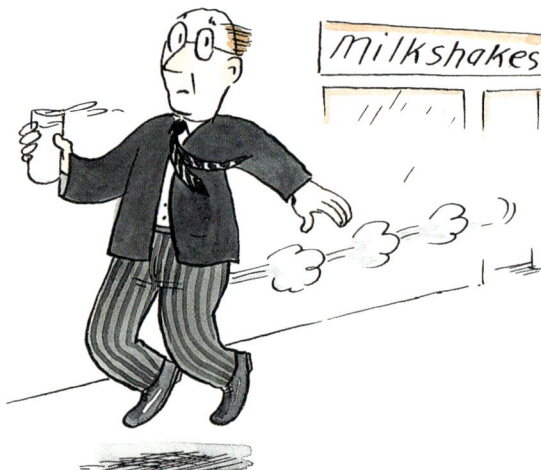

- Milchunverträglichkeit –
  vermehrtes Pupsen und Durchfall
  nach Milch

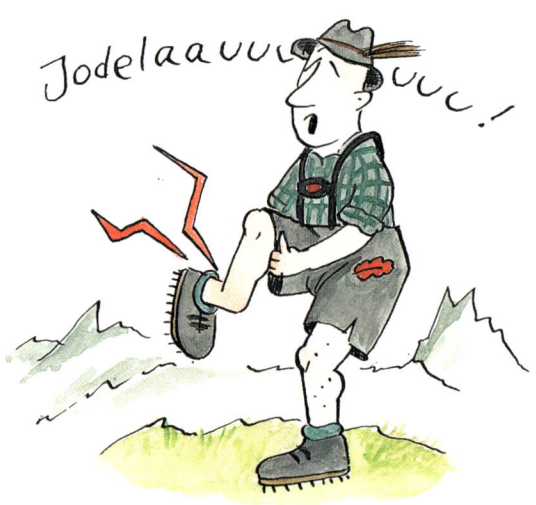

- Schwäche und leichtes Umknicken
  der Fußknöchel

Natrium muriaticum
Kochsalz

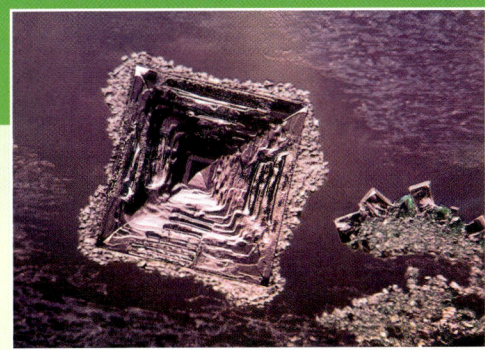

Eine verringerte oder auch erhöhte Salzaufnahme kann den Wasserhaushalt stören und zur Austrocknung des Organismus führen. Auch Menschen, die Salz als homöopathisches Medikament brauchen, zeigen oft körperliche Symptome der Trockenheit, Abmagerung und Erschöpfung. Es fällt ihnen schwer, negative Erlebnisse zu verdauen – sie „konservieren" sie wie beim Pökeln und behalten sie auf diese Weise lange Zeit in sich.

- Natrium-muriaticum-Menschen sind meist sehr liebenswürdig, still und zurückhaltend.
- In ihrer Vorgeschichte findet sich oft eine traurige Kindheit ohne echte Geborgenheit, Wärme und Zuwendung.
- Die Eltern (vor allem die Mutter) waren oft kühl, streng und distanziert und so fühlt sich das Kind von klein auf nicht geliebt – sondern allein und verlassen.
- Es glaubt sogar, an seiner unglücklichen Situation schuld zu sein, weil es nicht gut genug ist oder nicht genug im Leben leistet und strengt sich daraufhin sehr an, diese eingebildeten Fehler zu verbessern.
- Das Kind wird perfektionistisch und zwanghaft korrekt, denn jedes mögliche Vergehen macht ihm unbewusst Angst, mit Liebesentzug oder Ablehnung bestraft zu werden.
- Aus dieser bedrückenden Situation heraus entwickelt sich ein Mensch, der das Leben geduckt, traurig, verschlossen und nur auf eine sehr ernste Art kennen lernt und dem eine unbeschwerte, fröhliche Entwicklung verwehrt bleibt.
- Diese, aber auch andere später auftretende Erlebnisse, die durch anhaltenden Kummer, Leid oder von fehlender Liebe geprägt sind, begünstigen die Entstehung einer Natrium-muriaticum-Pathologie.
- Natrium-muriaticum-Menschen sind gezeichnet von einer traurigen Geschichte oder einem traurigen Ereignis, von dem sie nicht loskommen und das immer wieder hartnäckig in ihre Gedanken eindringt. Sie konservieren ihr Leid, können es schlecht verarbeiten und tragen es so ihr Leben lang mit sich herum.
- Diese innere Traurigkeit kann man ihnen oft schon am melancholischen Gesichtsausdruck ablesen, aber nicht selten setzen diese Patienten eine lächelnde Maske auf und lachen auffallend oft überbetont – auch in Situationen, in denen es eigentlich nicht angebracht ist.
- Die traurigen Erfahrungen und Enttäuschungen ihres Lebens, verbunden mit ihrem perfektionistischen Bemühen, dringend alles richtig machen zu wollen, machen sie sehr sensibel und empfindlich gegenüber Kritik oder Zurechtweisungen anderer.
- Sie sind dann so sehr getroffen, dass sie diesen Personen auch noch nach langer Zeit böse sind und sie sogar richtig hassen können.
- Erneut vom Leben und den Menschen enttäuscht, ziehen sie sich zurück, lehnen jeglichen Trost ab und wollen nur noch allein sein.
- Ihre seelischen Leiden zeigen sich auch in körperlichen Pathologien. Natrium-muriaticum ist ein wichtiges Arzneimittel für Schwindel, Nierenerkrankungen und Schlaflosigkeit und hat sich herausragend bei Multipler Sklerose und anderen neurologischen Erkrankungen bewährt.
- Besonders häufig leiden Natrum muriaticum-Menschen an hämmernden Kopfschmerzen und Migräne, die oft gegen 10 Uhr vormittags auftreten und durch Sonne und Licht verschlechtert werden.

Natrium muriaticum

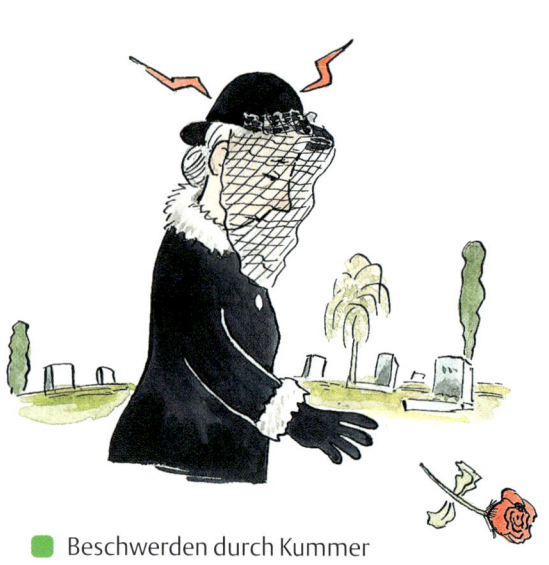

● Beschwerden durch Kummer

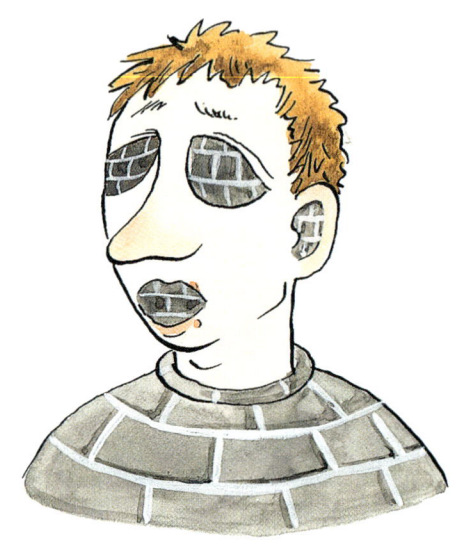

● Bau einer „seelischen Schutzmauer"

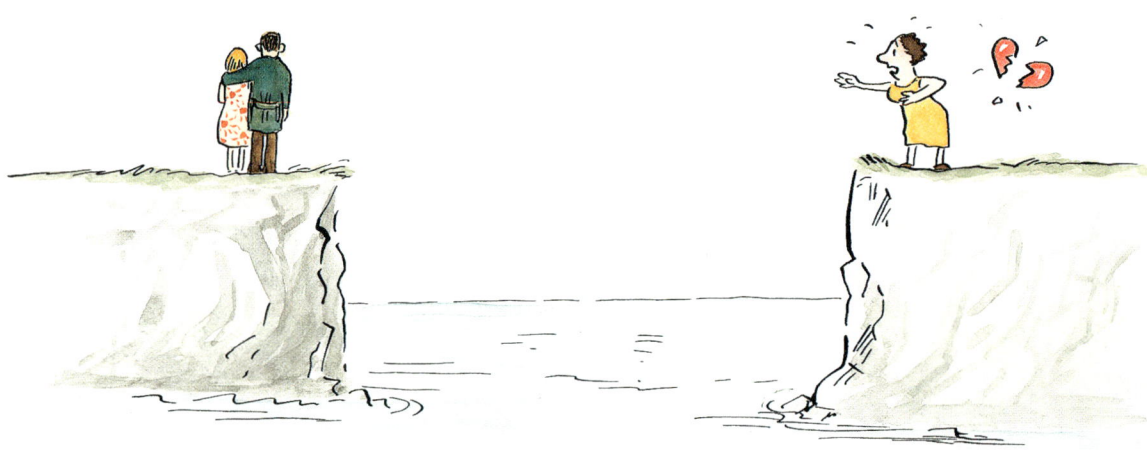

● Oft unglücklich und still in „unerreichbare" Menschen verliebt

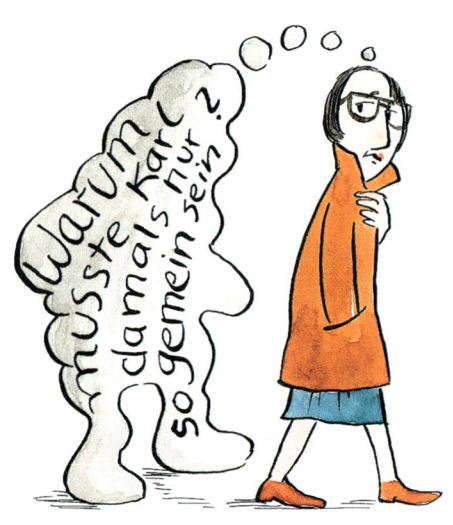

● Hartnäckige traurige Gedanken

Natrium muriaticum

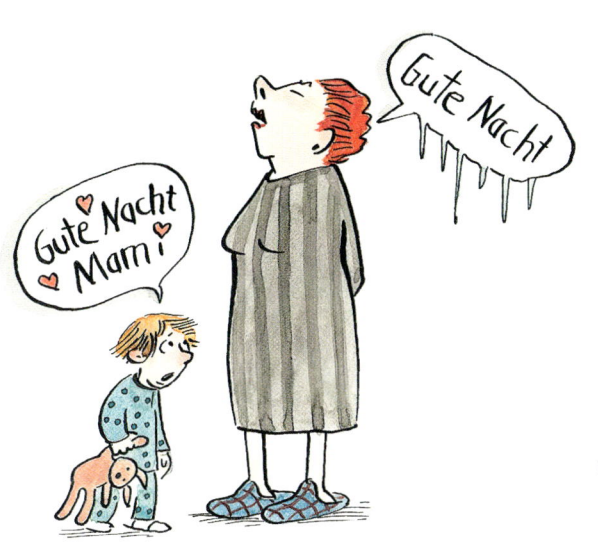

- „Mutterprobleme" – strenge Mutter (oder Eltern)

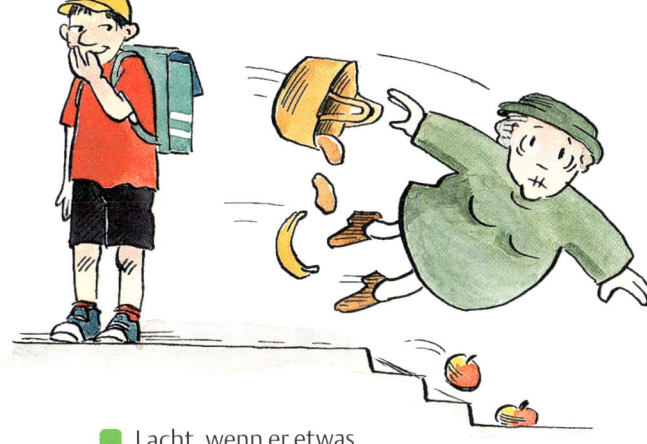

- Lacht, wenn er etwas Ernstes sieht (als Selbstschutz)

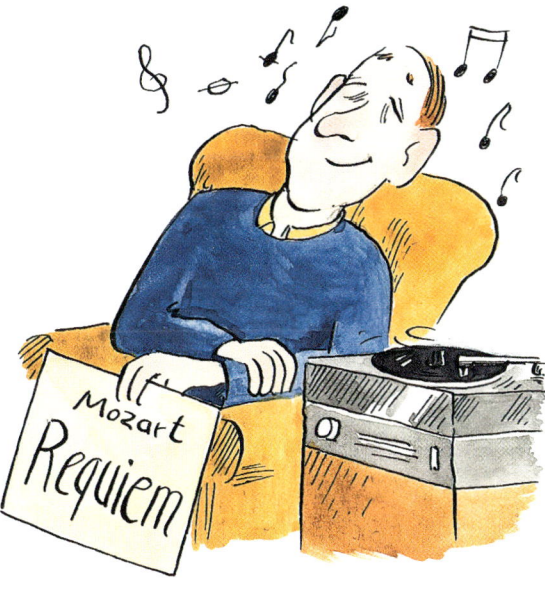

- Traurige Musik bessert

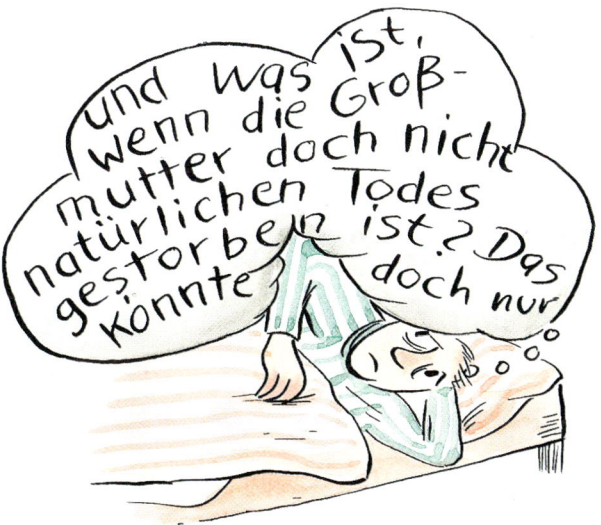

- Schlaflosigkeit durch Gedankenandrang

Natrium muriaticum

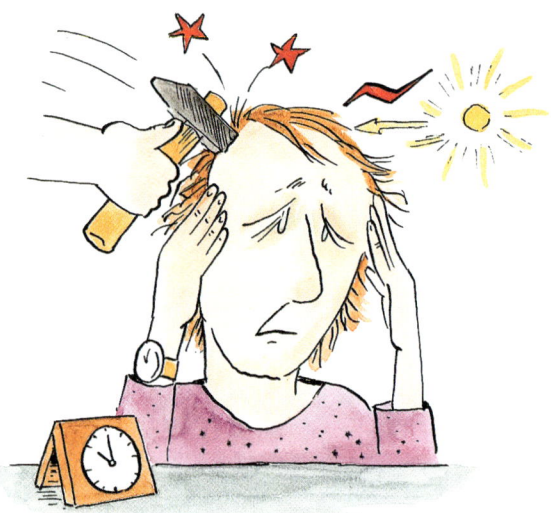

● Hämmernde Kopfschmerzen – schlechter gegen 10 Uhr und durch Sonne

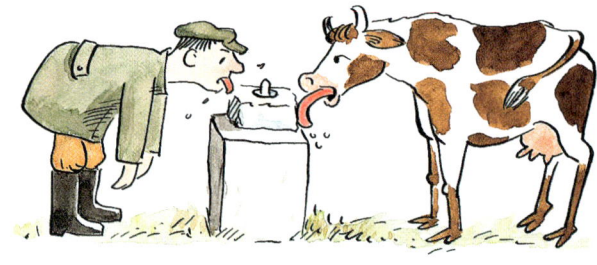

● Starkes Verlangen nach Salz

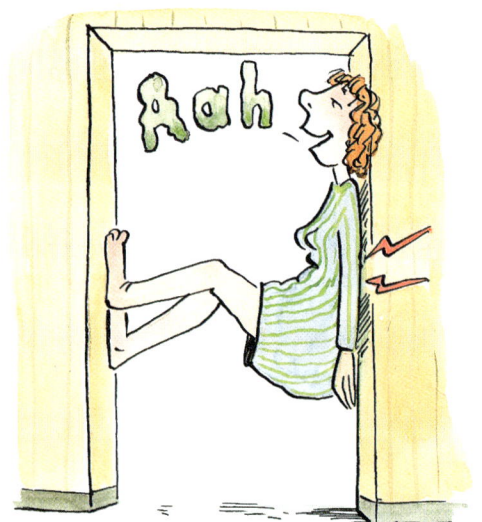

● Rückenschmerzen, die sich durch harten Druck bessern

Natrium sulfuricum
Glaubersalz

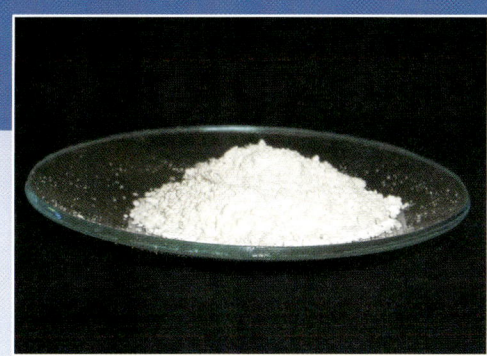

Die zu häufige Einnahme von Glaubersalz bewirkt eine störende Wasseranreicherung im Organismus. Passend dazu geht es Natrium-sulfuricum-Patienten durch zu viel Wasser – bei feuchtem Wetter oder an Flüssen und Seen – viel schlechter. Sie vertragen nicht einmal Pflanzen oder Tiere, die nahe am Wasser oder in ihm leben.

- Natrium-sulfuricum-Menschen sind sehr fleißig und zeigen beruflich und privat ein großes Pflicht- und Verantwortungsbewusstsein. Ihre Arbeit und ihre Aufgaben in der Familie sind ihnen sehr wichtig. Es sind praktisch arbeitende Menschen von eher robuster Natur, die aber auch sehr empfindsam sein können.
- Ähnlich wie bei den anderen Arzneimitteltypen der Natriumgruppe erkennen wir diese Patienten aber vor allem an ihrem übermäßig ernsten und verschlossenen Auftreten.
- Durch ihre Empfindlichkeit und ihre natriumtypische Art, Kummer nur unzureichend verdauen zu können, haften viele negative Erlebnisse zu lange und zu fest in ihnen.
- Vor allem partnerschaftliche Probleme, der Tod von geliebten Personen oder andere seelische Verletzungen können sie so intensiv belasten, dass sie in ihrer Traurigkeit feststecken, stark depressiv und auch körperlich krank werden können.
- Ein anderer, aber sehr typischer Auslöser für Natrium-sulfuricum-Beschwerden sind Kopf- oder Wirbelsäulenverletzungen. Durch ein massives Trauma werden Teile des Nervensystems plötzlich dermaßen überlastet, dass sich die Patienten davon nur unzureichend erholen und chronische Folgeerscheinungen zeigen.
- Ihr Körper kann mit Schwindelgefühlen, Krämpfen, epileptischen Anfällen oder Migräne reagieren, und ihr Geist stumpft immer mehr ab, wird vergesslich und zunehmend verwirrt.
- Meist beginnt sich nach diesen Verletzungen auch wieder eine auffallende Traurigkeit auszubreiten, die sich zur schweren Depression steigern kann. Die Patienten verschließen sich, ziehen sich zurück, werden immer ernster und verlieren jeglichen Lebensmut.
- Ihr Dasein erscheint ihnen nur noch hoffnungslos, sie glauben, dass es bestimmt besser wäre tot zu sein, als die Last dieses Lebens noch länger zu ertragen – und beschließen, sich umzubringen.
- Ihre Verantwortung und ihr starkes Pflichtgefühl anderen Menschen gegenüber halten sie jedoch lange davon ab. Sie überlegen ständig, ob sie es tun sollen, planen, wägen ab, verwerfen die Gedanken und beschließen sie doch wieder von neuem. Es ist ein andauernder trauriger, innerer Kampf.
- Natrium sulfuricum ist ein sehr wichtiges Medikament für Depressionen, egal ob nach körperlichen oder seelischen Verletzungen und kann den Patienten das Leben retten oder ihnen die Möglichkeit geben, wieder Freude und Glück empfinden zu können!
- Vor diesen intensiven seelischen Leiden bekommen die Patienten jedoch meist körperliche Erkrankungen, die Zeichen einer sykotischen Veranlagung zeigen. Dies bedeutet, dass der Patient selber oder einer seiner Vorfahren an Tripper erkrankt war.
- Daraufhin entstehen bei diesen Menschen Symptome, die sich durch Warzen, häufig auftretendes Asthma, grünliche Absonderungen und eine allgemeine Verschlechterung in nebligen, feuchten oder feuchtwarmen Gegenden äußern.
- Viele ihrer Beschwerden manifestieren sich im Verdauungstrakt. Die Patienten leiden hier an Schmerzen von Leber und Galle, Blähungen, Durchfällen oder bekommen Krebs.

Natrium sulfuricum

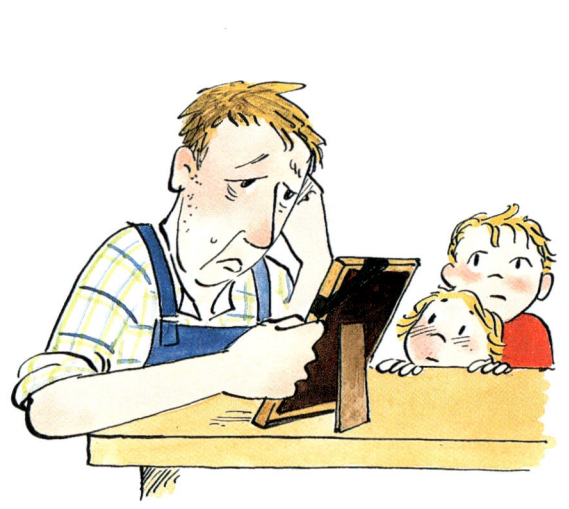

- Beschwerden durch Tod von geliebten Personen – oder anderen Kummer

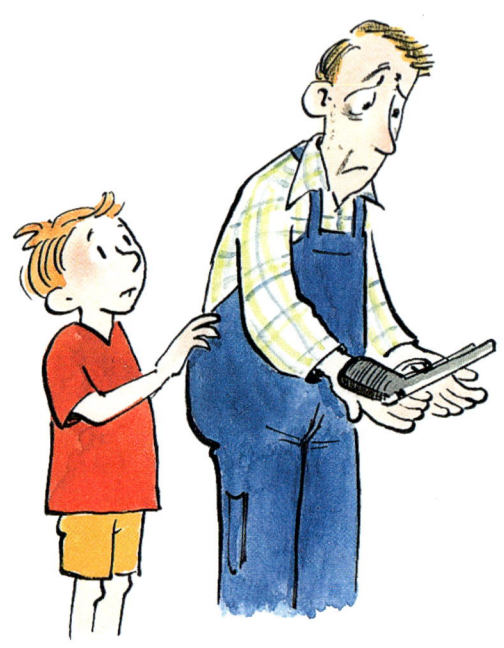

- Starke Selbstmordneigung – hält sich aufgrund familiärer Verpflichtungen aber zurück

Beschwerden durch Kopfverletzungen

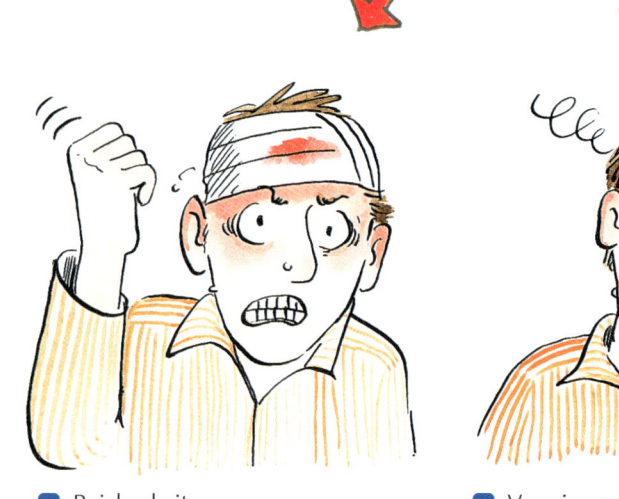

- Reizbarkeit

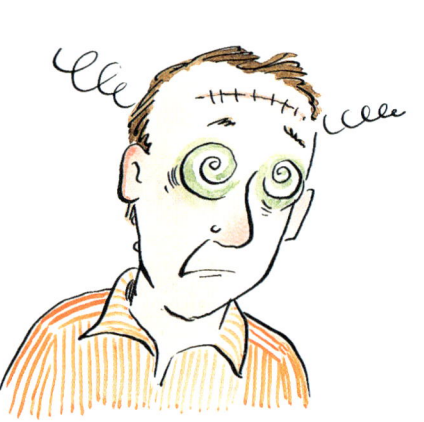

- Verwirrung oder geistige Stumpfheit

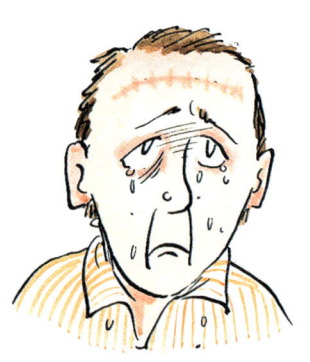

- Depressionen

Natrium sulfuricum

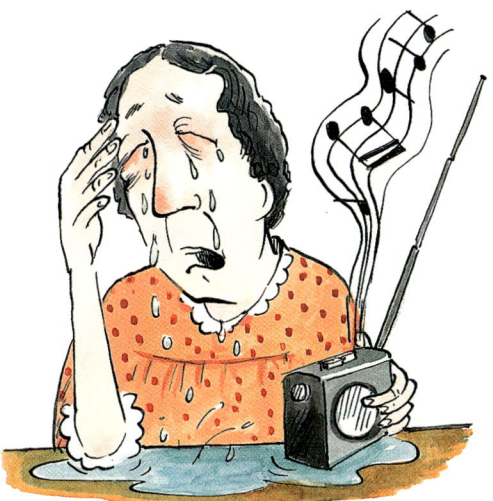

- Weint beim Hören von Musik

- Asthma durch Kummer – schlimmer um 4 Uhr

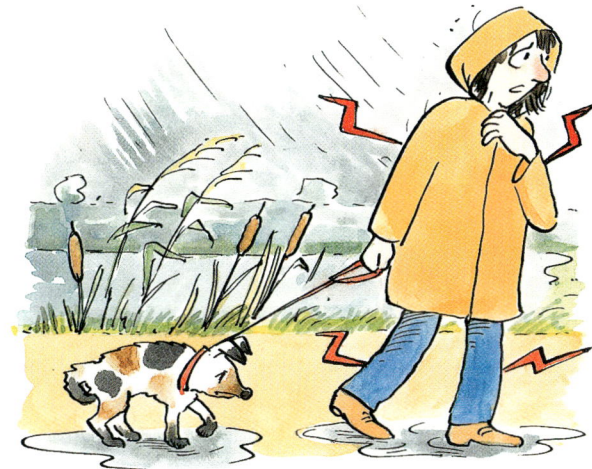

- Verschlimmerung durch nasses und nebliges Wetter oder in feuchten Gegenden

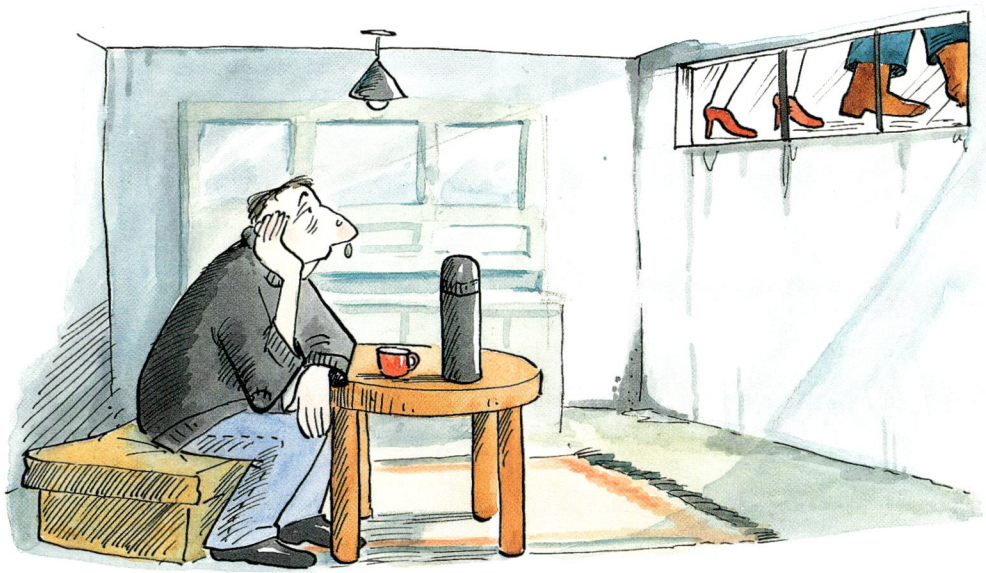

- Beschwerden durch feuchte Zimmer oder Kellerwohnungen

131

Natrium sulfuricum

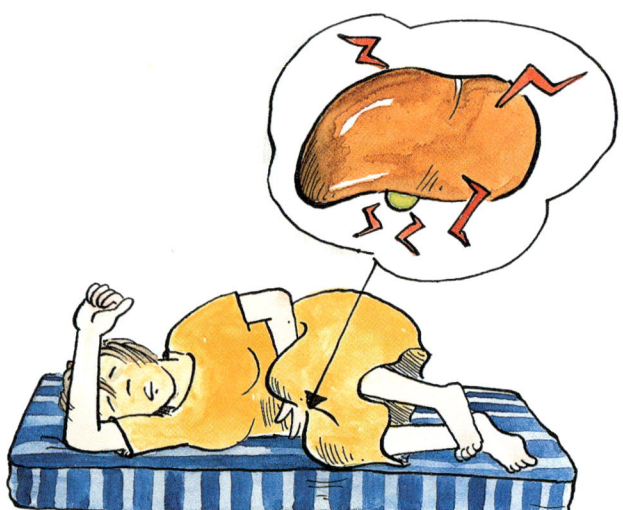

- Entzündungen der Leber oder Gallenblase – liegt auf der rechten Seite mit angewinkelten Beinen

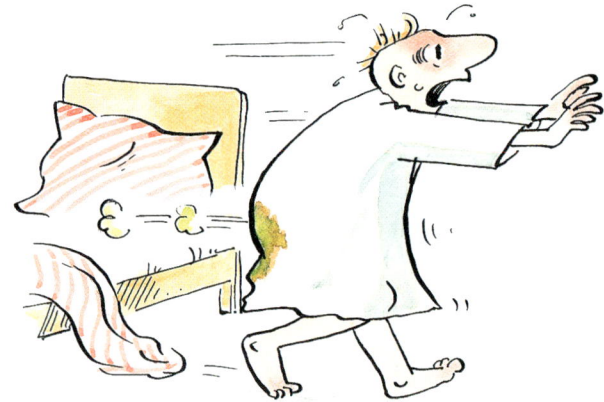

- Durchfall und starker Windabgang, oft direkt nach dem Aufstehen – spritzende Stuhlentleerung

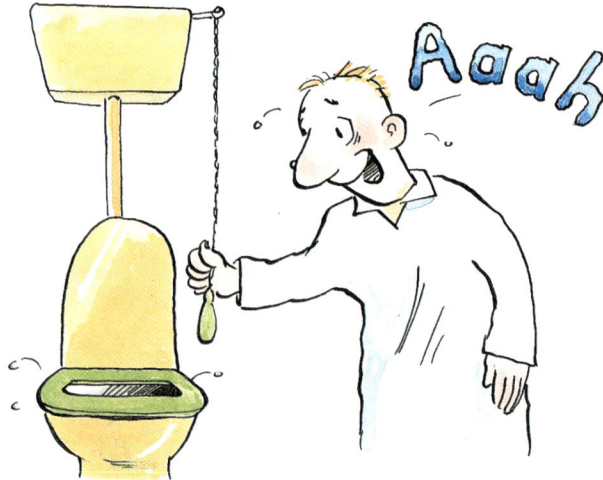

- Lustig und fröhlich nach dem Stuhlgang

Nux vomica

Brechnuss

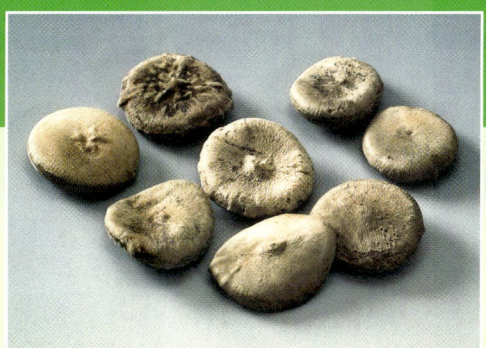

Der Verzehr der Pflanze bewirkt eine starke Anregung der körperlichen und geistigen Fähigkeiten. Bei übertriebener Einnahme zeigen sich aber Überlastungserscheinungen in Form von Nervenüberreizungen, Verkrampfungen und später sogar Lähmungen. Ähnlich geht es auch dem Nux-vomica-Patienten, der durch andauernde Überlastungen Symptome bekommt, die den Vergiftungszeichen der Pflanze gleichen.

- „Mein Auto, mein Haus, mein Boot" – dieser Satz aus dem Gespräch zweier sich anprotzender Männer aus der Werbung zeigt anschaulich das Wesen von Nux-vomica-Menschen in ihrem Ehrgeiz, ihrer Arbeitswut und ihrem ständigen Drang nach geschäftlichem Erfolg.
- Das Leben dreht sich fast nur um ihre Arbeit, den Ausbau ihrer beruflichen Erfolge und damit um die Vermehrung von Hab und Gut.
- Dieser unglaubliche Ehrgeiz stellt sie so unter Strom, dass sie oft an nichts anderes mehr denken können als ihre Arbeit.
- Sie schuften von morgens bis abends und erwachen oft sogar nachts mit den Gedanken an die zu erledigenden Tätigkeiten des kommenden Tages.
- In ihrem vorwärtsdrängenden, oft rücksichtslosen Streben nach Erfolg bedeuten auftretende Widerstände nur erneute Herausforderungen, die es zu bewältigen gilt. Sie sind beinahe besessen von Ehrgeiz und Konkurrenzdenken.
- Abhängig von der Vitalität dieser Menschen wird dieses Tempo natürlich nicht lange durchgehalten und lässt sie erkranken. Ihr Geist rast ungeduldig weiter, aber der Körper bremst sie zunehmend aus.
- Nux vomica ist eines der wichtigsten Arzneimittel für alle Beschwerden, die durch zu viel Stress entstehen!
- Auf Grund ihrer permanenten Überlastung werden die Patienten immer ungeduldiger, reizbarer, bekommen schnell Wutanfälle oder entwickeln körperliche Erkrankungen, die sich in Nervensystem, Bewegungsapparat und den Atemwegen manifestieren.
- Am anfälligsten aber ist ihr Verdauungstrakt. Der gesamte Magen-Darm-Bereich ist äußerst empfindlich und reagiert mit krampfartigen oder stechenden Schmerzen, die sich durch Lockerung der Kleidung, Wärme oder Darmentleerung bessern.
- Je länger dieser überhastete Zustand aber anhält, umso erschöpfter werden sie. Um auch weiterhin so leistungsfähig zu bleiben, greifen sie nun immer öfter zu Tabletten, anregenden Aufputschmitteln oder sogar zu leistungssteigernden Drogen. Dies ist natürlich ein Teufelskreis, denn der Körper wird früher oder später unweigerlich an seine Grenzen gebracht.
- Oft kommen die Patienten damit an den Rand des Zusammenbruchs, werden noch reizbarer und später sogar bösartig und gewalttätig.
- Ein relativ gesunder Nux-vomica-Mensch, der sich im Gleichgewicht befindet, wird die oben erwähnten negativen Verhaltensweisen nicht oder nur wenig zeigen.
- Er zeichnet sich eher positiv durch eine sehr gute Arbeitsmoral und starkes Pflichtbewusstsein aus und ist daher ein gern gesehener Angestellter, der sich in leitende Positionen eines Geschäftes hocharbeitet oder auch als selbstständiger Unternehmer tätig ist.

Nux vomica

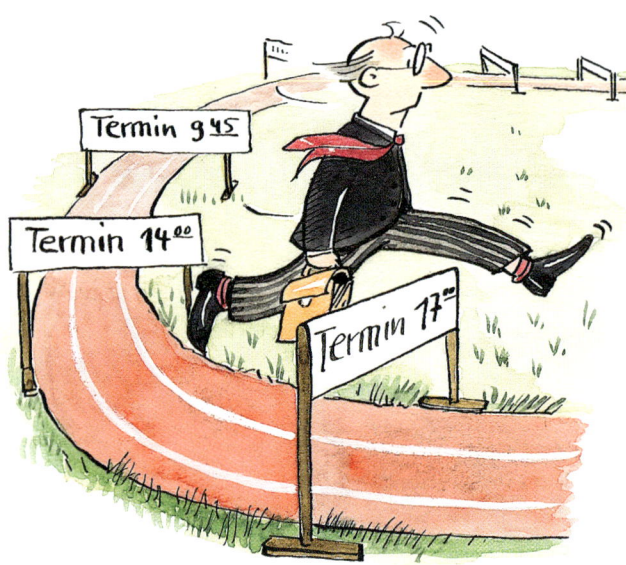

🟢 Extrem arbeitswütig ...

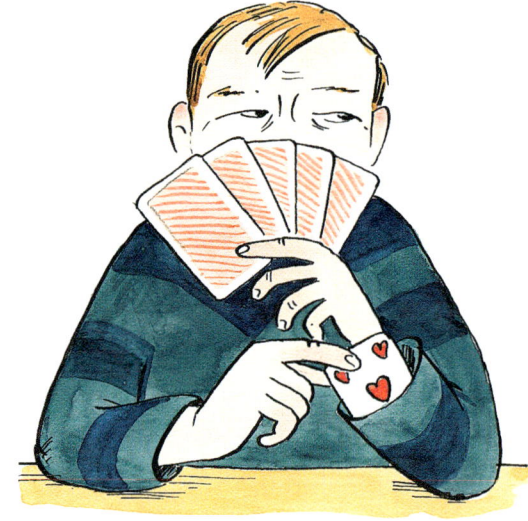

🟢 ... und kann nur schlecht verlieren

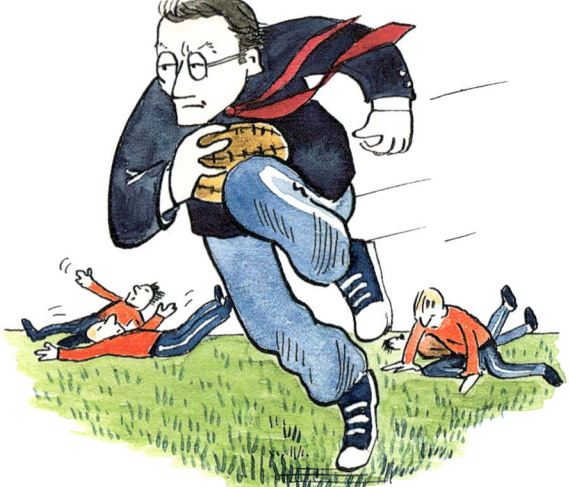

🟢 Sehr ehrgeizig – auftretende Widerstände fordern sie heraus

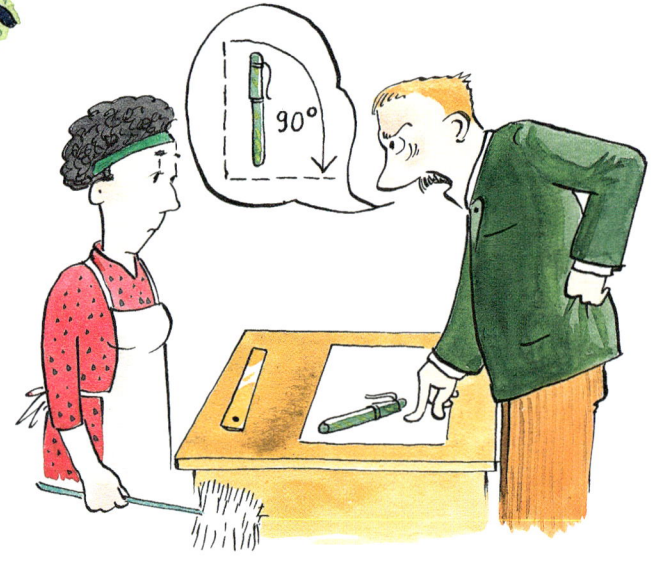

🟢 Kleinigkeiten sind ihnen sehr wichtig
Große Reizbarkeit

Nux vomica

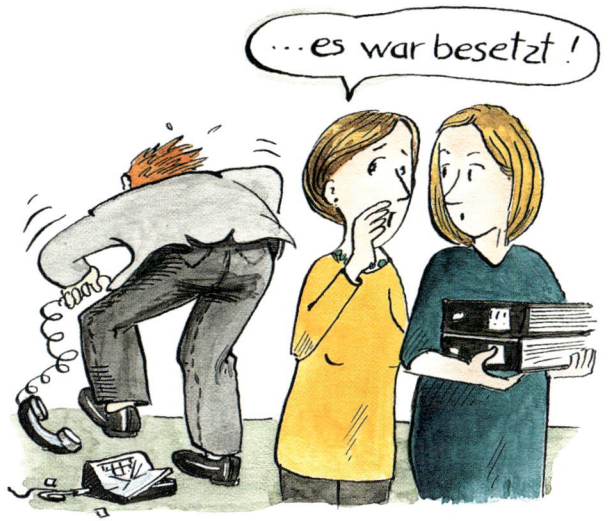

● Schnelle, heftige Wutanfälle

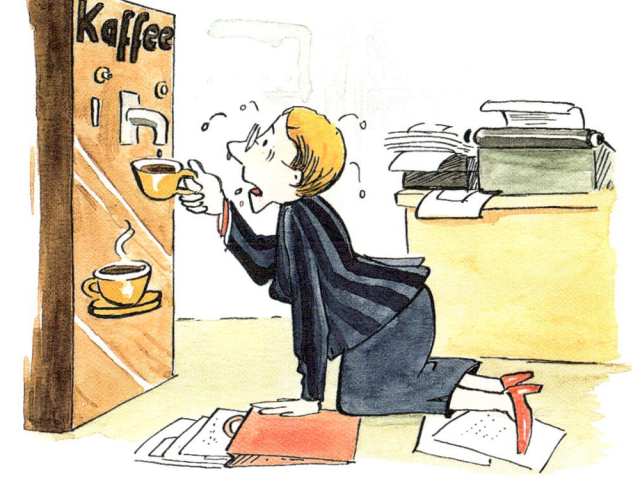

● Verlangen nach Aufputschmitteln

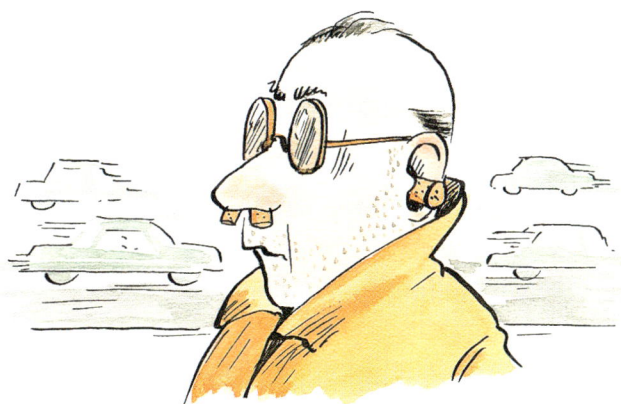

● Überempfindlich gegen Lärm, Gerüche oder Licht

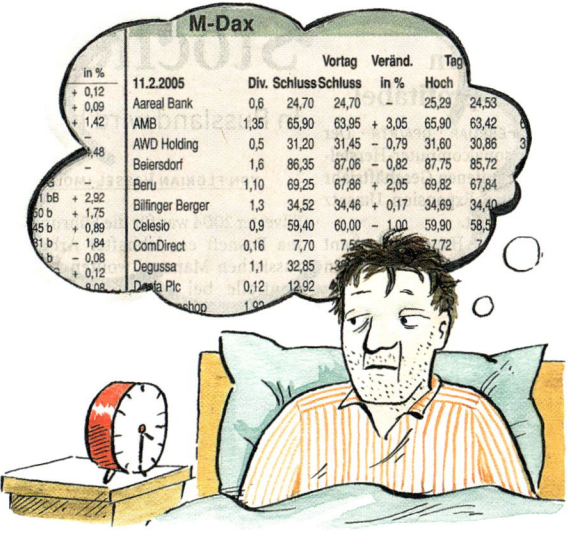

● Schlechter Schlaf, Gedanken an die Arbeit halten sie wach – häufiges Erwachen zwischen 3 Uhr und 4 Uhr

Nux vomica

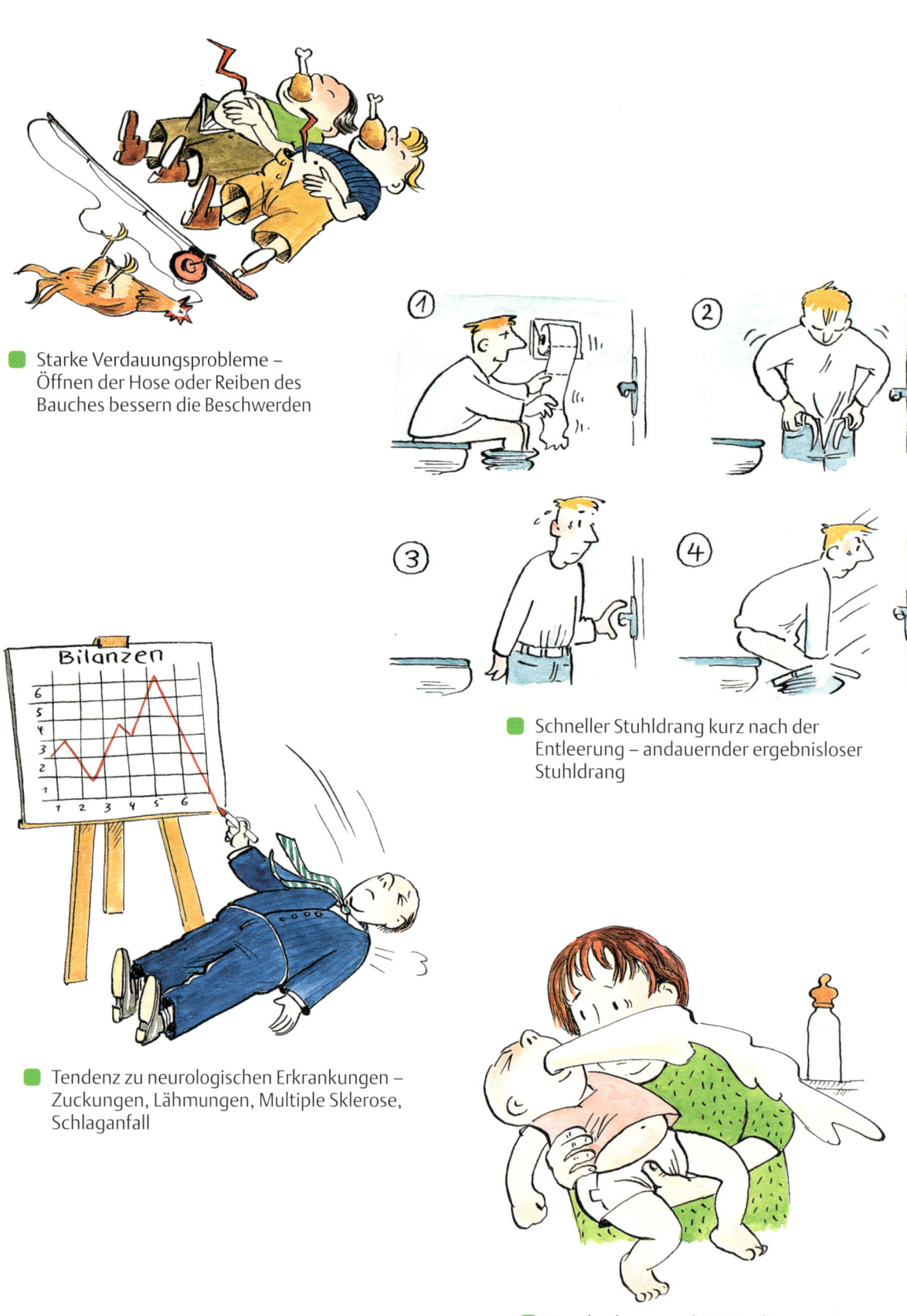

- Starke Verdauungsprobleme – Öffnen der Hose oder Reiben des Bauches bessern die Beschwerden

- Schneller Stuhldrang kurz nach der Entleerung – andauernder ergebnisloser Stuhldrang

- Tendenz zu neurologischen Erkrankungen – Zuckungen, Lähmungen, Multiple Sklerose, Schlaganfall

- Bauchschmerzen bei Säuglingen mit wütendem Durchbiegen nach hinten

Opium

Getrockneter Milchsaft des Schlafmohns

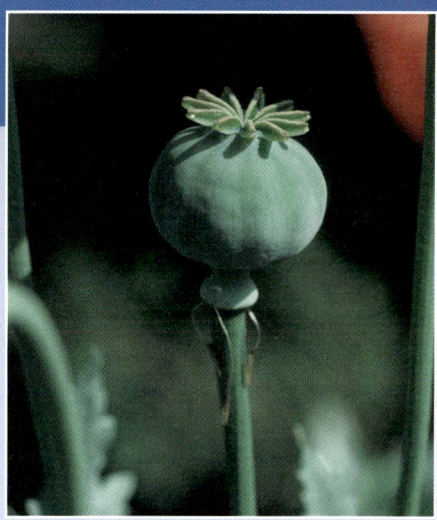

Das menschliche Gehirn ist in der Lage, nach heftigen Traumen eigene opiumähnliche Substanzen zu bilden. Damit hilft es, das bewusste Erleben des heftigen Ereignisses vorerst abzuschalten – und es dadurch besser zu verkraften. Bleiben Patienten aber durch diesen Verdrängungsmechanismus in ihrem betäubten Zustand stecken, so kann wiederum Opium als homöopathische Arznei helfen, die Patienten aus ihrer eigenen Gefangenschaft zu befreien.

- Die Opium-Pflanze wird schon lange benutzt, um das Bewusstsein der Menschen von der Wirklichkeit zu entfernen und um ihnen eine angenehmere Welt vorzutäuschen – frei von Schmerzen und unangenehmen Erinnerungen.
- Auch Patienten, die Opium als homöopathische Arznei benötigen, zeigen diesen Rückzug aus der Realität. Die Verdrängung von gemütsbelastenden Situationen entsteht hier nach dem Erleben eines körperlich oder psychisch heftigen Traumas.
- Seelische Schocks, ausgelöst durch Tadel, Kränkungen, Schreck oder das Erleben von Unfällen und Katastrophen können als so massiv empfunden werden, dass als einzige Möglichkeit zur Bewältigung nur die schnelle Verdrängung des Erlebten ins Unterbewusstsein bleibt.
- Das Ereignis ist so intensiv, dass der Verstand auf Grund vollkommener Überforderung die bewusste Konfrontation vermeidet und das Ereignis manchmal so tief wegschiebt, dass die Erinnerung daran vollkommen ausgelöscht wird.
- Ein Opium-Zustand entsteht hier aber erst, wenn der Patient in der Verdrängung stecken bleibt und eine gesunde Verarbeitung des Traumas nicht möglich wird. Der Verlauf der Opium-Pathologie kann nun in zwei Richtungen gehen:
- Entweder entwickelt sich bei den Patienten ein schmerzloser, traumähnlicher Zustand – wie im Opiumrausch mit tiefrotem aufgedunsenem Gesicht, hängenden Augenlidern, Schnarchen beim Atmen und Benommenheit. Das Drama ist ausgeblendet – alles ist gut. Ihre Atmung, ihre Sprache, ihre Bewegungen und auch die Verdauung funktionieren nur verlangsamt.
- Oder es zeigt sich die Entwicklung eines vollkommen entgegengesetzten Bildes, das von geistiger Klarheit, überdrehter Hektik, Schmerzen und Ängsten gekennzeichnet ist und an *Nux vomica* erinnert. Dieser Zustand ähnelt dann eher dem Kater nach zu viel Opium-Genuss.
- Beide beschriebenen Varianten können einzeln bei einem Patienten vorherrschend sein, aber auch in die jeweils entgegengesetzte Form umschlagen.
- Opium ist aber nicht nur eine Arznei für akute Krankheitsbilder, und nicht jeder Opium-Patient hat ein Trauma erlebt!
- Chronische Krankheitszustände – mit oder ohne vorherigem Trauma – zeigen oft eine Auffälligkeit, die an den Wechsel vom rauschähnlichen zum hyperaktiven Zustand erinnert: Die Patienten erdulden hier über einen langen Zeitraum gleichgültig ihre Beschwerden bis zu einer gewissen persönlichen Grenze. Wird diese Grenze durch die Zunahme der Erkrankung auch nur geringfügig überschritten, schlägt die ruhige Gleichgültigkeit augenblicklich vollkommen um.
- Die Patienten fürchten nun ein noch weiteres Fortschreiten der Symptomatik, scheinen es ganz plötzlich überhaupt nicht mehr aushalten zu können und suchen sofortige Hilfe auf.

Opium

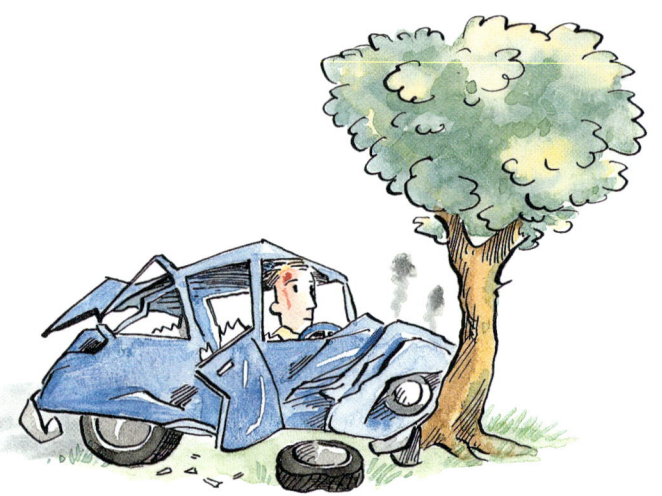
- Beschwerden durch Schock und Schrecksituationen

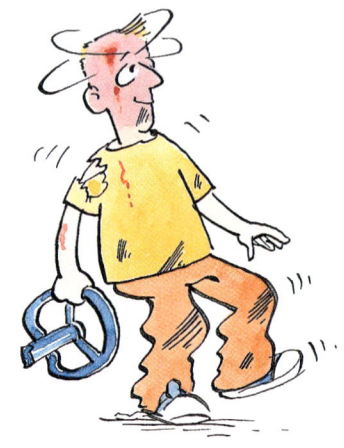
- Zieht sich in sich zurück, um das Erlebnis zu verkraften

Schock

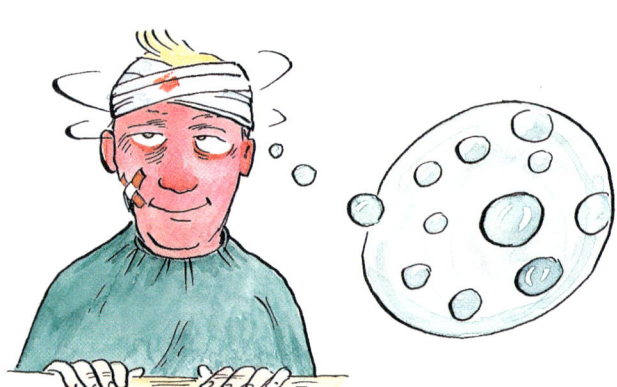
- Tiefroter und glücklich-duseliger Gesichtsausdruck

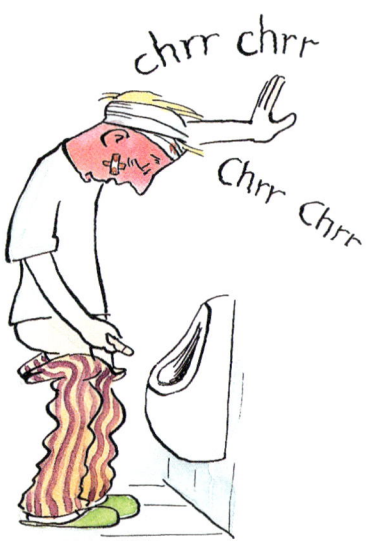
- Harnverhalt nach Schock

Opium

Zwei Opium-Typen

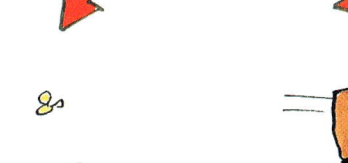

- Glückselig, friedlich, verträumt

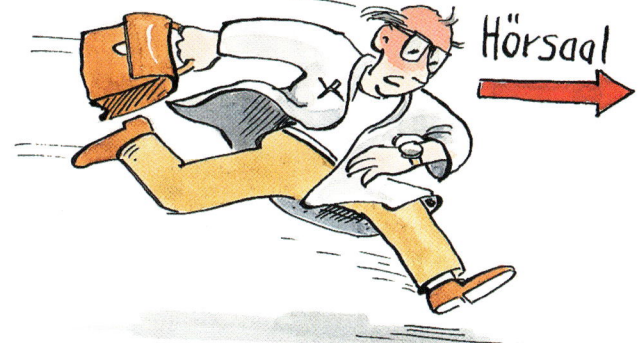

- Gehetzt, gereizt, überaktiv

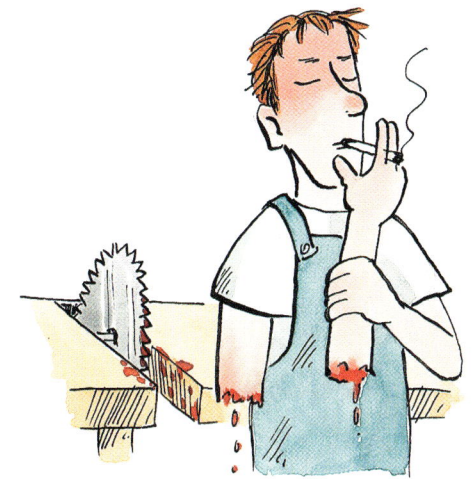

- Schmerzlosigkeit bei eigentlich schmerzhaften Beschwerden

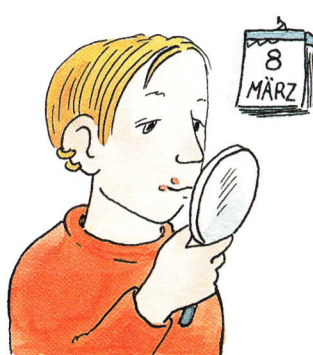

- Lange gleichgültig gegenüber Leiden…

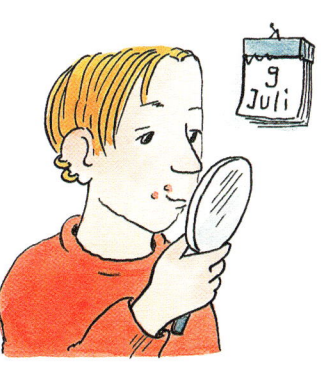

- … plötzliches Umschlagen der Gleichgültigkeit – Furcht, dass sich die Beschwerden noch weiter verschlechtern

Opium

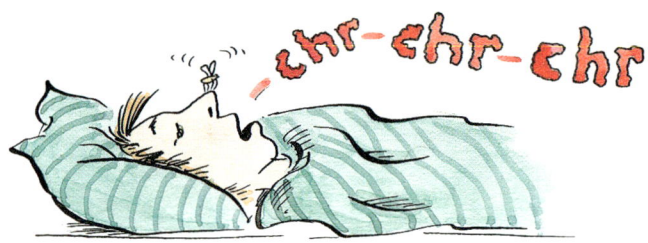

- Tiefer, kaum zu unterbrechender Schlaf – Augen sind halb offen

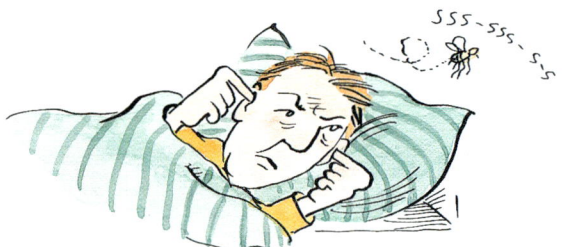

- Oder: Schlaflosigkeit – wird schon durch leiseste Geräusche gestört

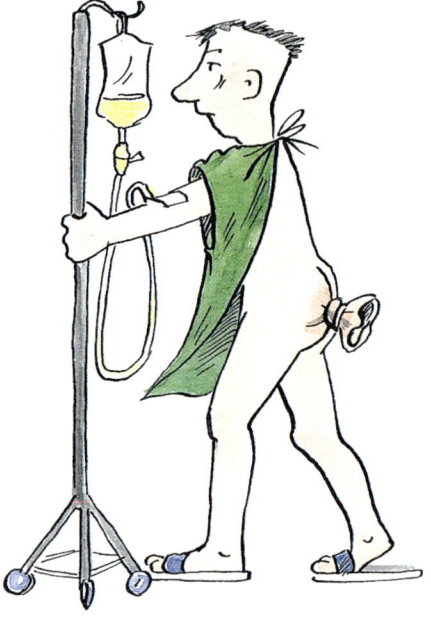

- Darmverschluss nach Operation – starke Verstopfung ohne Drang

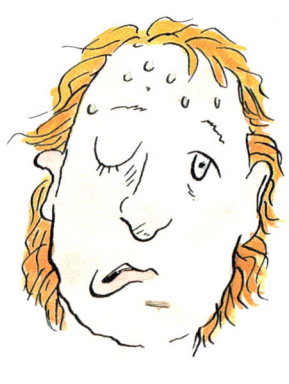 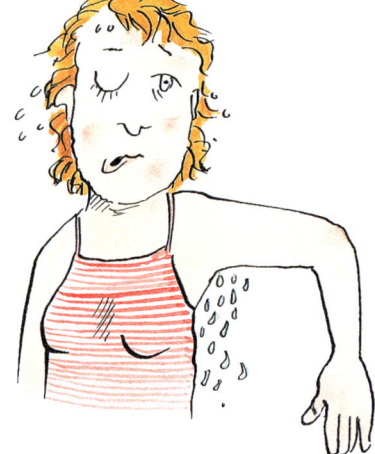

- Schlaganfall rechts – Gesicht dabei aufgedunsen, schwitzend und verfärbt

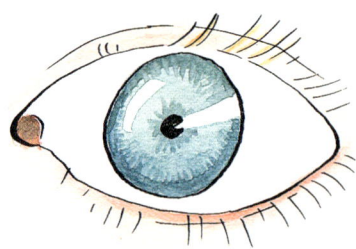

- Pupillen meist enggestellt

Phosphorus

Gelber Phosphor

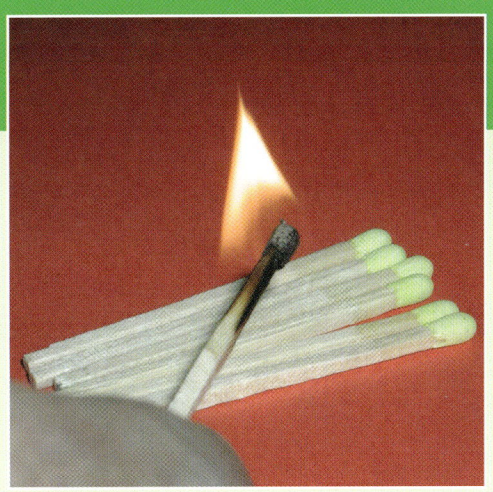

Phosphor ist ein reaktionsfreudiges Element und lässt sich leicht entzünden. Der Name stammt vom griechischen Wort „phosphoros" und bedeutet „Lichtträger". Auch gesunde Phosphor-Menschen „entflammen" schnell freudig und geben mit Begeisterung ihr inneres Leuchten und ihre Wärme für andere ab.

- Gesunde Phosphor-Menschen wirken auf ihr Umfeld oft wie Magneten. Sie strahlen eine auffallende Herzlichkeit und Liebenswürdigkeit aus, und man kann sich ihrem sprudelnden, einladenden und gütigen Wesen schwerlich entziehen.
- Phosphor-Menschen wollen unbewusst dringend von allen geliebt werden und tun ihr Bestes dafür. Sie lachen, reden, umarmen und helfen, wo sie nur können, und dieses Verhalten macht sie natürlich unglaublich beliebt.
- In ihrem Bemühen, sich allen Menschen möglichst positiv darzustellen, versprühen sie aber ihre Energien zu grenzenlos. Sie begeistern, engagieren und entflammen sich für ihre Umgebung, übernehmen sich aber zunehmend und werden in ihrem überschwänglichen intensiven Verschenken von Licht und Wärme immer schwächer.
- Ihre eigene seelische „Hülle" ist dabei zu durchdringlich und lässt alle äußeren Reize ungehindert hineinströmen. Sie sind oft überwältigt von den Problemen anderer Menschen, negativen Ereignissen oder fremdem Leid. Ihnen fehlt die Möglichkeit, sich gut abgrenzen zu können und ihr hochempfindliches Wesen zu schützen.
- Wie ein Strohfeuer, das hell leuchtet und schnell wieder erlischt, werden auch sie durch ihr ständiges Kommunizieren, Sorgen, Helfen und Liebe geben erschöpft.
- Im Gesunden findet ein reger Austausch mit der Umwelt und anderen Menschen statt, aber ein zunehmend schwächer werdender Phosphor-Mensch kann diesen Austausch nicht mehr vollziehen. Alles auf ihn Eindringende staut sich an, wird nicht mehr nach außen zurückgegeben und macht ihn krank.
- Durch seine Vorstellungskraft, seinen mangelnden Selbstschutz und seine Empfindlichkeit leidet er oft unter Ängsten. Phosphor ist ja der „Lichtträger", aber viele Phosphor-Ängste haben mit gegensätzlichen, dunklen Themen wie Gespenstern, Krankheiten oder dem Tod zu tun. Die auffallendste Angst aber hat er vor einem Gewitter, da dessen Heftigkeit seine empfindlichen Nerven total überfordert.
- Phosphor-Menschen leben oft in Sorge um das Wohlergehen anderer. Sie glauben schnell, dass irgendetwas Schreckliches passieren könnte, ahnen hellsichtig Situationen voraus und können nicht eher zur Ruhe kommen, bis sie sich vergewissert haben, dass alles mit den umsorgten Personen in Ordnung ist.
- Je kränker sie werden, umso mehr zeigt sich die genau entgegengesetzte Seite der ehemals so strahlenden Medaille. Die Patienten werden trübsinnig, wollen nicht reden und werden allem gegenüber gleichgültig. Dieser Zustand ähnelt dann sehr *Phosphoricum acidum* oder späten Stadien einer *Sepia*-Pathologie.
- Körperlich leiden die Patienten oft unter Schwäche, Blutungen, Magen-, Herz- oder Atemwegsproblemen.
- Phosphor ist auch ein wichtiges Arzneimittel für schwere Erkrankungen wie Tuberkulose, Multiple Sklerose oder Krebs.

Phosphorus

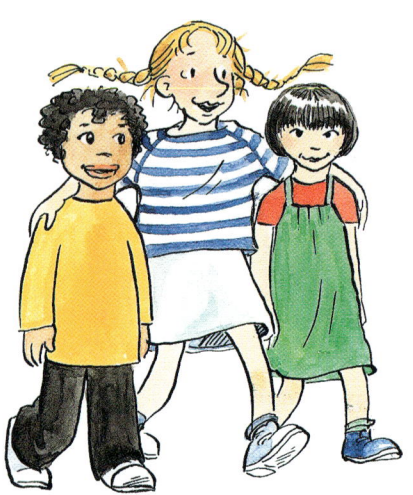

● Verlangen nach Gesellschaft und Kommunikation – lernen schnell andere Sprachen

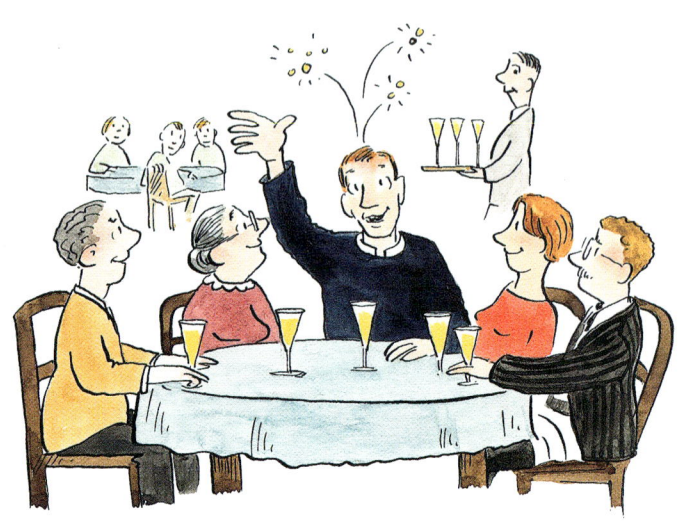

● Sprudeln über vor Lebenslust, Begeisterung und Kreativität

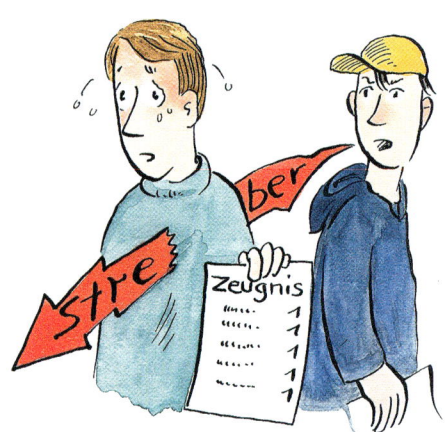

● Fehlende Schutzschicht gegen alles Negative

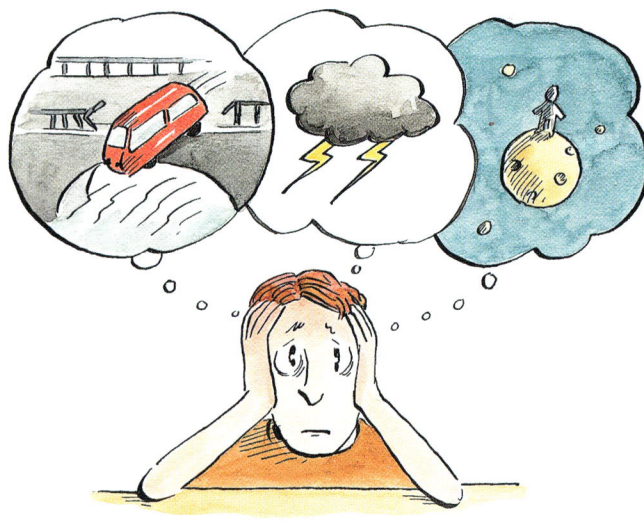

● Sehr ängstlich!

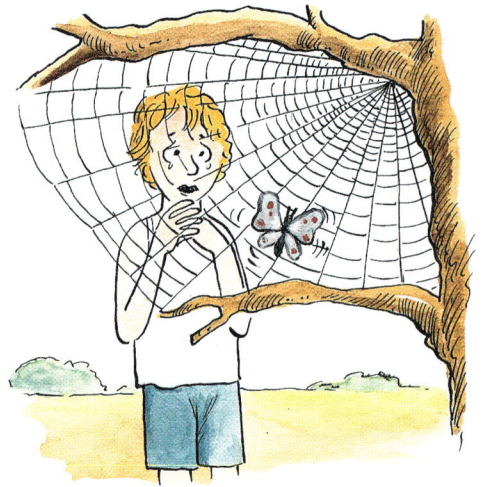

● Extrem mitfühlend, spüren die Ängste der anderen fast selber

Phosphorus

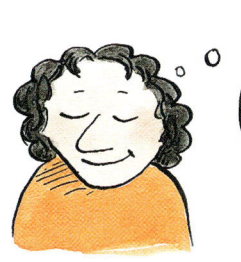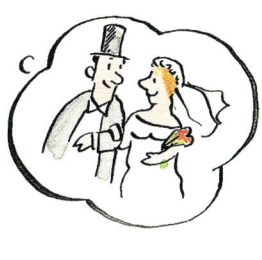

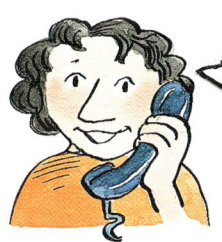

● Hellsichtig, viele Vorahnungen

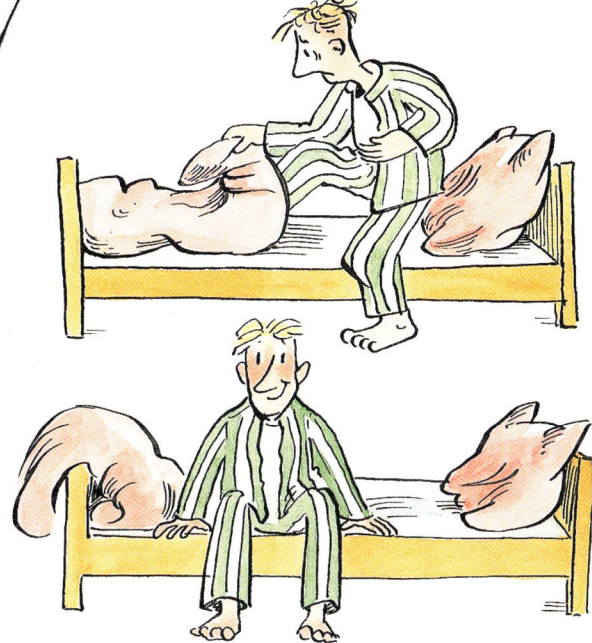

● Schlaf bessert ihre Beschwerden

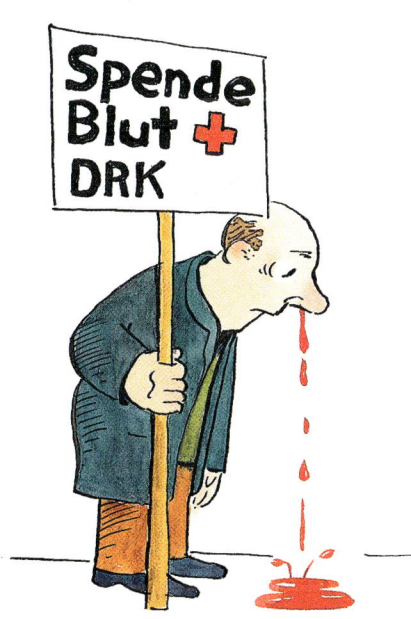

● Hellrote und sehr flüssige Blutungen

Phosphorus

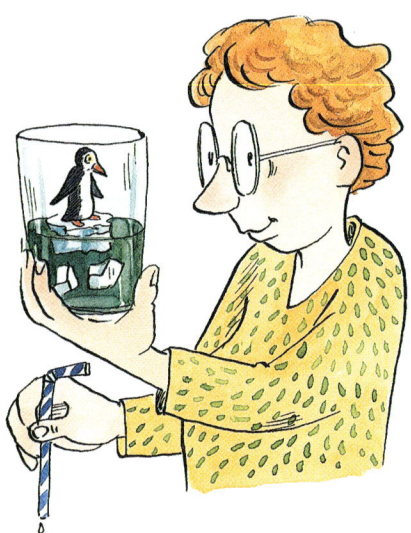

- Enormer Durst auf kalte Getränke oder auch Eis

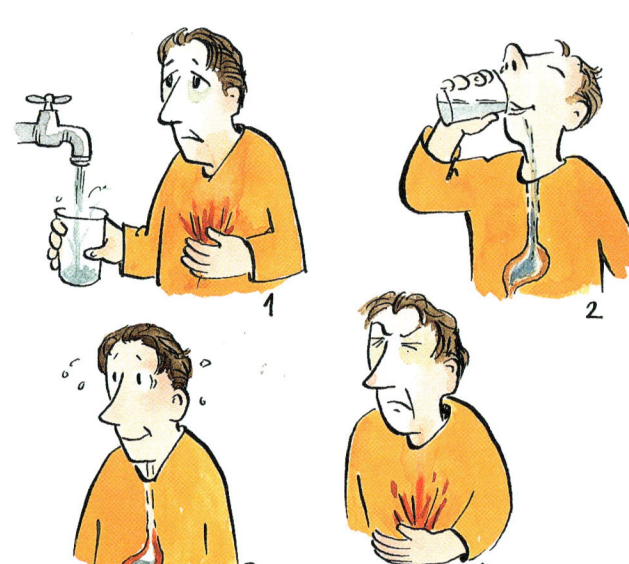

- Magenschmerzen, die sich durch kalte Getränke bessern – aber sobald sich die Flüssigkeit im Magen erwärmt hat, geht es ihnen wieder schlechter

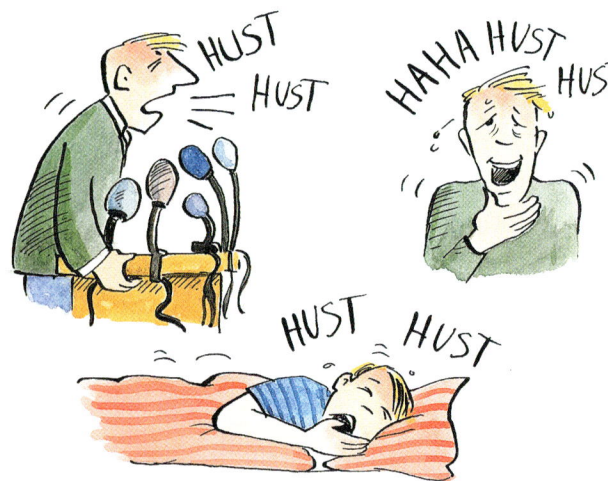

- Husten beim Reden, Lachen und Liegen

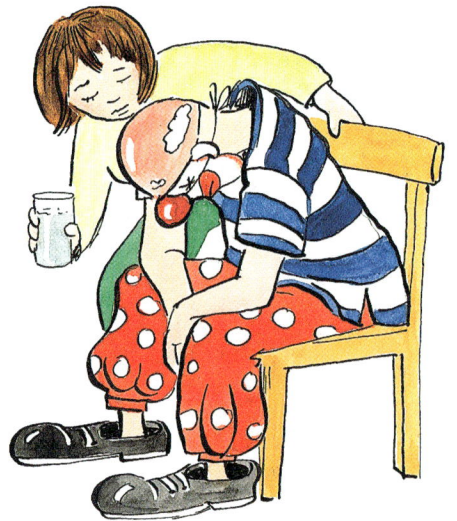

- In späteren Stadien: ausgebrannt, apathisch und gleichgültig – genau entgegen ihrem früheren Wesen

Phosphoricum acidum
Phosphorsäure

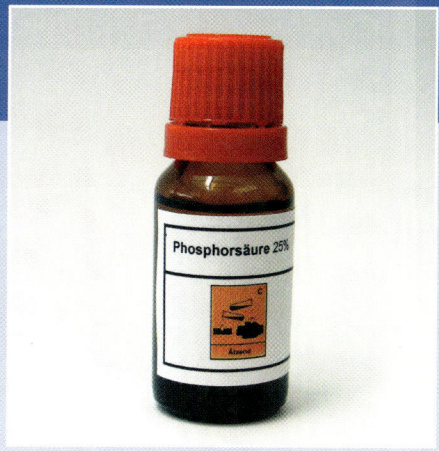

Phosphorsäure wird Cola und vielen anderen Erfrischungsgetränken verdünnt zugesetzt. Erstaunlicherweise zeigen Patienten, die das homöopathische Medikament aus Phosphorsäure benötigen, ein auffallendes Verlangen nach erfrischenden Getränken – und vor allem nach Cola.

- Gesunde Phosphoricum-acidum-Menschen sind lebensfroh und sehr kontaktfreudig. Es ist ihnen wichtig, Freundschaften zu entwickeln und Beziehungen gut zu pflegen, denn durch diese Verbindungen und dem damit verbundenen Austausch an Gedanken, Emotionen und Erfahrungen schöpfen sie positive Energien und Lebenslust.
- Der Abbruch dieser Kontakte durch zu langes Verreisen, Umzug oder Tod von Freunden, zerbrochene Liebesbeziehungen oder andere Unterbrechungen der für sie fast lebenswichtigen Verbindungen zu anderen kann diese Menschen so sehr belasten, dass sie schwach werden und erkranken.
- Sie können ihre Energiequellen nicht mehr aufladen – ihre Kontakte sind durchtrennt.
- Es ist ihnen nicht möglich, ihren Schmerz über den Verlust gut zu verarbeiten. Sie grübeln, trauern, vergraben sich in Melancholie und werden vom Kummer fast überwältigt.
- Phosphoricum acidum ist neben *Ignatia* und den Natriumsalzen ein weiteres wichtiges Arzneimittel für Beschwerden, die durch Kummer entstanden sind. Der Unterschied zu diesen zeigt sich hier in einer relativ schnell entstehenden Apathie und Schwäche.
- Interessant und für die homöopathische Differenzierung wichtig ist die Art dieser Patienten, auf gestellte Fragen zu antworten: Sie müssen sich entweder sehr lange ihre Antwort überlegen oder antworten abweisend, undeutlich oder überhaupt nicht passend zur Frage.
- Diese Reaktion zeigt uns ihr Phlegma, ihre geistige Benommenheit und Schwäche.
- Nicht nur die traurige Trennung von lieben Menschen – auch zu schnelles Wachstum (und damit verbundene Knochenschmerzen), zu viel Lernstress in der Schule, schwächende Krankheiten, Demütigungen oder erlebte Schrecksituationen können diese empfindlichen Menschen so sehr überlasten, dass sie aus ihrem Gleichgewicht geraten und erkranken können.
- Anfangs sind die Patienten noch reizbar und zeigen Stimmungsschwankungen, aber je länger ihr negatives Befinden anhält, umso desinteressierter werden sie.
- Sie wollen oft nur noch liegen, verlieren jegliche Anteilnahme, werden immer gleichgültiger und stumpfen ab.
- Ihre Sehleistung lässt nach, ihre Haare fallen aus, und passend zu dem immens empfundenen seelischen Druck des Kummers leiden sie häufig unter stark drückenden Schmerzen.
- Der Verfall wird von starkem, schmerzlosem Durchfall beschleunigt, der sie trotz langer Dauer zuerst gar nicht belastet, aber später doch immer mehr austrocknet und schwächt.
- Um dieses Defizit auszugleichen, bekommen sie ein auffallend starkes Verlangen nach erfrischenden Speisen und Getränken, vor allem Obst, Fruchtsäften und Cola, die das Fortschreiten ihres Zustandes aber nur gering abbremsen können.
- Sie verlieren mehr Flüssigkeit als sie zu sich nehmen und kollabieren zusehends.
- Stille, Gleichgültigkeit und Resignation stellen sich ein. Sie geben sich auf.

Phosphoricum acidum

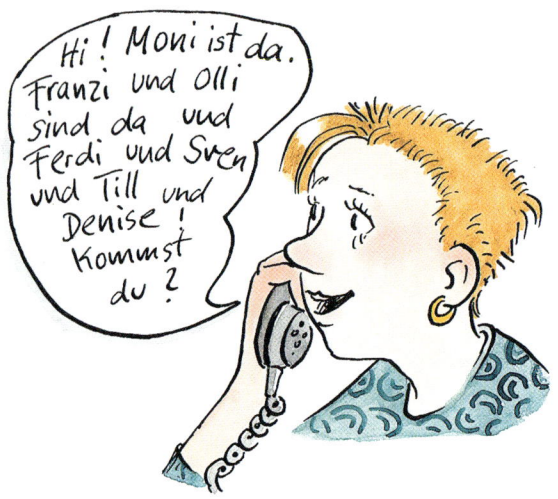

● Kontaktfreudige, fröhliche Menschen

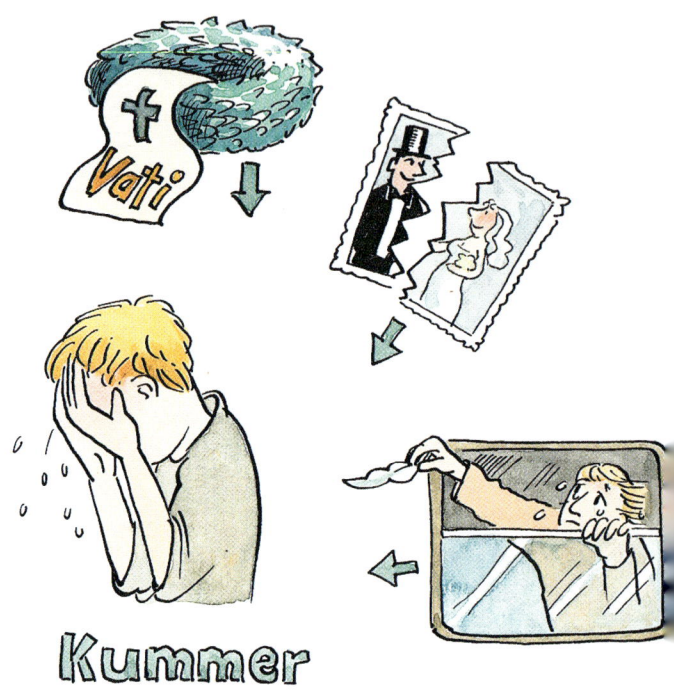

Kummer

● Beschwerden durch „Trennungen" – Beschwerden durch Tod von geliebten Personen, Liebeskummer oder Umzug

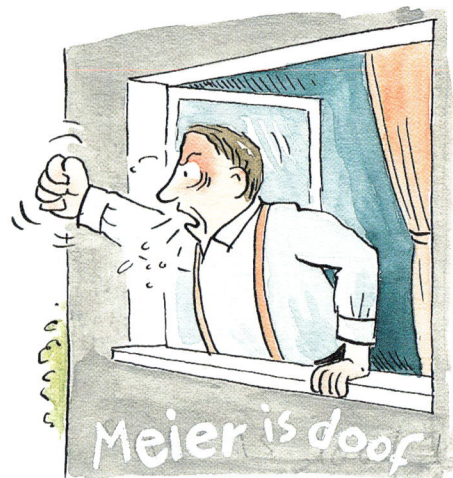

● Danach: Vermehrt reizbar

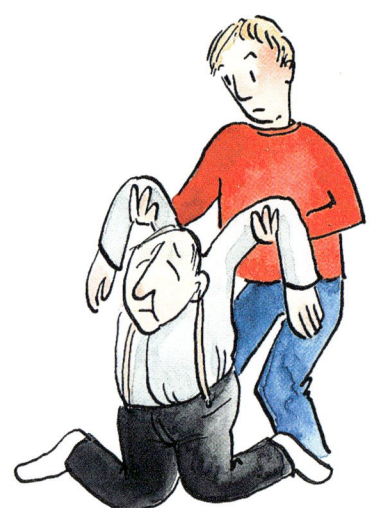

● Schwäche mit der Neigung hinzufallen

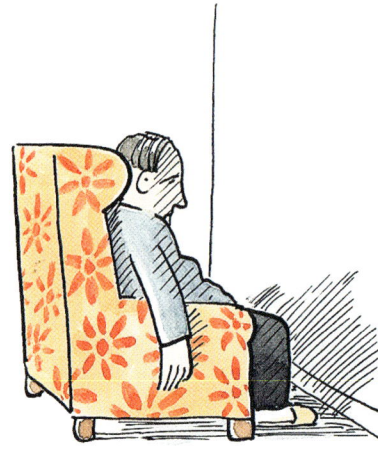

● Am Ende: Tiefe Apathie

Phosphoricum acidum

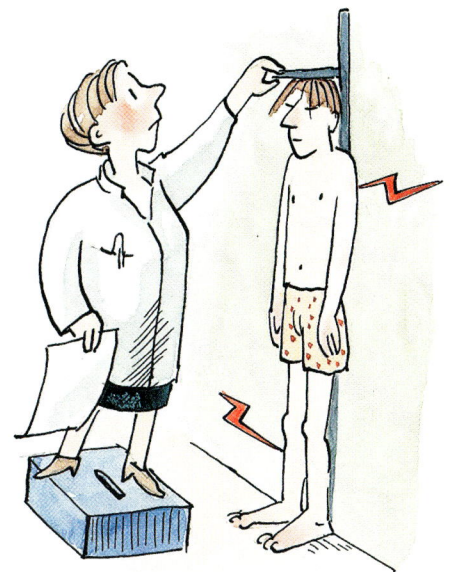

- Wachstumsschmerzen

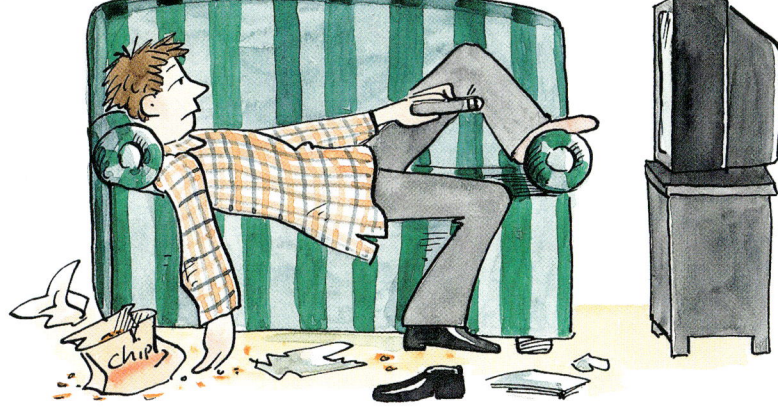

- Gleichgültigkeit, Lustlosigkeit – Langeweile in der Pubertät

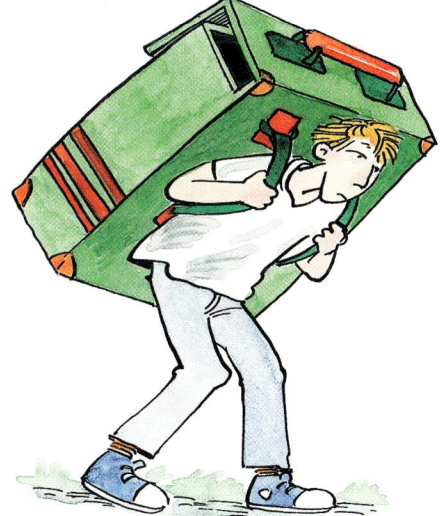

- Schwäche durch Überforderungen in der Schule

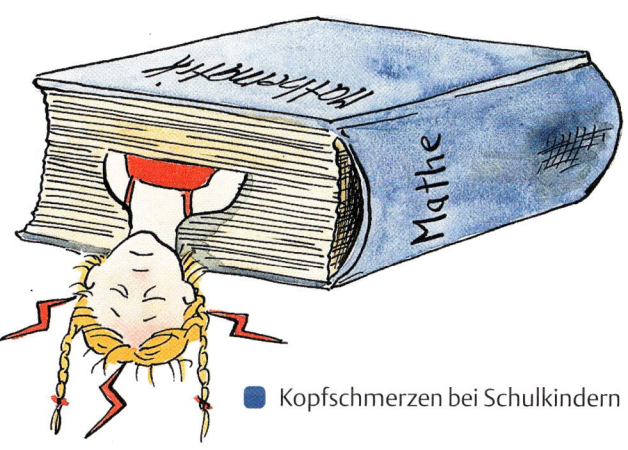

- Kopfschmerzen bei Schulkindern

Phosphoricum acidum

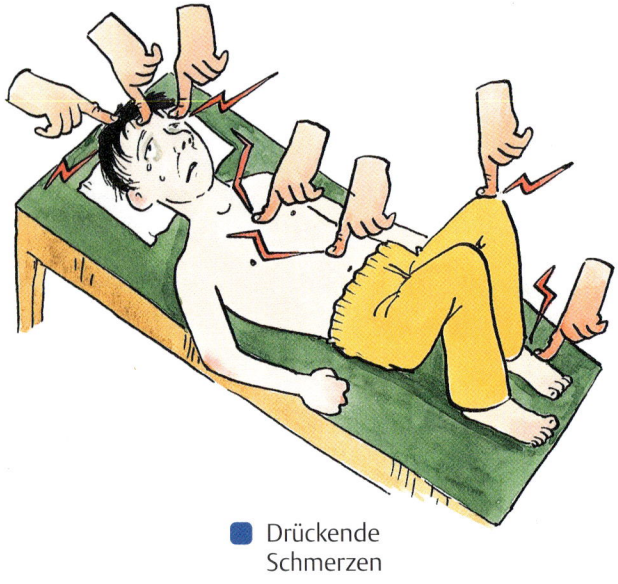

- Drückende Schmerzen

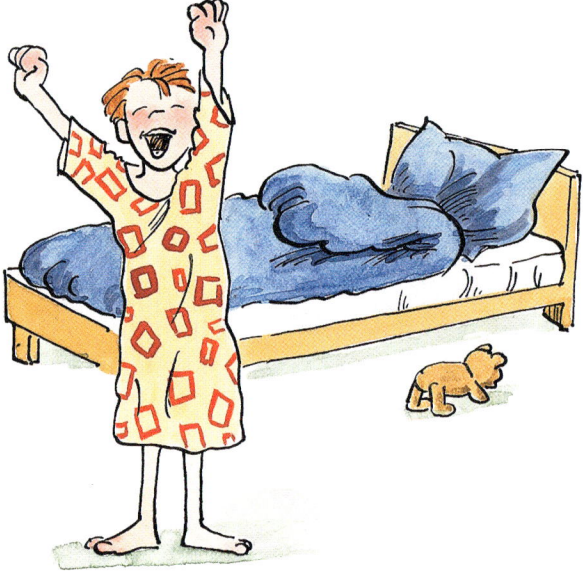

- Kurzer Schlaf bessert ihr Befinden

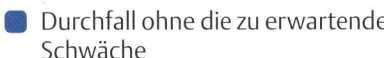

- Durchfall ohne die zu erwartende Schwäche

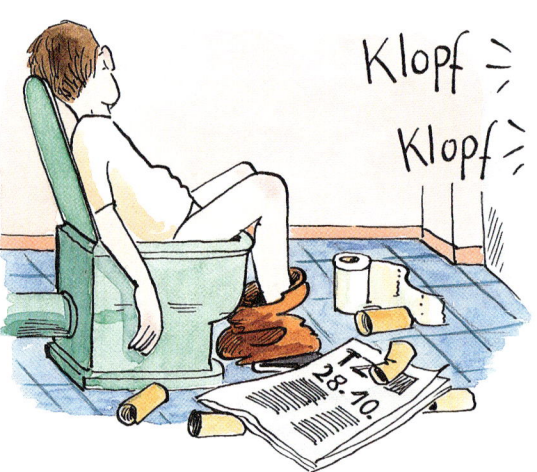

- Aber auch: Kollaps nach zu lang andauerndem Durchfall

Platinum metallicum
Platin

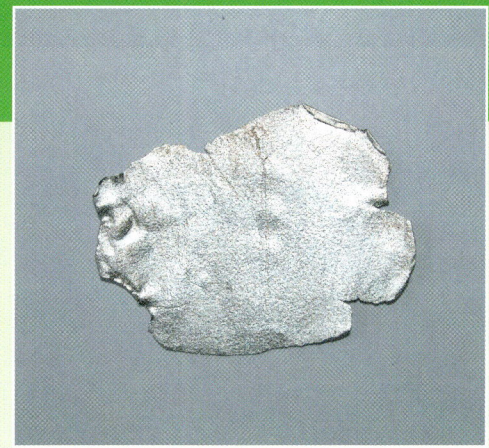

Platin kann sich chemisch schlecht mit anderen Stoffen verbinden und bleibt auf „Distanz". Es ist ein seltenes Edelmetall, wertvoller und härter sogar als Gold. Auch Platin-Menschen wahren auf Grund eines hohen Selbstwertgefühls oft eine Distanz zu anderen. Sie sind überzeugt, edler und besser zu sein und vermeiden Verbindungen zu Menschen, die in ihren Augen wertlos und einfach sind.

- Platin-Menschen zeigen schon in jungen Jahren ein intensives Verlangen nach Zärtlichkeiten, Liebe oder sogar Befriedigung ihrer früh erwachten sexuellen Triebe und suchen daher eine Beziehung, in der sie ihre romantischen, aber auch ihre starken sexuellen Leidenschaften gut ausleben können.
- Ihr übergroßes Verlangen nach Einheit, Liebesglück und Befriedigung ist jedoch oft so immens, dass kaum einer ihrer Partner die verlangten Intensitäten und Anforderungen lange aushält, sondern überfordert vor deren Potenz, Dominanz und Stärke flieht.
- Diese Flucht vor ihrer Persönlichkeit lässt bei Platin-Menschen ein Gefühl von Hochmut und Arroganz entstehen.
- Normale Personen kommen ihnen minderwertig, klein und schwach vor. Sie glauben, nun etwas wirklich Besonderes zu sein, ein größerer, stärkerer und besserer Mensch als andere – und werden sehr überheblich.
- Ihr arrogantes Auftreten wirkt sehr einschüchternd, sie entwickeln eine große Ausstrahlung und Anziehungskraft auf andere Menschen – halten diese aber auf Distanz.
- Platin-Menschen sind die geborenen Anführer und können im positiven Fall durch ihren starken Ehrgeiz, ihr klares zielstrebiges Wesen und ihre Autorität sehr viel erreichen.
- Die Schattenseite zeigt sich aber im Ausleben ihrer überheblichen und kalten Anteile. Durch ihre erlebten Enttäuschungen verhärten sie und verachten zunehmend die Masse der „kleinen" Durchschnittsmenschen.
- Auffallend dazu bekommen sie oft Sehstörungen, durch die ihnen ihre Umgebung irgendwie zu klein erscheint. Sie fühlen sich groß, stark und total überlegen.
- Ihre Verbitterung und ihr Hass auf die minderwertigen Menschen steigert sich in späteren Stadien so sehr, dass sie sogar gewalttätige Gedanken und Impulse entwickeln, die erst zurückgehalten werden, aber später auch ausbrechen können.
- Dieses kalte, eingebildete und hochmütige Wesen findet man aber nicht bei jedem Platin-Menschen!
- In frühen Stadien sind die Patienten einfach nur enttäuscht und zeigen eine versteckte Abneigung gegen die Gesellschaft und deren menschliche Schwächen. Sie lehnen es ab, mit anderen zu reden, ziehen sich stolz zurück und begeben sich in eine Art freiwilliges Exil, um Abstand zu den Menschen zu bekommen.
- Charakteristisch für körperliche Platin-Symptome sind passend zur Gemütsthematik verschiedene Vergrößerungs- oder Verkleinerungsgefühle. Die Patienten glauben, Teile ihres Körpers seien vergrößert oder im Gegenteil oft wie durch ein Band eingeengt und dadurch verkleinert.
- Das Verlassen ihrer gewohnten Höhe bereitet ihnen Schwierigkeiten und durch Bücken oder dem Herabsteigen von Treppen werden bei ihnen Schmerzen oder Schwindel ausgelöst.
- Als scheine dem Körper seine „hohe Position" nicht immer gut zu tun, zeigen sich aber auch drückende oder abwärtsdrängende Empfindungen vor allem im Abdomen und an den Genitalien.

Platinum metallicum

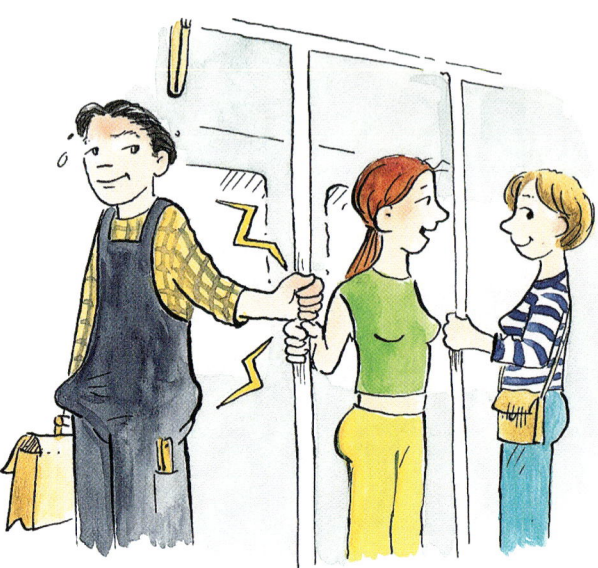

● Sexuelle Erregung schon bei geringster Berührung

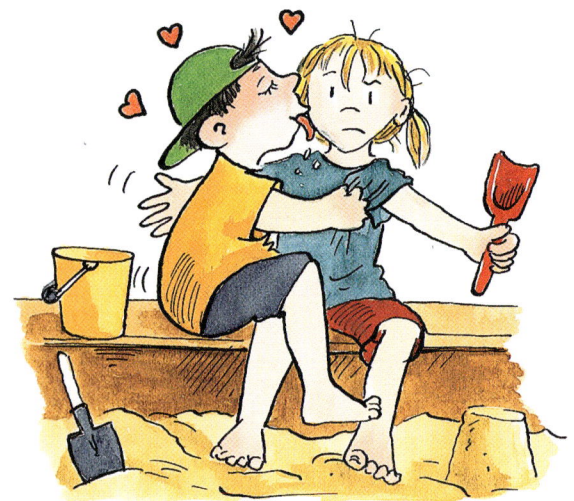

● Verlangen nach romantischen Beziehungen schon in jungen Jahren – früh erwachendes sexuelles Verlangen

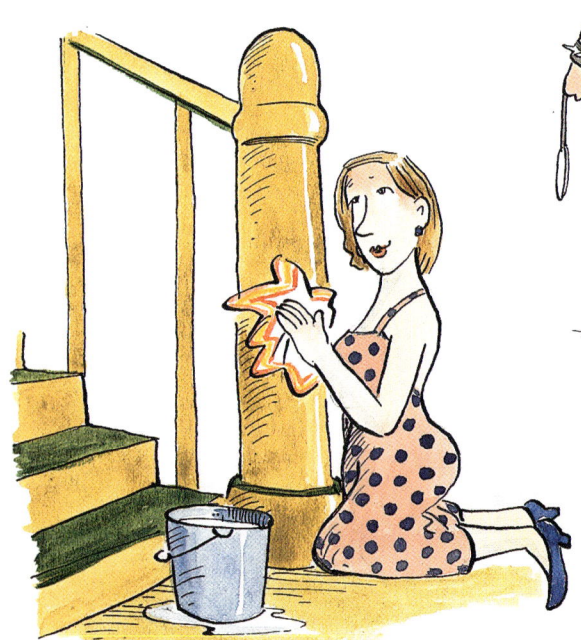

● Ihre Gier überlastet auf Dauer ihre Partner und vertreibt sie

● Drang zu sexuellen Perversionen

Platinum metallicum

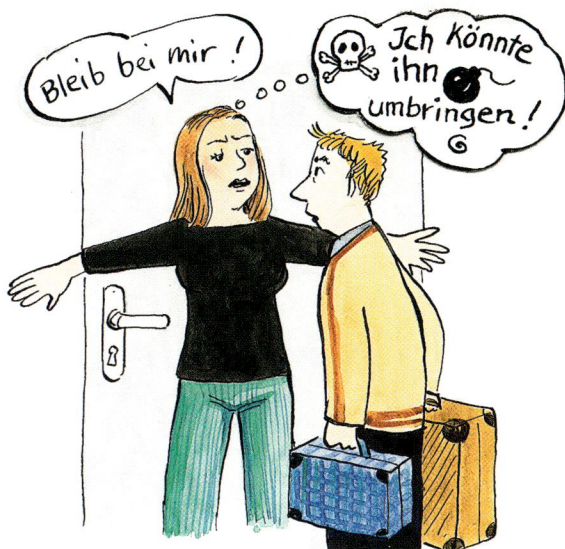

● Angst, vom Partner verlassen zu werden – aber auch Hass auf ihn und Impuls, ihn am liebsten umzubringen

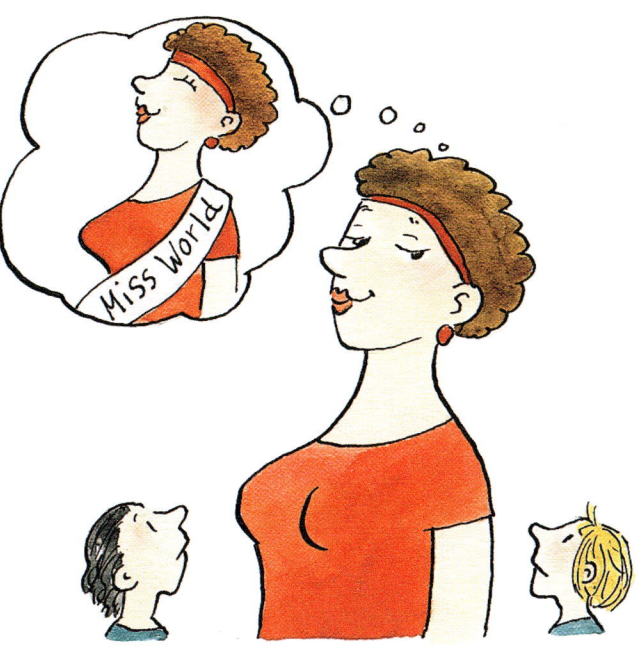

● Gefühl, größer zu sein als andere

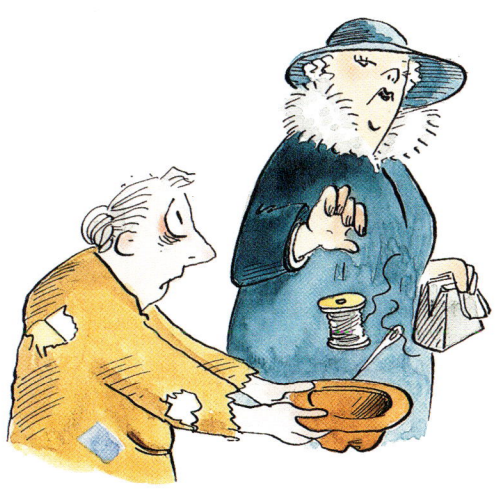

● Unverschämt und geringschätzig gegenüber anderen Menschen

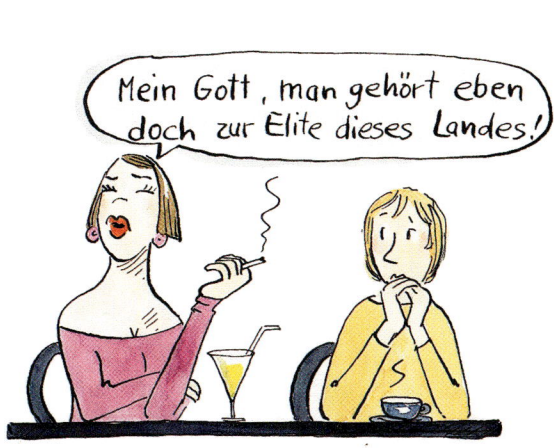

● Hochmütig und glauben, etwas Besonderes zu sein

Platinum metallicum

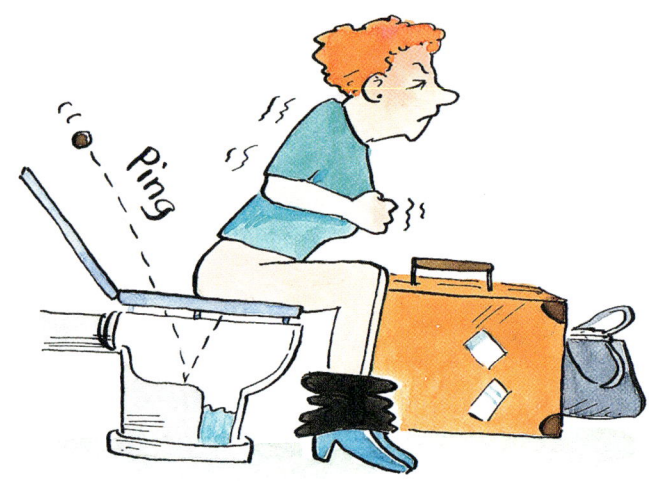
- Verstopfung auf Reisen

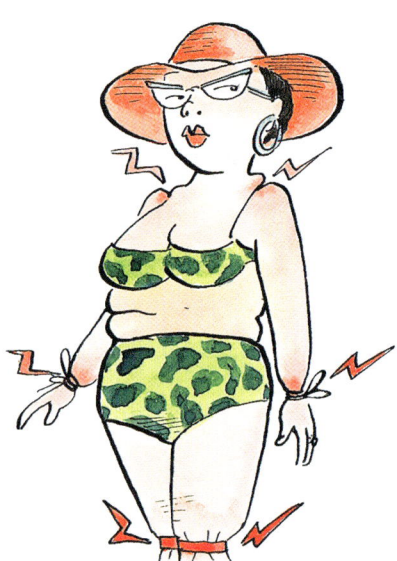
- Zusammenschnürungs- oder Bandgefühle am Körper

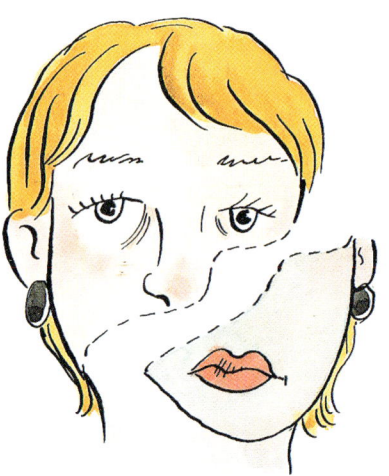
- Taubheitsgefühle am Kopf oder im Gesicht

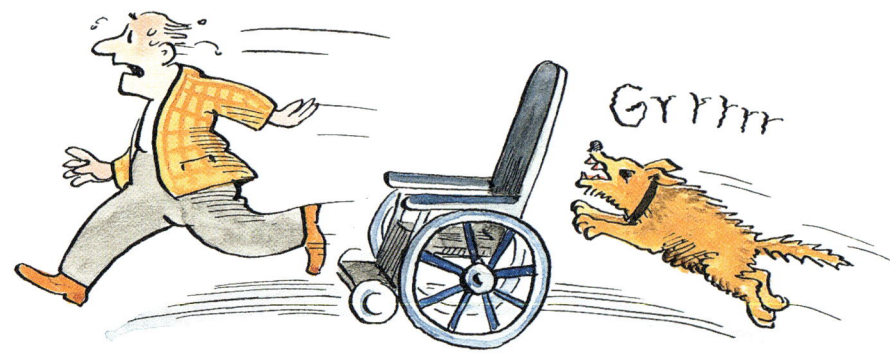
- Körperliche Beschwerden verschwinden, sobald geistige Symptome auftreten (und umgekehrt)

Psorinum

Nosode, hergestellt aus der Flüssigkeit von Krätzebläschen

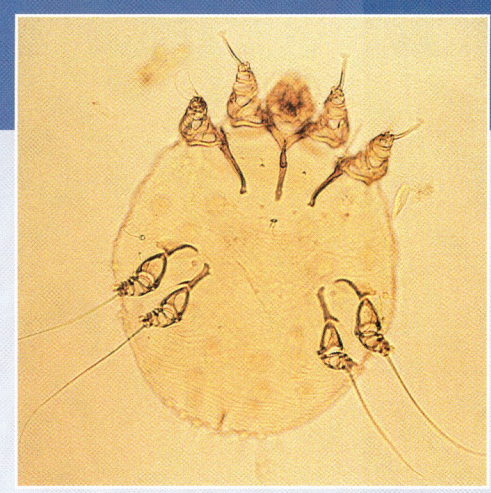

Durch eine zu geringe Nahrungsaufnahme beginnen Menschen zu frieren, werden erschöpft und in ihrer Abwehr so sehr geschwächt, dass Krankheitserreger (z. B. die Krätzemilbe) sich leicht im Körper einnisten können. Psorinum-Patienten zeigen ebensolche Mangelsymptome und bemühen sich, diese durch ständiges Essen wieder auszugleichen.

- Psorinum-Menschen fühlen sich arm. Arm nicht nur in materieller Hinsicht, sondern auch an positiven, bereichernden Ereignissen in ihrem Leben. Sie glauben, an allem zu kurz gekommen zu sein, nie etwas Gutes erfahren zu haben, sondern ständig vom Pech verfolgt zu werden.
- Diese andauernden, traurigen und selbstbemitleidenden Gefühle schwächen sie und machen sie zu wirklichen Pessimisten. Alles geht sowieso schief, sie resignieren und werden sehr depressiv.
- Durch ihre Schwäche sinkt ihre Abwehrfähigkeit, und sie werden oft krank. Ständig frieren sie, sind erkältet und leiden unter vielen hartnäckigen Hautproblemen.
- Auffällig ist, dass selbst wenn sie sich einmal wirklich überraschend gut fühlen, ihr Schicksal sie am nächsten Tag schon wieder eingeholt hat – und sie erneut erkranken lässt.
- Einem Psorinum-Menschen bleibt das Unglück auf den Fersen! Immer wiederkehrende Erkrankungen lassen sie verzweifeln, keine Therapie hilft wirklich, sie verlieren jeden Mut und glauben, nie wieder gesund werden zu können.
- Sie werden griesgrämig, klagen ständig und isolieren sich dadurch unfreiwillig.
- In ihrer entstehenden Einsamkeit entwickeln sie starke Unruhe und Ängste vor der Zukunft, vor Krankheiten oder weiterer Armut. Tiefe Hoffnungslosigkeit breitet sich in ihnen aus. Nichts scheint in ihrem Leben positiv zu verlaufen, es existieren nur Leid und schlechte Erfahrungen.
- Aus diesem Gefühl heraus, dass sowieso alles immer nur schlechter wird, glauben sie bald, nur noch durch Selbstmord einen Ausweg aus diesem trostlosen Leben zu finden.
- Psorinum ist jedoch nicht allein ein Arzneimittel für diese im Extrem beschriebenen Verlierertypen. Es kann auch in früheren Stadien bei weniger hoffnungslosen Zuständen angezeigt sein, wenn die Ängste, eine negativ werdende Lebenseinstellung oder beginnende körperliche Symptome darauf hinweisen.
- Klassisch erkennt man Psorinum-Patienten an ihrer mehr oder weniger ungepflegten Art. Ihre Haare sind fettig, ihre Kleidung kaputt oder verschmutzt, und sie scheinen geradezu unwaschbar zu sein im Gegensatz zu *Sulfur*-Patienten, die oft einfach nur zu faul zum Waschen sind.
- Durch anerzogene Sauberkeit und gesellschaftliche Ächtung können diese unsauberen Hinweise auf die Arznei aber abgeschwächt sein oder manchmal auch ganz fehlen.
- Psorinum ist wie *Sulfur* ein psorisches Mittel. Das bedeutet, dass der Patient selbst oder einer seiner Vorfahren an Krätze oder anderen Hautleiden erkrankt war.
- Durch die Unterdrückung dieser Hauterkrankungen zeigen sich oft über Generationen hinweg körperliche Erkrankungen oder Gemütssymptome, die häufig mit einem Mangel zu tun haben: Mangel an Körpertemperatur, Abwehrkräften, Lebenslust, Selbstvertrauen oder eben der Hygiene.

Psorinum

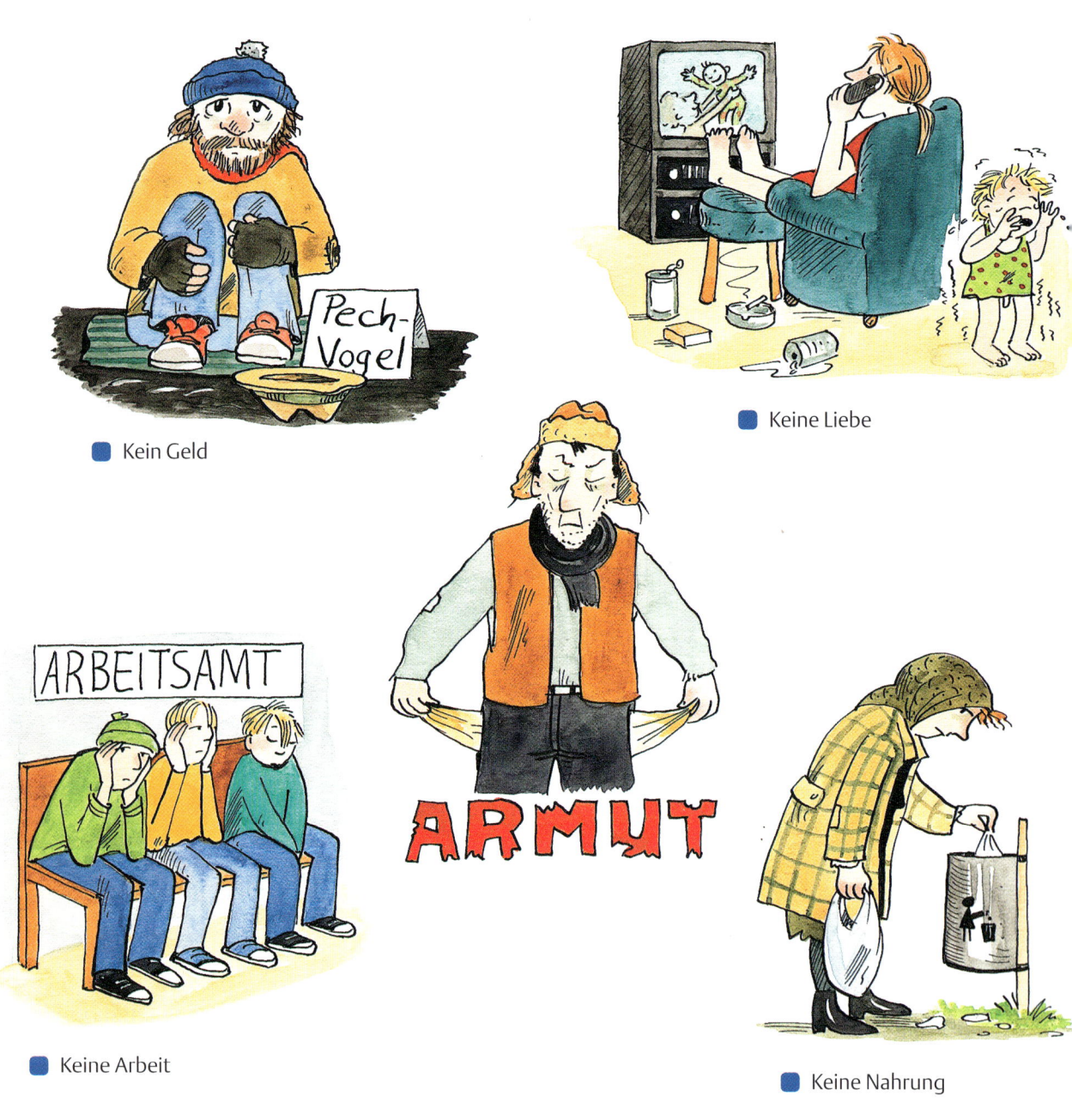

Psorinum

Angst

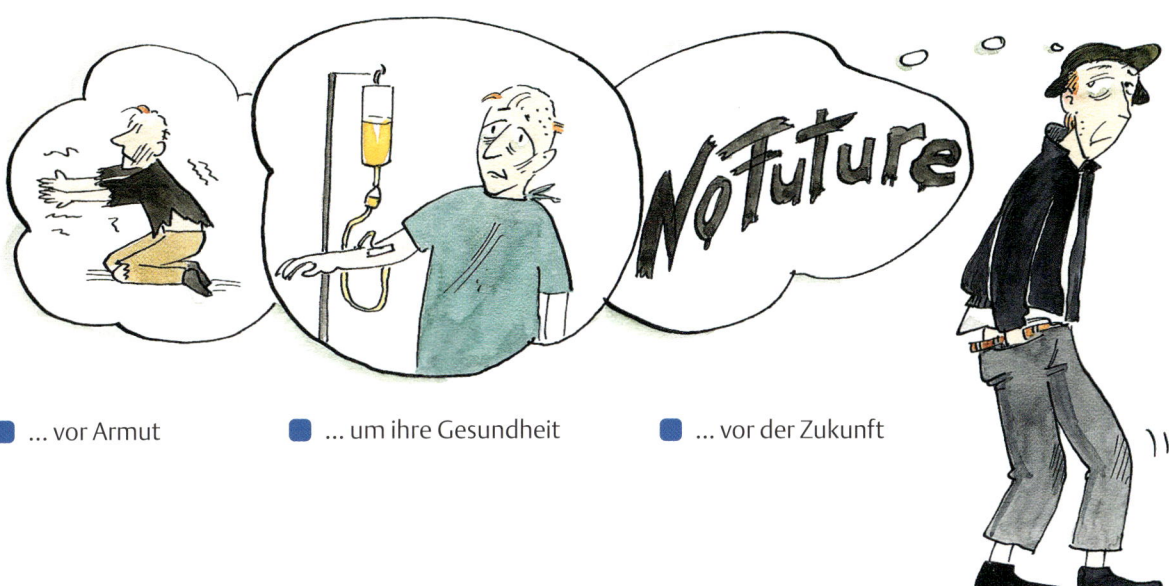

- ... vor Armut
- ... um ihre Gesundheit
- ... vor der Zukunft

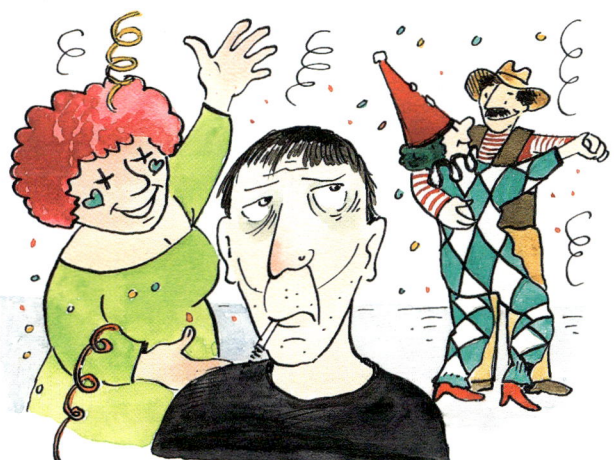

- Hoffnungslos, pessimistisch, griesgrämig

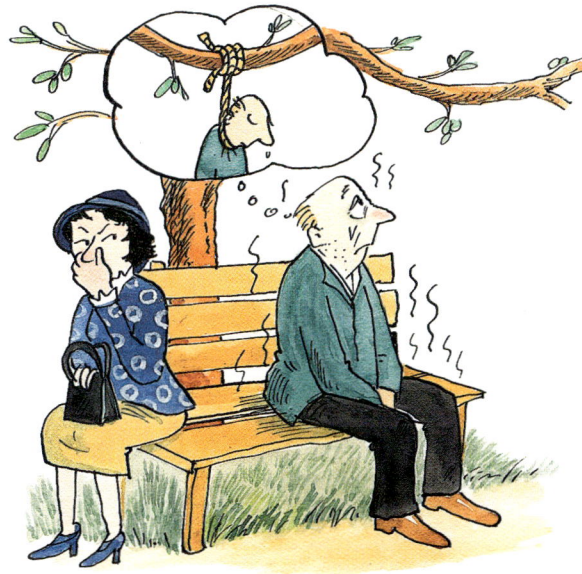

- Trias: Depressionen, Suizidneigung, stinkender Geruch

Psorinum

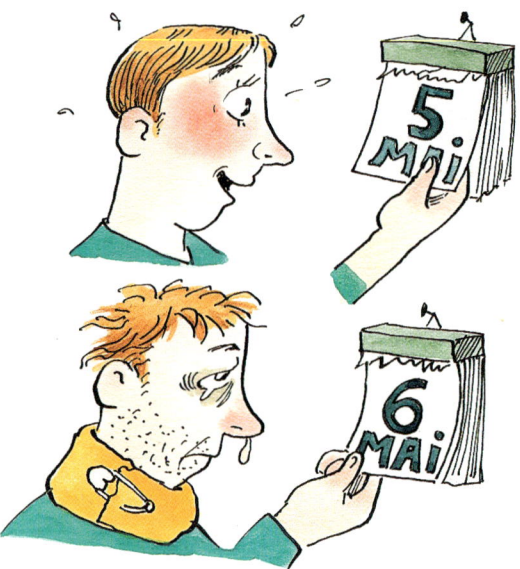

● Fühlt sich unerklärlich gut an dem Tag, bevor er krank wird

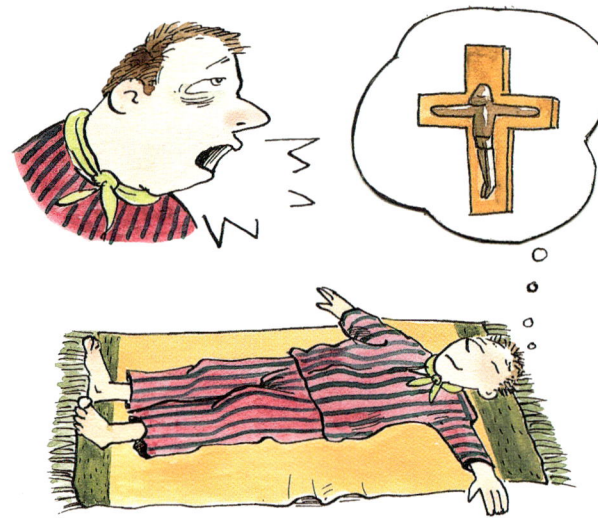

● Atemwegsbeschwerden, die sich bessern, wenn er sich wie gekreuzigt auf den Rücken legt

Hauterkrankungen

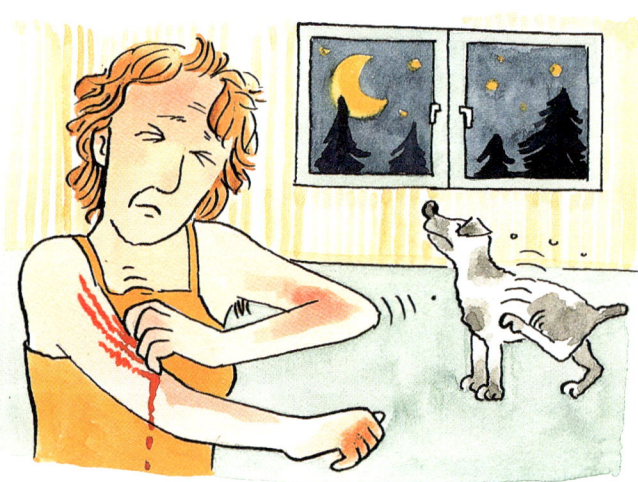

● Starker Juckreiz, muss kratzen, bis es blutet

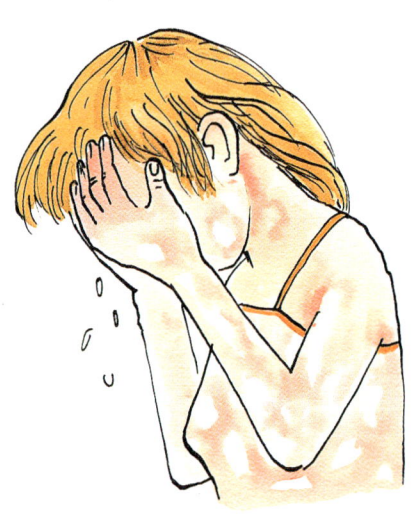

● Verzweiflung durch Jucken der Haut
Glaubt, nie wieder gesund zu werden

Pulsatilla

Küchenschelle

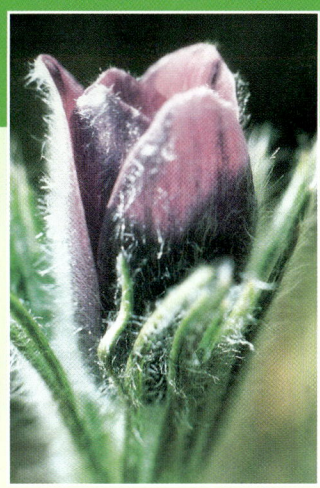

Pulsatilla ist eine kräftige und biegsame Pflanze, die bevorzugt in kleinen „Familiengruppen" wächst. Nach ihrer Befruchtung gedeiht sie und wird größer, aber nachdem der Wind ihren Samen fortgetragen hat, sinkt sie wieder in sich zusammen. Auch Pulsatilla-Patienten leben gerne in ihrer Familie und blühen durch Schwangerschaft und Kinder enorm auf. Wenn die Kinder aber wieder aus dem Haus gehen, leiden sie sehr und können krank werden.

- Pulsatilla ist ein Heilmittel für sanfte, milde und oft sehr angenehme Patienten. Meistens, aber nicht immer, sind dies Frauen.
- Sie suchen ihr Glück in der Bindung an andere Menschen, lieben ihr Heim, die Geborgenheit der Familie, heiraten früh und wollen am liebsten ganz viele Kinder bekommen.
- Es sind nachgiebige, schüchterne und gutmütige Menschen mit einem weichen Charakter, und das macht sie für andere oft liebenswert. Auf Grund dieser Weichheit und einer gewissen Willenlosigkeit sind sie gut formbar. Sie passen sich leicht an, glauben schnell, was man ihnen sagt, und durch ihr ebenso schwaches Selbstbewusstsein sind sie empfänglich für den Willen anderer Menschen, dem sie sich oft unterordnen.
- Das Wichtigste für sie ist das Wohl und die Stabilität der Familie, eigene Bedürfnisse oder Meinungen werden dafür demütig zurückgestellt. Wie die Pulsatilla-Pflanze sich im Wind wiegt und nach Halt sucht, so suchen Pulsatilla-Menschen nach Halt durch das eigene Heim, die Familie oder die Gemeinschaft einer Ehe. Ohne diese Stützen fühlen sie sich schnell hilflos.
- Pulsatilla-Menschen opfern sich sehr für andere auf. Bekommen sie aber auf Dauer das Gefühl, dass ihnen zu wenig Beachtung zurückgeschenkt wird, oder dass ihnen der so wichtige familiäre Halt entzogen wird, so werden sie sehr betroffen und traurig.
- Wieder vergleichbar mit dem Schwanken der Pflanze im Wind, verlieren sie zusehends ihre milde Gemütsverfassung – und wechseln nun auch einmal in die andere „Windrichtung". Ihre Laune gerät schnell von einer friedlichen Stimmung in einen ärgerlichen Wutanfall, und sah man eben noch eine lachende Frau vor sich, so bricht sie im nächsten Moment plötzlich in Tränen aus oder kann unerwartet reizbar und dickköpfig sein.
- Sie vermissen einfach das wohltuende Gefühl, auch einmal von anderen Liebe zu empfangen und fordern durch dieses Verhalten ihre dringend benötigte Zuwendung ein.
- Das Grundgefühl dahinter ist eine enorme Angst, verlassen werden zu können. Sie klammern an dem Partner oder an der Familie, und alles, was diese Verbindungen bedroht, fordert ihre aktive trotzige Reaktion heraus.
- Auf der körperlichen Ebene leiden Pulsatilla-Patienten oft unter Störungen des Blut- und Hormonkreislaufs.
- Sie zeigen eine besondere Anfälligkeit für Beschwerden der weiblichen Geschlechtsorgane, was den bedeutenden Bezug von Pulsatilla zu Themen der Weiblichkeit und Mütterlichkeit hervorhebt, denn häufig beginnen ihre Erkrankungen bereits in der Pubertät und werden durch Menstruation, Schwangerschaft, Geburt, den Auszug ihrer Kinder aus dem gemeinsamen Heim oder in den Wechseljahren verschlimmert.
- Die Veränderlichkeit im Wesen der Menschen zeigt sich auch körperlich in sehr wechselhaften Symptomen. Typisch ist der häufige Wechsel der Schmerzart oder des Schmerzortes.

Pulsatilla

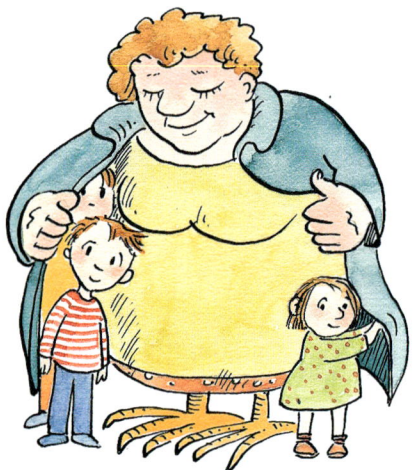

- Milde, nachgiebige Familienmenschen

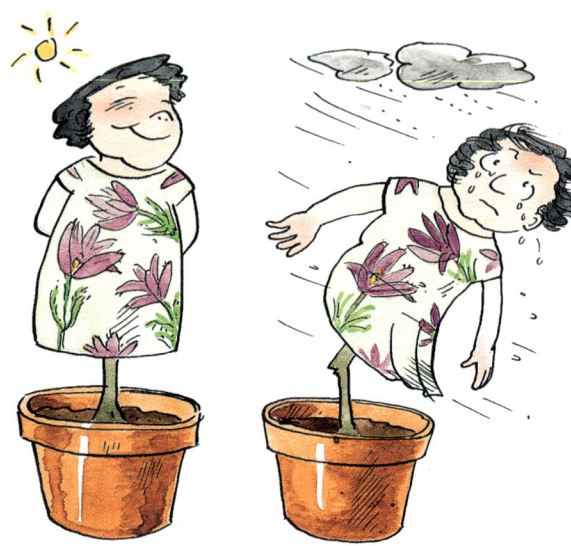

- Wechselhafte Stimmungen

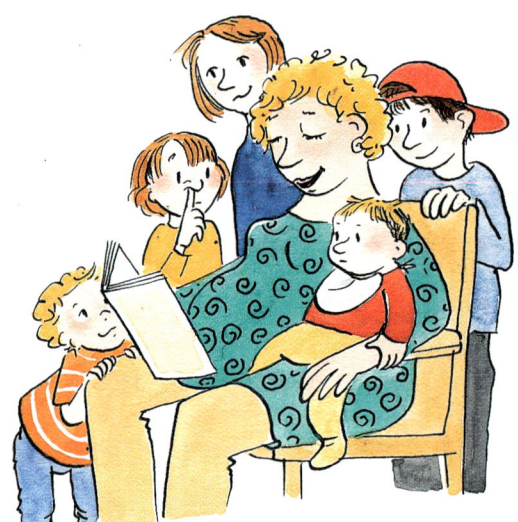

- Glücklich über ihre Schwangerschaft – Schwangerschaftsbeschwerden

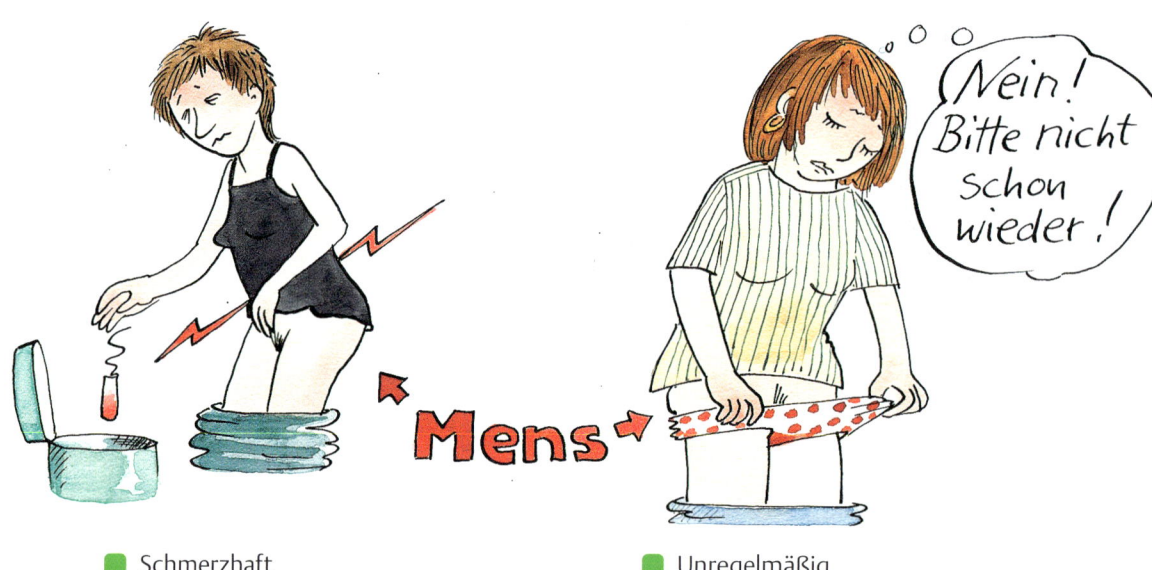

- Schmerzhaft
- Unregelmäßig

Pulsatilla

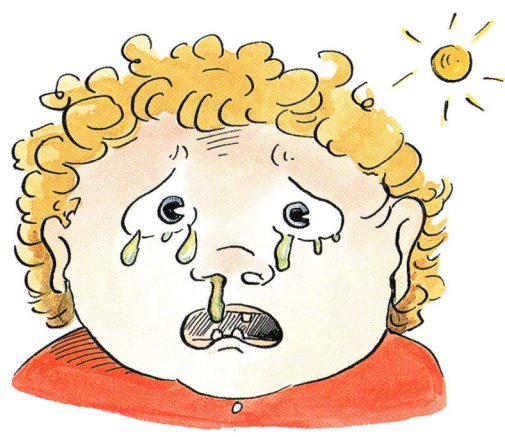

● Grün-gelbe Absonderungen

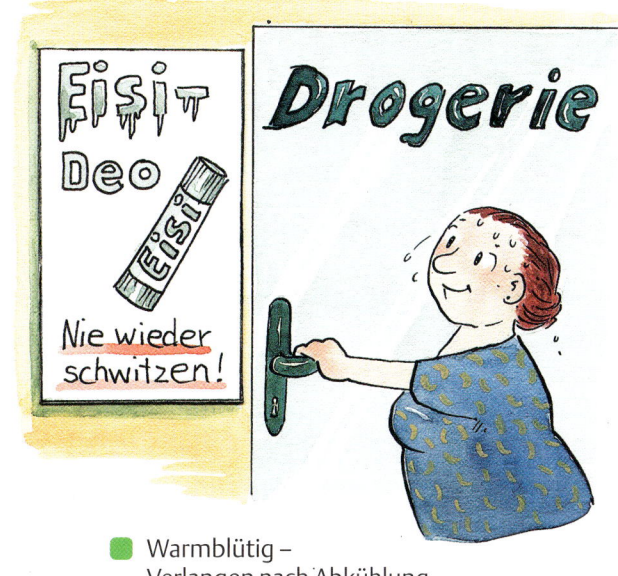

● Warmblütig – Verlangen nach Abkühlung

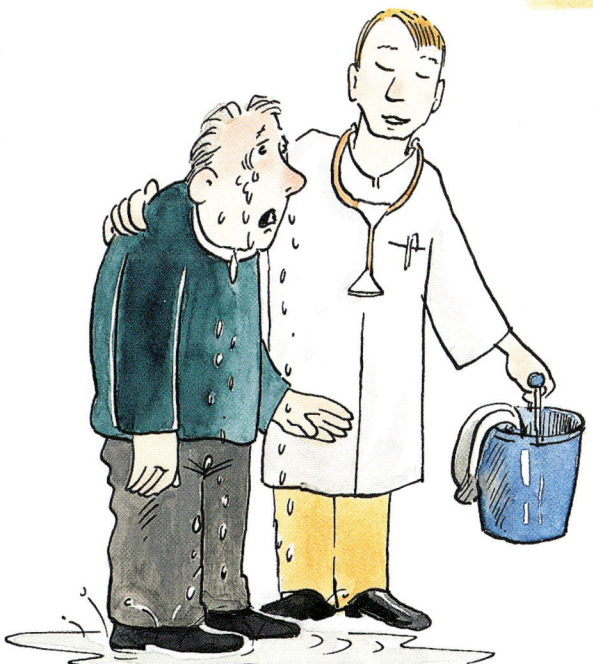

● Weint, wenn er von seiner Krankheit erzählt – weint oft grundlos

Pulsatilla

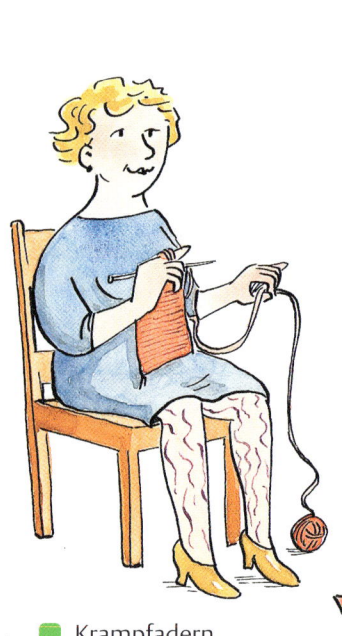
● Krampfadern

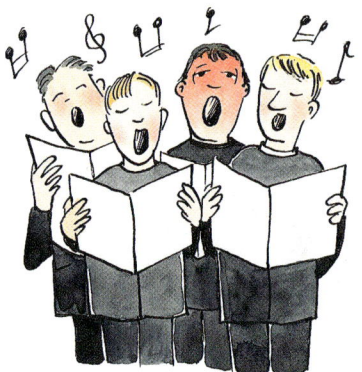
● Schnelles Erröten

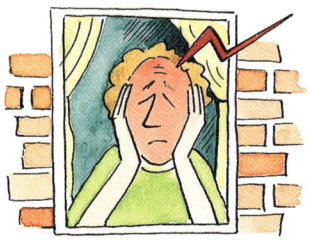
● Kopfschmerzen ...

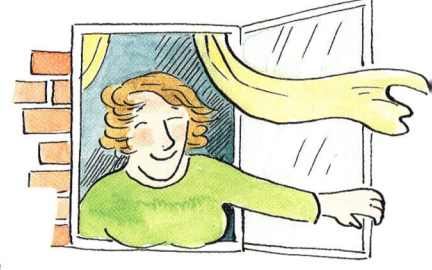
● ... besser durch frische Luft

Kreislauf

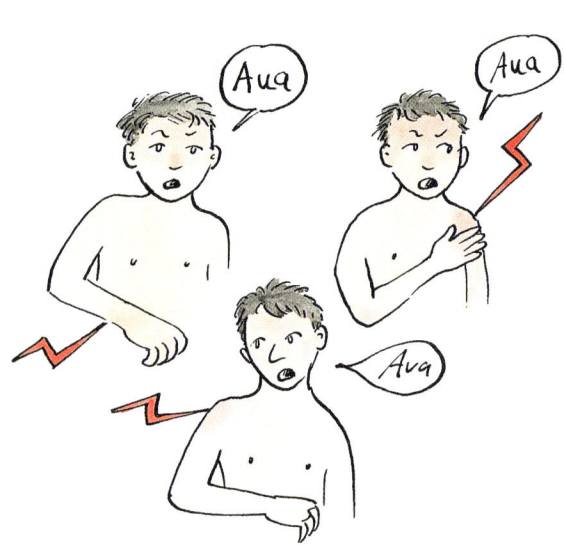
● Wandernde Beschwerden

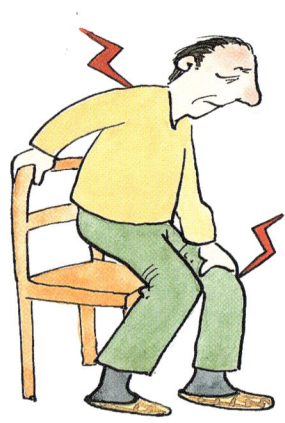
● Rheumatische Schmerzen – erste Bewegung verschlimmert ...

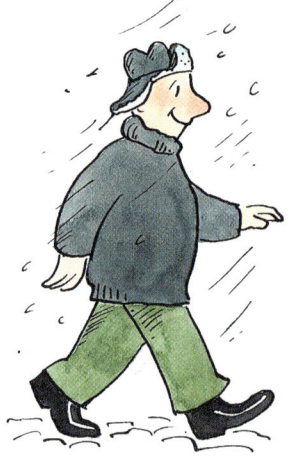
● ... fortgesetzte Bewegung bessert den Schmerz

Rhus toxicodendron

Giftsumach

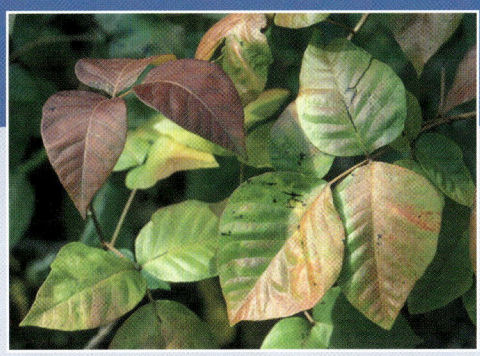

Durch Kontakt mit der Pflanzenmilch bilden sich auf der Haut stark juckende und brennende Blasen. Dies gibt uns einen Hinweis auf die Einsatzmöglichkeiten des homöopathischen Medikamentes bei blasenförmigen Ekzemen, Herpes, Gürtelrose oder auch Verbrennungen.

- Rhus toxicodendron ist ein bekanntes Arzneimittel für akute Beschwerden von Muskeln, Sehnen und Gelenken, die oft in Folge einer Überanstrengung auftreten – sei es durch eine direkte kurze und zu heftige Überlastung oder nach zu lang andauernder Überforderung des Bewegungsapparates.
- Die Symptome entstehen z. B. nach dem Heben einer zu schweren Last oder nach einem zu anstrengenden, länger andauernden sportlichen Wettkampf. Die Belastbarkeit der körperlichen Strukturen wird überschritten, so dass die Patienten daraufhin unter heftigen Schmerzen und einer Steifheit in den betroffenen Körperteilen leiden.
- Paradox hierbei ist einerseits die auftretende Steifigkeit, die eine dringende Erholung und ein Ruhebedürfnis anzeigt, aber andererseits die auffallende Besserung der Beschwerden durch fortgesetzte Bewegungen, die diesem Ruhebedürfnis eigentlich widersprechen.
- Auf Grund dieser Charakteristik sind die Patienten stets sehr ruhelos und gezwungen, sich trotz ihrer Schmerzen immer zu bewegen. Ständig versuchen sie, ihre Position zu ändern, denn ein längeres Innehalten ist ihnen nicht möglich. Man erkennt solche Menschen an ihrem unruhigen Umherrutschen auf dem Kinositz oder der Unfähigkeit, längere Zeit bei einer Feier, Versammlung oder homöopathischen Anamnese auf dem Stuhl sitzen zu bleiben. Sie müssen sich einfach bewegen!
- Dabei fällt auf, dass ihnen die ersten Bewegungen noch ziemlich schwer fallen und von Steifigkeit und Schmerz geprägt sind, aber weitere, fortgesetzte Bewegungen ihre Leiden spürbar verringern, ähnlich einer Maschine, die erst einmal langsam in Gang kommt und noch unter ihrer eigenen Steifheit „ächzt", aber bei weiterer Bewegung immer leichter läuft.
- Alle Beschwerden bessern sich durch Wärme oder Hitze, und die Patienten lieben warmes Wetter oder ein heißes Bad. Die damit verbundene Mehrdurchblutung und Lockerung ihres Gewebes verschaffen ihnen wohltuende Erleichterung. Kälte und feuchtkaltes Wetter verschlechtern dementsprechend ihre Symptomatik.
- Neben diesen akuten Einsatzmöglichkeiten gibt es auch einen chronischen Rhus-toxicodendron-Zustand, der durch eine vergleichbare Ruhelosigkeit gekennzeichnet ist.
- Diese entsteht hierbei aber nicht durch akute Schmerzzustände, sondern auf Grund des Gefühls, gefangen und eingeengt zu sein. Woher kommt dieses Gefühl?
- Rhus-toxicodendron-Menschen bekamen meist wenig Wärme und Liebe im elterlichen Heim oder in einer späteren Lebenssituation (Ehe), und ihr Leben richtete sich darauf aus, einfach nur gut und ohne zu klagen zu funktionieren.
- Wie eine Maschine mussten sie immer nur ihre Arbeiten verrichten, ohne dabei Empfindungen zeigen und empfangen zu dürfen.
- Diese familiäre Kälte sehen wir als Grundlage vieler verschiedener Arzneimitteltypen und Pathologien, aber speziell bei Rhus-toxicodendron-Menschen entwickelt sich das ruhelose Verlangen, dieser repressiven Situation entfliehen zu wollen.
- Gelingt ihnen dieses Vorhaben nicht und werden sie zur „Steifheit" in ihrem Leben gezwungen, so werden sie krank, leiden unter vielen Schmerzen und einer körperlichen, aber später auch zunehmend geistigen „Steifigkeit".

Rhus toxicodendron

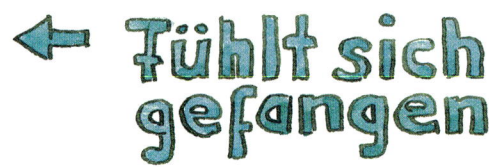

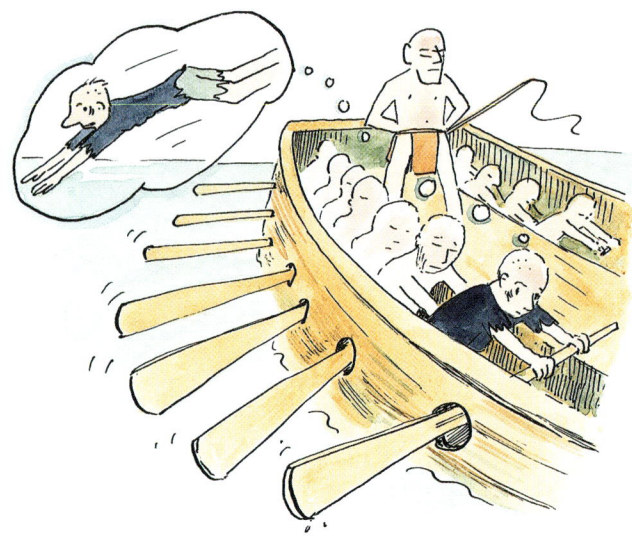

- Versucht zu fliehen

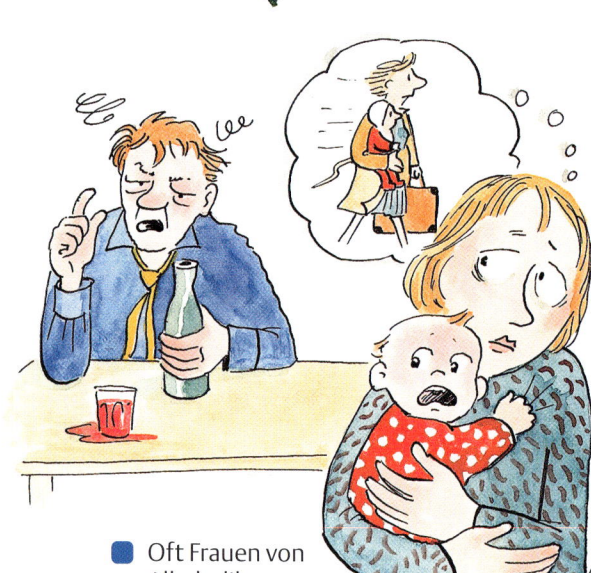

- Oft Frauen von Alkoholikern

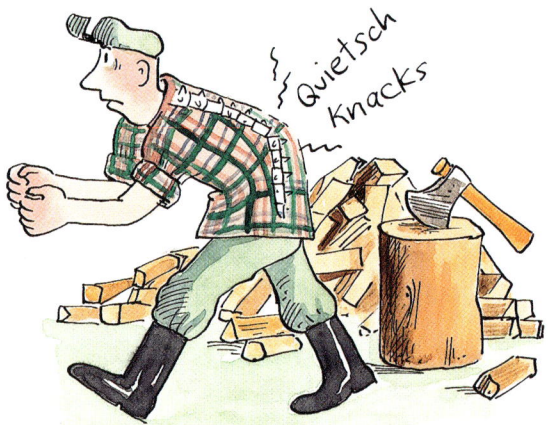

- Beschwerden durch Überanstrengungen

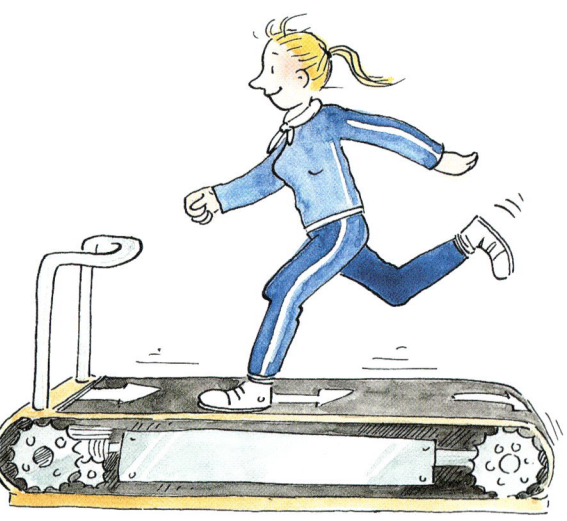

- Ruhelos, immer in Bewegung

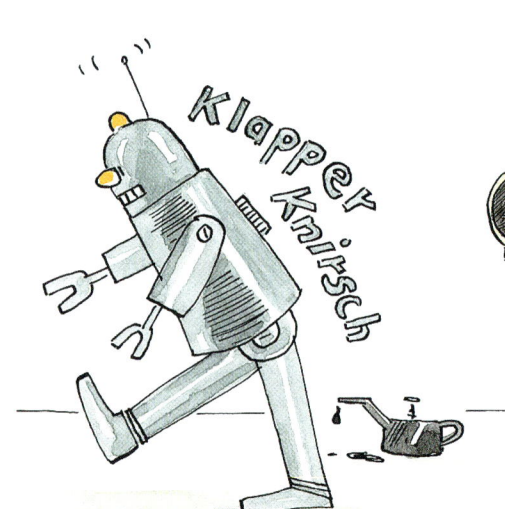

- Steife Gelenke

Rhus toxicodendron

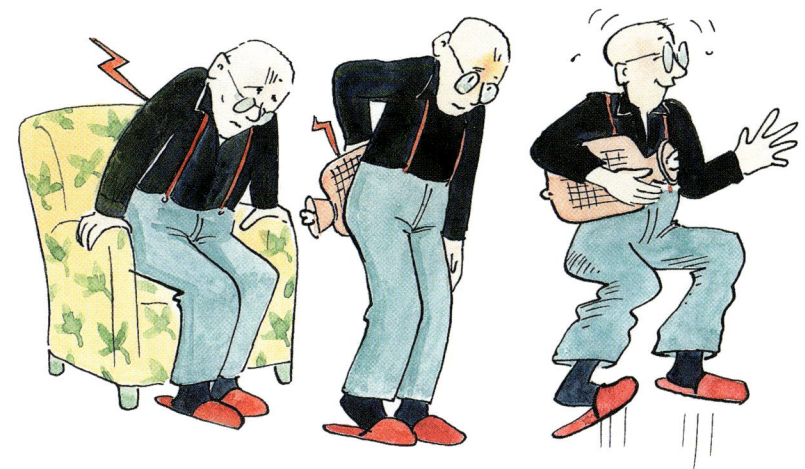

- Beginn der Bewegung verschlimmert – fortgesetzte Bewegung bessert die Schmerzen

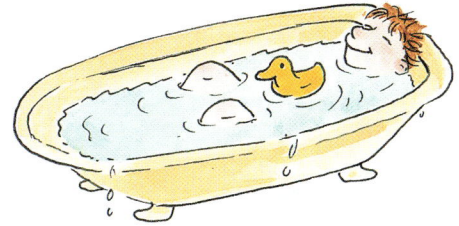

- Wärme bessert

Steifheit und Schmerzen

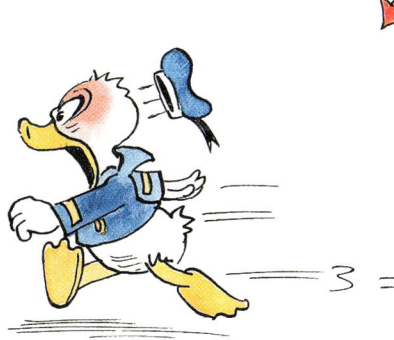

- Verbunden mit Ruhelosigkeit und Reizbarkeit

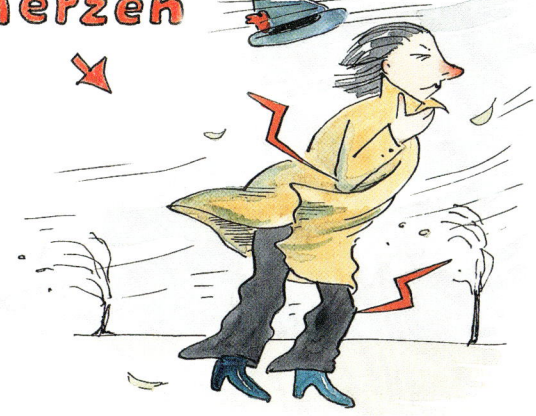

- Kälte und nasses Wetter verschlimmern

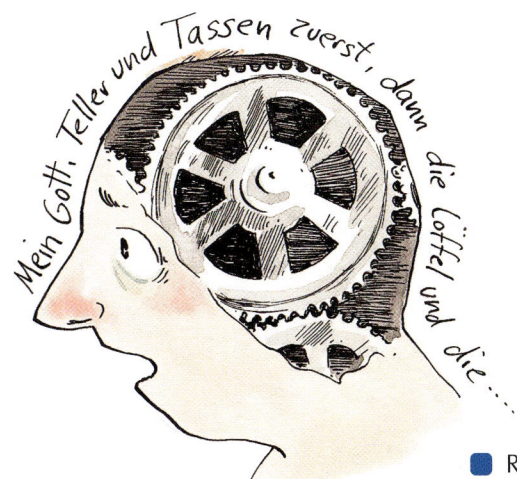

- Rituelles, zwanghaftes Verhalten – mechanisch-steife Art zu denken

Rhus toxicodendron

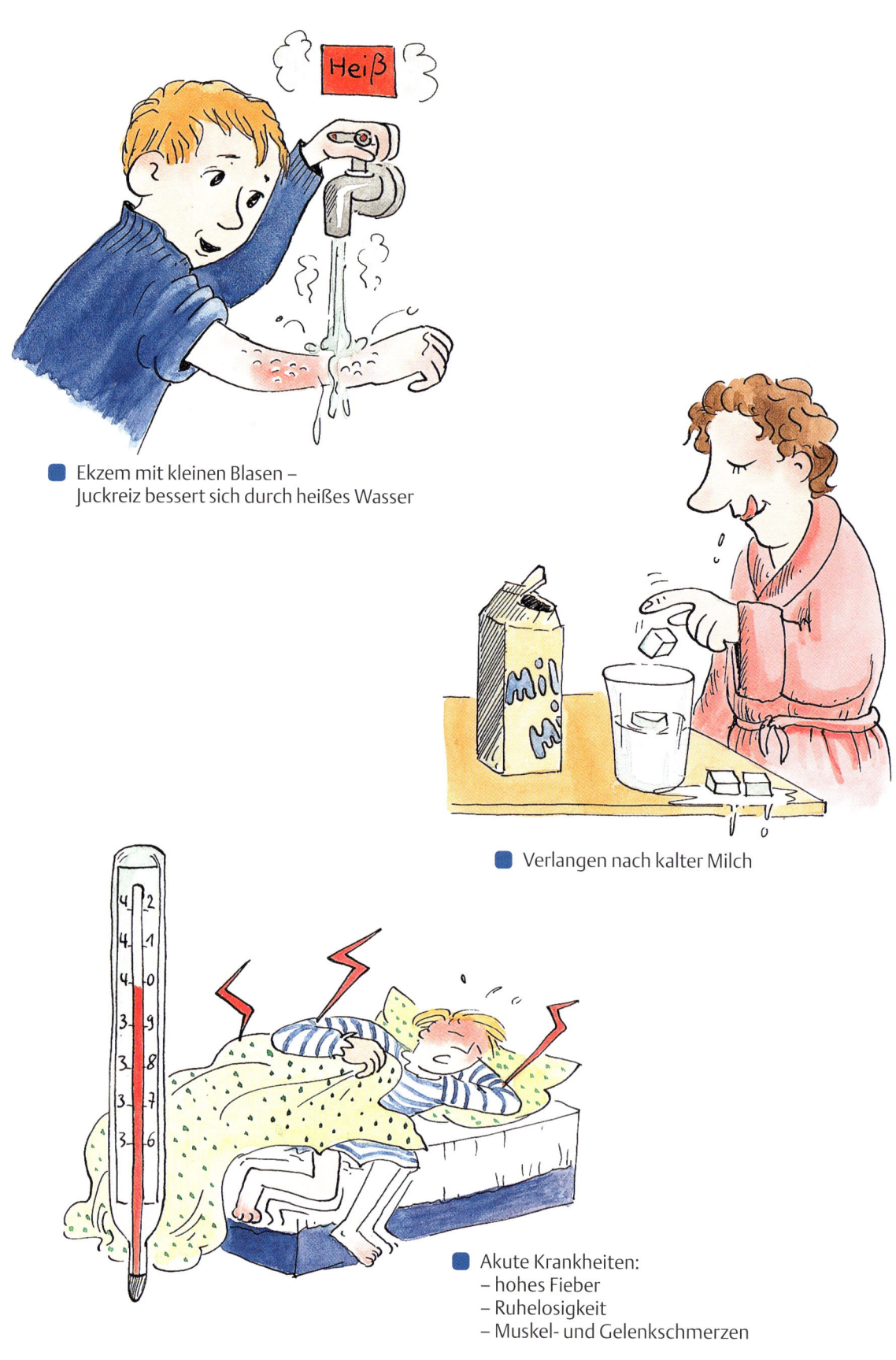

- Ekzem mit kleinen Blasen – Juckreiz bessert sich durch heißes Wasser
- Verlangen nach kalter Milch
- Akute Krankheiten:
  – hohes Fieber
  – Ruhelosigkeit
  – Muskel- und Gelenkschmerzen

Sepia

Getrockneter Inhalt des Tintenfischbeutels

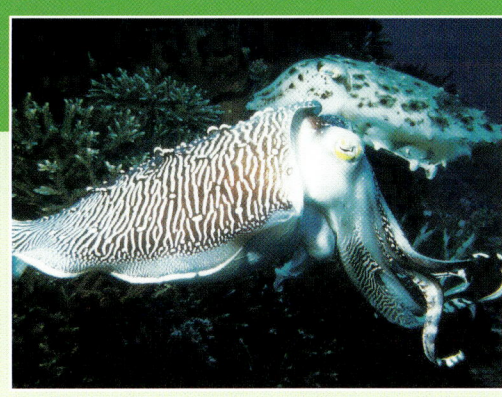

Tintenfische zeigen Verhaltensweisen, die den Eigenschaften von Sepia-Menschen sehr ähneln. Die Tiere brauchen ihren Freiraum und eine gewisse Distanz zu anderen Fischen. Wenn sie bedrängt oder bedroht werden, verspritzen sie dunkle Tinte, ebenso wie der Sepia-Mensch mit verletzenden Worten um sich „spritzen" kann, um andere auf Abstand zu halten.

- Sepia ist eines der bekanntesten homöopathischen Arzneimittel für Frauen – kann aber (wenn auch seltener) genauso gut für Männer angezeigt sein.
- Sepia-Menschen sind oft stolze, sich abgrenzende, leicht distanzierte Personen, denen es wichtig ist, ihr Ich, ihren Willen und damit ihre Würde zu bewahren. Sie benötigen viel Freiheit, gehen gerne ihren eigenen Weg und versuchen, ihre Persönlichkeit möglichst gut zu entfalten.
- Viele Sepia-Menschen sind ehrgeizig, streben eine unabhängige berufliche Stellung an und investieren ihre Kraft in den Aufbau einer Karriere. Ein anderer Teil zieht demgegenüber lieber privates Glück dem beruflichen Weg vor, heiratet und bekommt früh Kinder. Auf diesen beiden Lebenswegen können Sepia-Menschen sehr zufrieden, ausgeglichen und glücklich werden.
- Schwierig wird es aber, wenn sie nicht genügend Freiraum und Zeit für sich bekommen oder wenn sie gezwungen werden, in ihren beruflichen oder privaten Bindungen Dinge gegen ihren eigenen Willen zu tun.
- Sie fühlen sich dann ausgenutzt, in ihrer Würde missachtet, sind enttäuscht und werden krank. Es ist eine frustrierende Situation. Plötzlich müssen sie erkennen, dass sich ihre ganzen Vorstellungen vom Leben nicht erfüllen werden. Sie stecken fest in einer einengenden Ehe oder einem einengenden Beruf – für ihre Selbstverwirklichung bleibt keine Zeit. Hier zeigt sich ein weiterer Bezug zum Tintenfisch, da auch er schlecht in Gefangenschaft zu halten ist.
- Sie werden nun immer reizbarer, schnell wütend und brechen schon bei Kleinigkeiten in Tränen aus. Alles wird ihnen zu viel. Die Nähe anderer Menschen ist ihnen zuwider, sie sträuben sich gegen tröstende Umarmungen und andere körperliche Kontakte.
- Aus ihrer defensiven, verletzten Haltung heraus beginnen sie nun auch anzugreifen. Sie erkennen schnell die Schwächen anderer Menschen und treffen sie genau dort mit sarkastischen, verletzenden Bemerkungen.
- Durch die zunehmende Frustration, Überlastung und dem Gefühl, doch nichts ändern zu können, werden sie schließlich depressiv und allem gegenüber gleichgültig. Die einst so stolzen, würdevollen Menschen brechen zusammen und erschlaffen. Ihre Familie, ihre Kinder, ihre Arbeit – alles wird ihnen egal. Sie möchten nur noch allein sein, fühlen sich ausgelaugt und werden in späten Stadien der Pathologie immer apathischer.
- Die Erschlaffung zeigt sich auch in körperlichen Beschwerden. Der Darm ist ohne Spannung und oft verstopft, Muskeln, Bindegewebe und Haut werden weich und schlaff. Bei Frauen drängt die Gebärmutter herab und droht herauszurutschen.
- Viele Symptome zeigen einen Bezug zu den weiblichen Organen und treten im Zusammenhang mit der Menstruation, Schwangerschaft und in den Wechseljahren auf.
- Sepia-Patienten haben oft linksseitige Beschwerden, sind fast immer am Frieren und lieben (außer in späteren Stadien) anstrengende körperliche Betätigungen wie den Tanz oder Ausdauersportarten.

Sepia

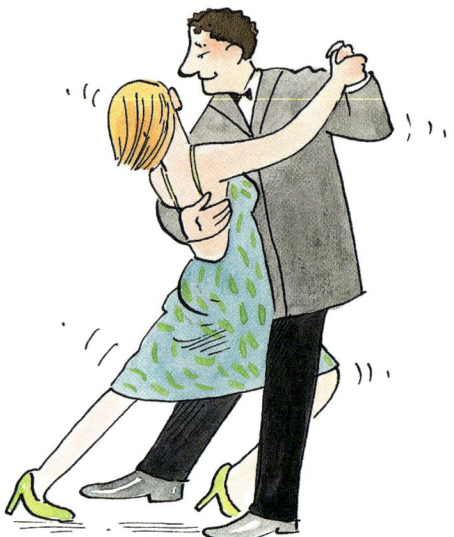
● Stolze, würdevolle Frauen

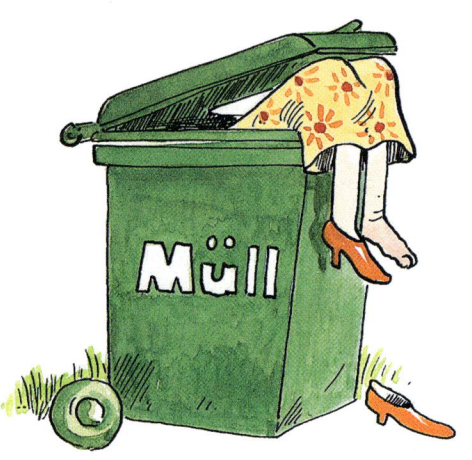
● Folgen von sexuellem Missbrauch

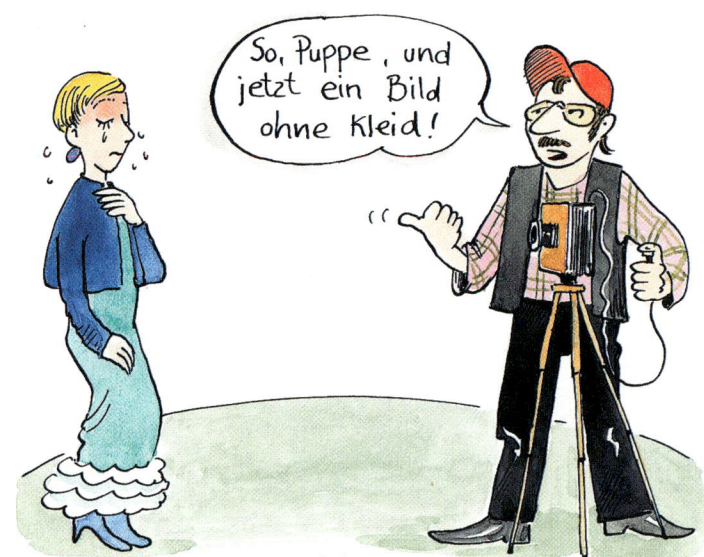
● Beschwerden durch Verletzung ihrer Würde

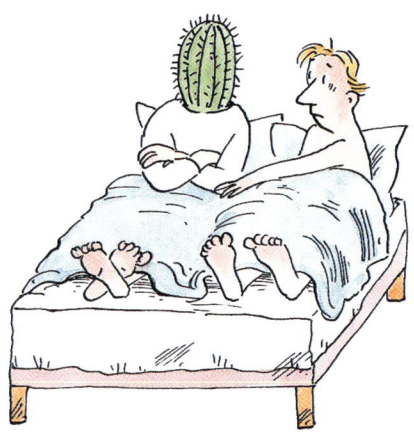
● Starke Abneigung gegen Sex ...

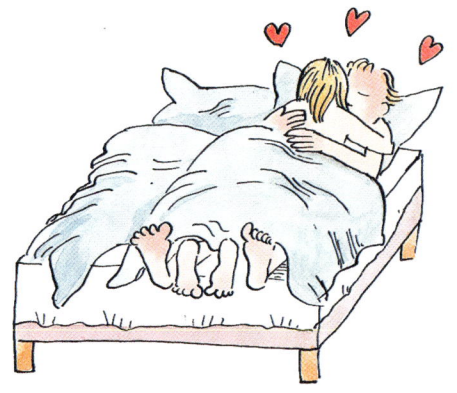
● ... oder aber die Krönung der Beziehung

Sepia

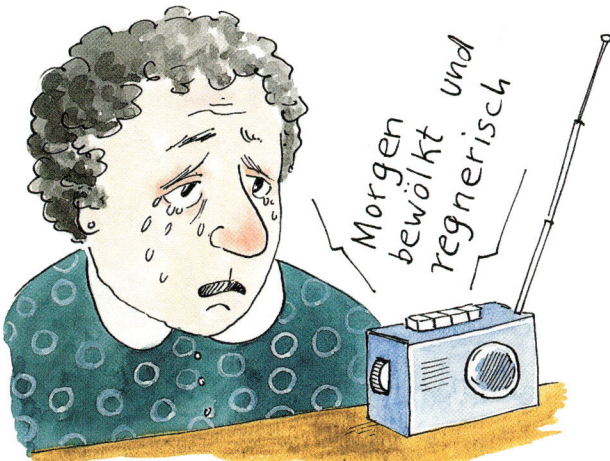

● Oft grundloses Weinen

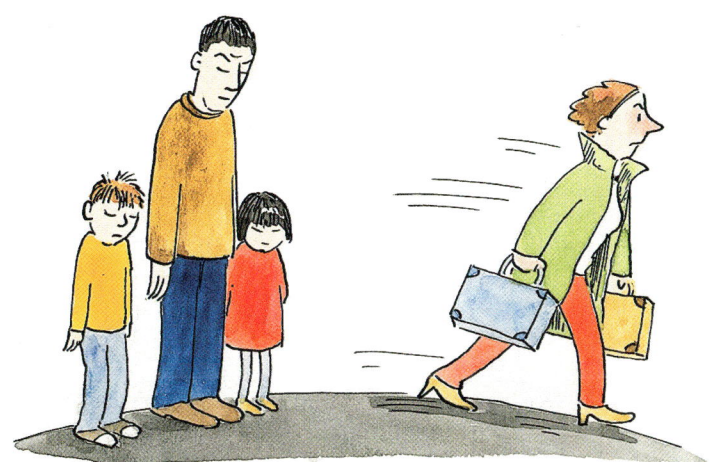

● Abneigung und Entfremdung von ihrer Familie

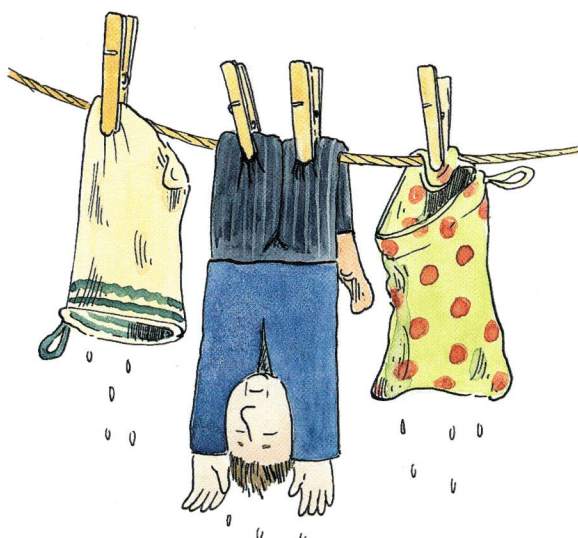

● Sepia-Männer: Weich, schwaches Selbstvertrauen

Sepia

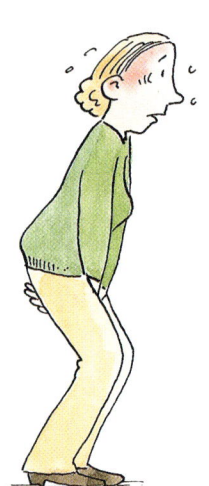 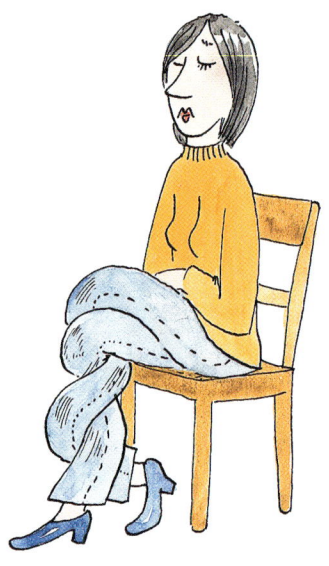 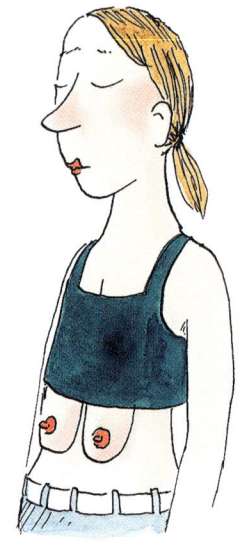

- Herabdrängendes Gefühl der Gebärmutter ...
- ... schlägt daher oft die Beine übereinander
- Erschlaffung der Brüste – Erschlaffung des gesamten Menschen

Gynäkologische Beschwerden

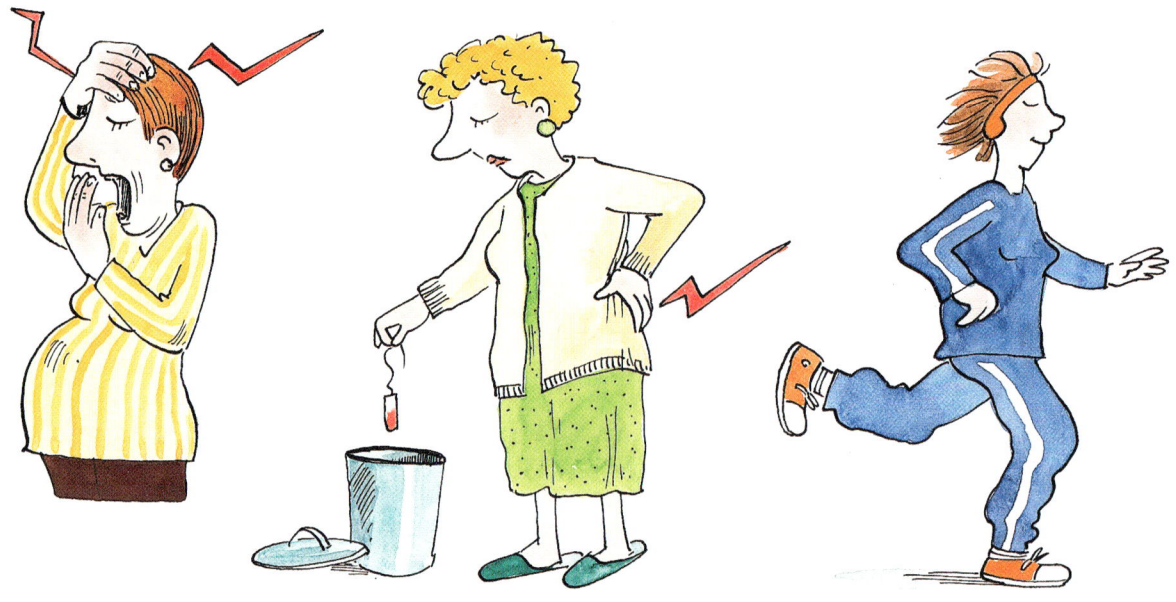

- Schwangerschaftsbeschwerden:
  – Kopfschmerzen
  – Müdigkeit
- Beschwerden vor, während oder nach der Menstruation
- Kräftige körperliche Betätigung bessert

Silicea
Bergkristall

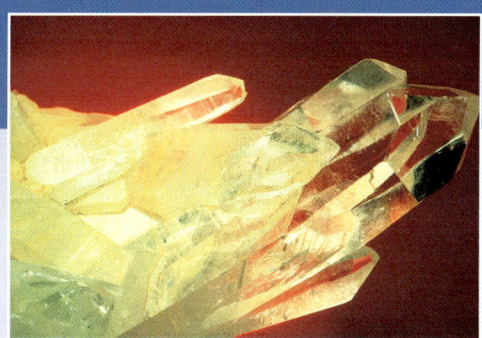

Der Bergkristall besteht aus Kieselerde. Diese ist auch in geringen Mengen im menschlichen Körper vorhanden und dort mitverantwortlich für die Festigkeit und das Wachstum des Bindegewebes. Silicea-Patienten fehlt diese innere Festigkeit und Größe, und dadurch leiden sie unter einem Mangel an Stabilität – nicht nur körperlich.

- Silicea-Menschen sind feinfühlige, sensible und sehr schüchterne Menschen, die oft still im Hintergrund bleiben. Sie bemühen sich um Klarheit und lieben Struktur, Ordnungen und Ästhetik.
- Ihr Auftreten ist kühl und unnahbar, vergleichbar mit dem Charme eines Eiskristalls, der durch Schönheit fasziniert, aber hart und kalt, auf Distanz verweisend, jegliche Berührungen meidet. Durch sie könnte er schmelzen und sich mit Unbekanntem und Unkontrollierbarem verbinden, wovor der Kristall – oder eben der Silicea-Mensch – große Angst hat. Es mangelt ihnen an Wärme und Kraft, aber auch an Selbstvertrauen und geistiger Flexibilität.
- In Gesprächen mit anderen Menschen zeigen sie eine feste, eigensinnige und unumstößliche Meinung bezüglich vieler Themen und sind meist nicht in der Lage, diese zu ändern. Auf Grund ihres aber noch schlechteren Selbstbewusstseins fehlt ihnen dann jedoch die Kraft, für ihre Gedanken einzutreten, und so stimmen sie dem Gegenüber einfach zu – obwohl sie ihm nicht glauben.
- Zum Ausgleich ihrer vorhandenen Defizite entwickeln Silicea-Menschen ein sehr perfektionistisches Verhalten und versuchen, ihre inneren Schwächen durch hochgradig akkurate Arbeiten zu kompensieren. Alles, was sie tun, wird genau vorbereitet, enorm gewissenhaft ausgeführt und hebt dadurch ihr Selbstvertrauen. Nur durch gute Leistungen steigt ihr Wert, und jegliches Versagen, sei es auch nur im kleinsten (und für andere oft nicht mal sichtbaren) Detail, führt zu Selbstvorwürfen.
- Für Silicea-Menschen ist es sehr wichtig, wie in der Öffentlichkeit über sie gedacht wird. Die ständige Furcht, den Meinungen anderer nicht zu genügen, belastet sie sehr. Dadurch werden sie noch unsicherer, und ihre Ängste behindern zunehmend ihre Leistungen.
- Auffallend zeigt sich dies in Situationen, in denen sie im Mittelpunkt stehen müssen. Sie fühlen die Augen der Zuschauer auf sich gerichtet, spüren unbewusst deren Einschätzungen über ihr Auftreten und sind dadurch sehr nervös und innerlich blockiert.
- Öffentliche Auftritte oder mündliche Prüfungen stellen daher für sie fast unüberwindbare Hürden dar. Silicea ist ein wichtiges „Prüfungsmittel" und hilft, diese Blockade zu lösen.
- Durch mangelnde Körperwärme und Widerstandskraft entwickeln sich bei ihnen oft Erkältungen und chronische Erkrankungen. Sie sind schwach, schnell erschöpft und erholen sich nach Anstrengungen nur langsam.
- Ihr gesamter Mineralhaushalt ist gestört und zeigt strukturelle Schwächen an den Haaren, Nägeln, Knochen oder Zähnen. Die Haare sind dünn und weich, die Fingernägel spröde und rissig und nicht selten kann man auffallende weiße Flecken auf den Nägeln sehen. Schon früh zeigen sich Knochenerkrankungen oder Zahnkaries. Dem gesamten Bindegewebe fehlt es an Stabilität.
- Typisch für Silicea ist die starke Verstopfungsneigung. Vergleichbar mit der Schwäche, sich in der Öffentlichkeit zu präsentieren, schlüpft selbst ihr Stuhl nur unter Anstrengungen heraus und rutscht vor lauter Schwäche wieder in den (sicheren) Darm zurück.

Silicea

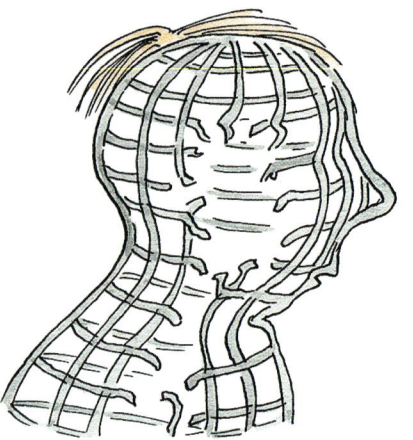

Fehlendes „inneres Stützwerk" – schwaches Selbstvertrauen

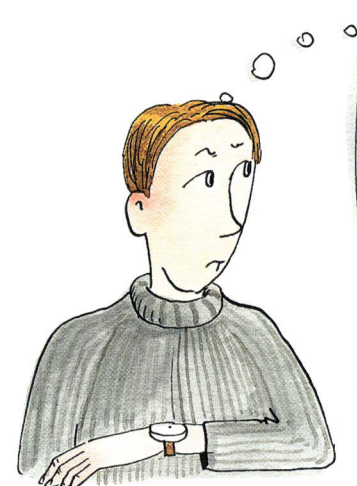

Perfekt, ordentlich und sehr strukturiert

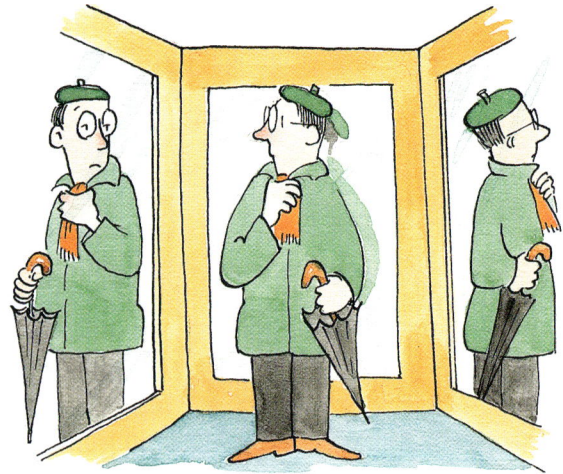

Sein Persönlichkeitsbild in der Öffentlichkeit ist ihm wichtig

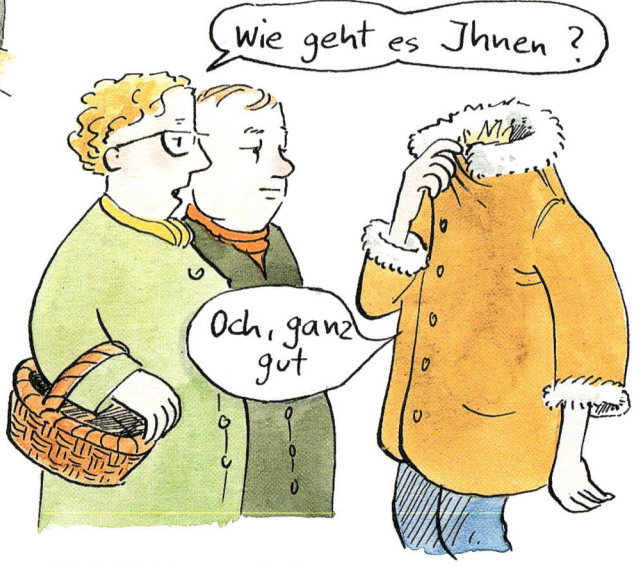

Schüchtern, zaghaft – Mangel an Selbstvertrauen

Silicea

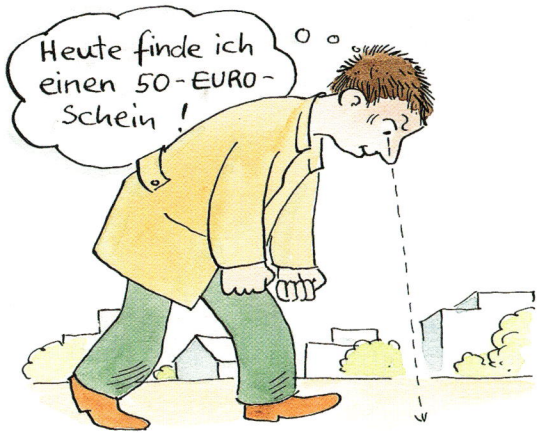

- Fixe, eigensinnige Ideen

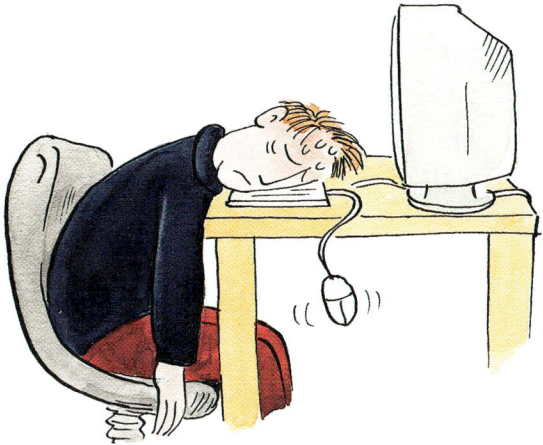

- Beschwerden durch geistige Überanstrengung – Beschwerden durch Bildschirmarbeit

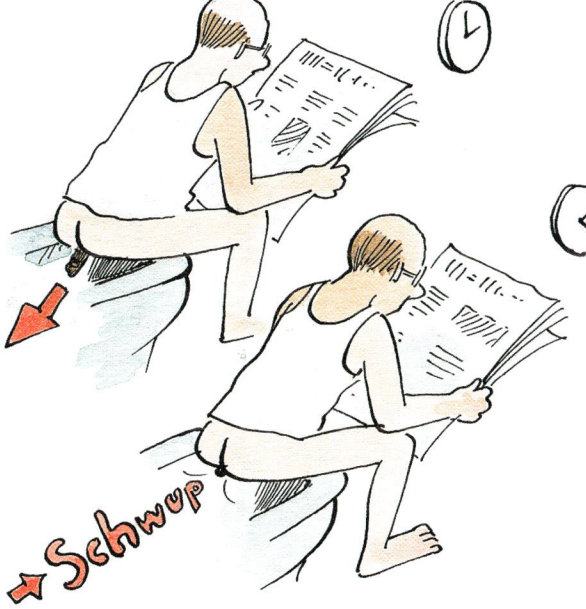

- Verstopfung ohne Stuhldrang
  Stuhl schlüpft „schüchtern" wieder zurück, nachdem er schon fast herausgekommen ist

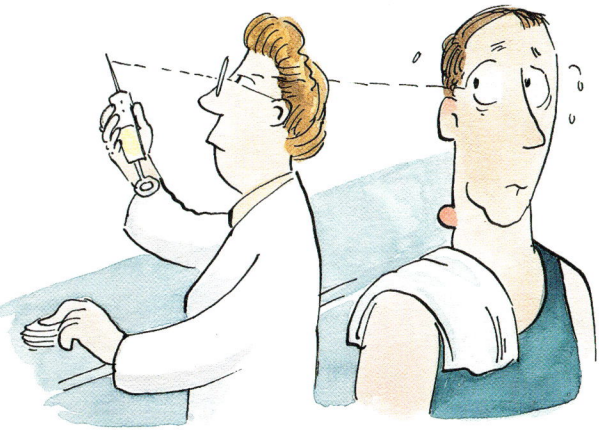

- Neigung zu Abszessen
  Starke Furcht vor spitzen Gegenständen

Silicea

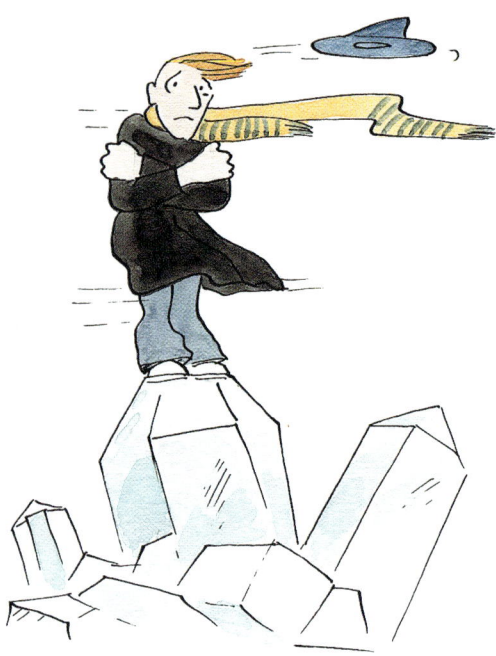

- Mangel an Lebenswärme – Verschlimmerung durch kaltes Wetter

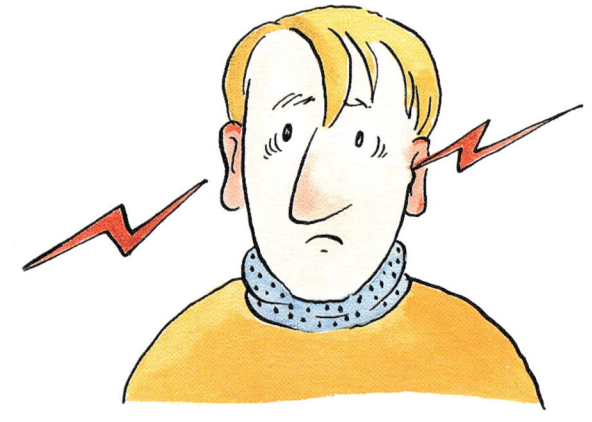

- Akute und chronische Mittelohrentzündungen

Infektanfälligkeit

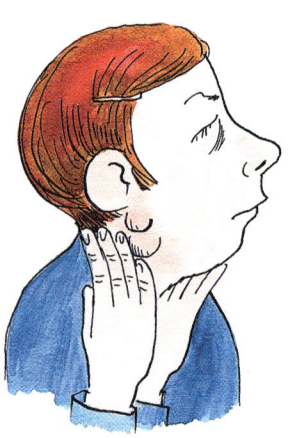

- Vergrößerte und harte Lymphknoten am Hals

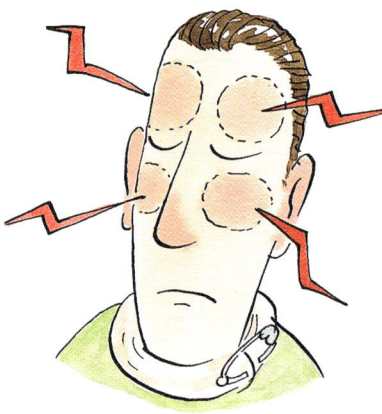

- Entzündungen von Stirn- und Nasennebenhöhlen

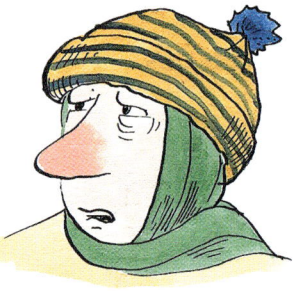

- Chronische, trockene Nasenverstopfung

Staphisagria

Rittersporn

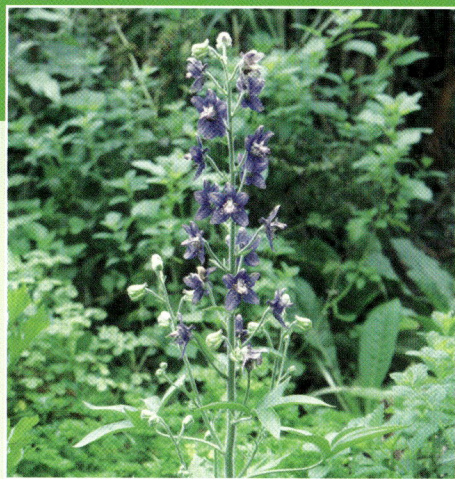

Schon das vornehme, edle Aussehen der hochwachsenden Gartenpflanze Staphisagria lässt einen Vergleich mit den aufrechten, ehrlichen und würdevollen Menschen zu, die dieses Arzneimittel benötigen. Der empfindliche Stängel der Pflanze bricht aber bei Wind leicht ein und zeigt hier eine Ähnlichkeit zu dem sensiblen Wesen der Staphisagria-Patienten, die auch leicht durch die „Unwetter des Lebens" einknicken und erkranken können.

- Staphisagria-Menschen sind schüchtern, zurückhaltend und sehr empfindlich. Sie wollen niemandem etwas Böses tun, sind höflich und zuvorkommend, erwarten aber auch von anderen Menschen respektvolles Auftreten ihnen gegenüber.
- Es ist für sie wichtig, Streit und Konfrontationen zu vermeiden, denn einerseits sind sie sehr liebe Menschen, denen solche Situationen einfach widerstreben, andererseits haben sie aber auch Angst, in Konfliktmomenten ihre Selbstkontrolle zu verlieren.
- Diese Kontrolle über eventuelle unbeherrschte Emotionen ist für sie sehr wichtig, da sie glauben, sich immer anständig und ehrenhaft verhalten zu müssen – wie ein edler, stets beherrschter Ritter.
- Leider werden sie aber durch ihre Überempfindlichkeit leicht von negativen Spannungen anderer Menschen berührt und müssen sich so relativ oft intensiv bemühen, ihre höfliche Maske zu bewahren.
- Sie möchten nicht laut werden, zanken und das niedrige Niveau des Gegenübers annehmen.
- Ihre Reaktion ist stiller, sie ziehen sich rücksichtsvoll zurück, geben dem anderen scheinbar Recht und erdulden dessen Angriffe. Sie sind empört, aber zeigen es nicht!
- Würde ihre Wut herausbrechen, so würde sie die ganze Fassade vom achtbaren, anständigen Selbst zerstören. Da es aber sehr wichtig für sie ist, wie die Menschen in ihrer Umgebung von ihnen denken, beherrschen sie sich, unterdrücken ihren Zorn und werden dadurch krank.
- Ein passendes Beispiel für ein staphisagriaähnliches Verhalten zeigte uns Mahatma Gandhi. Er unterdrückte jegliche Aggressionen gegen die britischen Besatzer und bemühte sich immer, trotz aller Entrüstungen, seinen Kampf in Würde zu führen. Seine Selbstdisziplin war enorm, und durch sein ehrenhaftes „ritterliches" Auftreten verschaffte er sich viel Respekt.
- Das permanente Unterdrücken und Verdrängen der „harten" Wut führt bei Staphisagria-Menschen zu Verhärtungen, die sich als Gerstenkörner an den Augen, an harten Drüsen oder allgemein als Krebs zeigen.
- Oft leiden die Patienten unter Beschwerden des Urogenitaltraktes, der Haut oder Kopfschmerzen.
- Ihr Nervensystem hält die starken inneren Spannungen nicht mehr aus und reagiert mit Zuckungen, Lähmungen, Chorea oder auch einem Schlaganfall.
- Lange verhindert ihre Beherrschung jegliche Reaktion auf die Angriffe anderer, aber irgendwann beginnt ihre Selbstachtung den Kampf gegen die angestaute Aggression zu verlieren, und sie fangen spontan an, sich zu wehren.
- Sie vergessen ihre guten Vorsätze, werden bei einem Streit nun auch laut und werfen, was ganz typisch ist, mit Gegenständen um sich.
- Der entrüstete Ritter zieht die Rüstung wieder an und kämpft.

Staphisagria

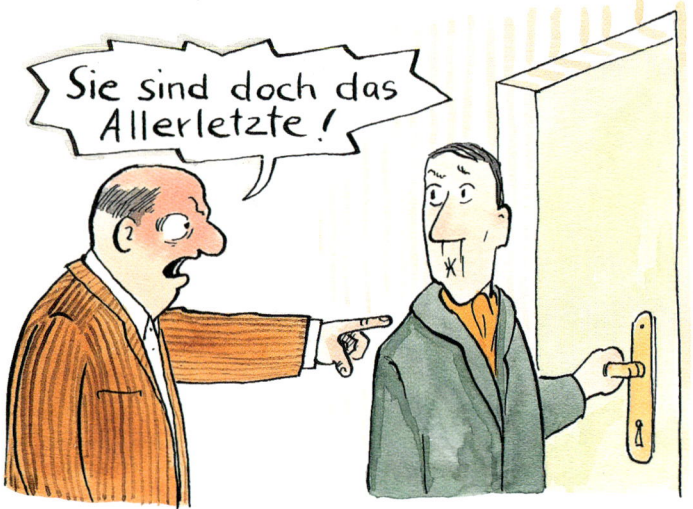

- Unterdrückt seine Emotionen, argumentiert nicht ...

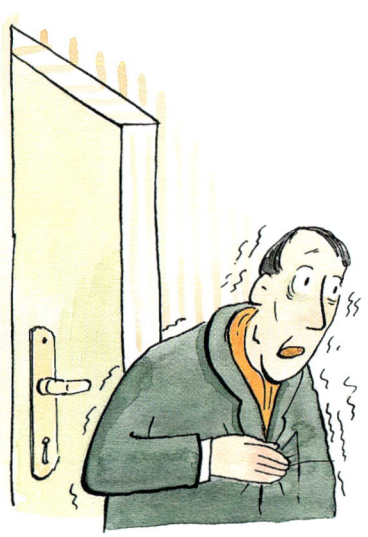

- ... wird aber dadurch krank

- Hautausschläge
- Zittern
- Atemnot
- Kopfschmerzen – Gefühl von Holzkugeln im Kopf

unterdrückte Wut

Staphisagria

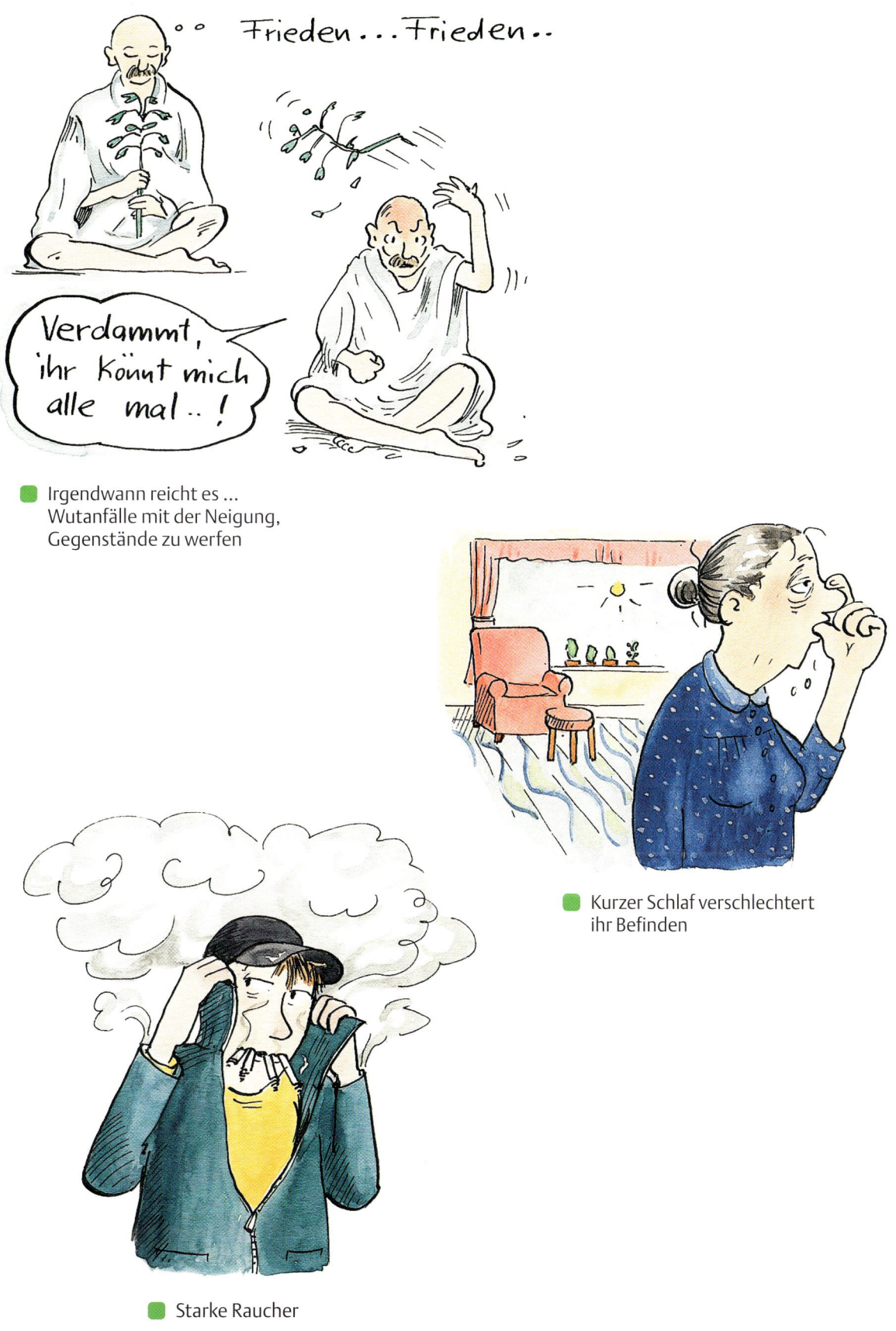

- Irgendwann reicht es ... Wutanfälle mit der Neigung, Gegenstände zu werfen
- Kurzer Schlaf verschlechtert ihr Befinden
- Starke Raucher

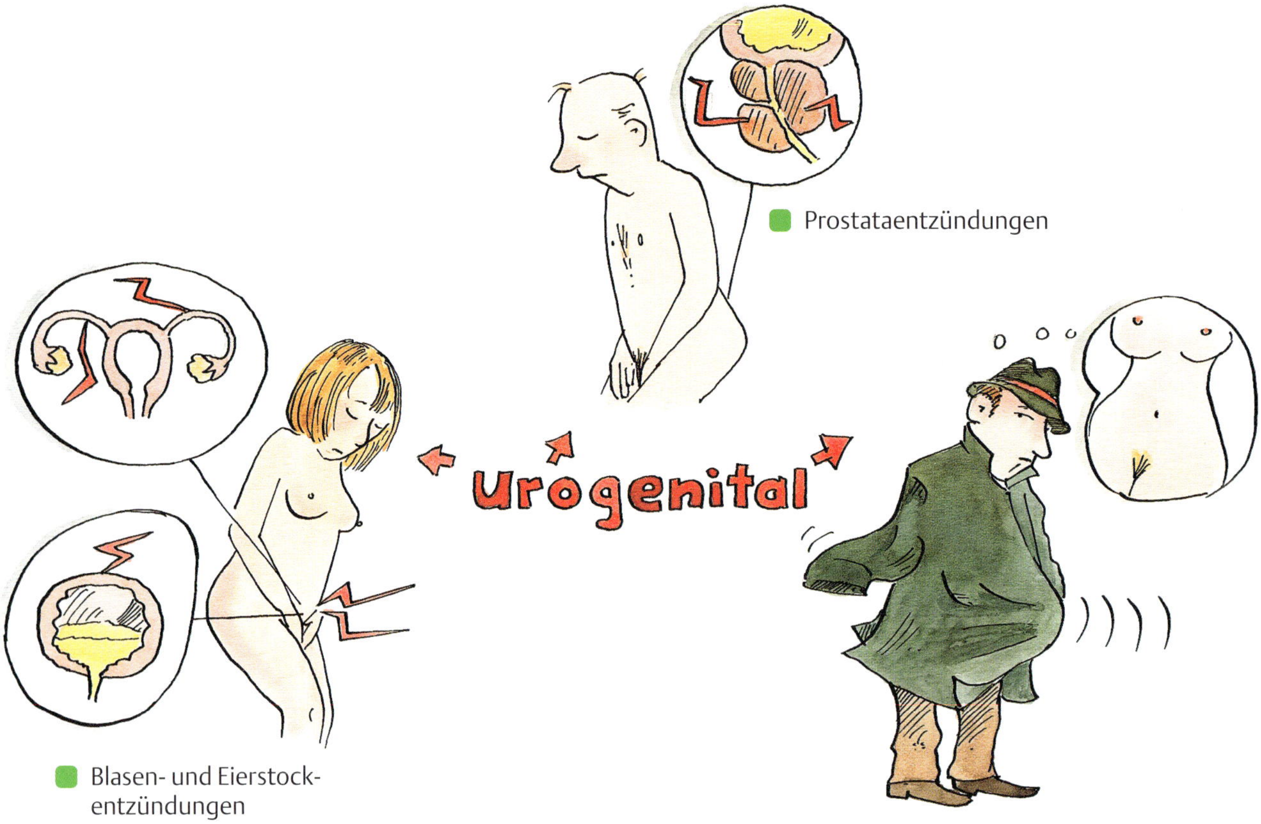

Staphisagria

- Prostataentzündungen
- Blasen- und Eierstockentzündungen
- Zahlreiche sexuelle Phantasien – Neigung zu häufiger Masturbation
- Folgen nach Schnittverletzung

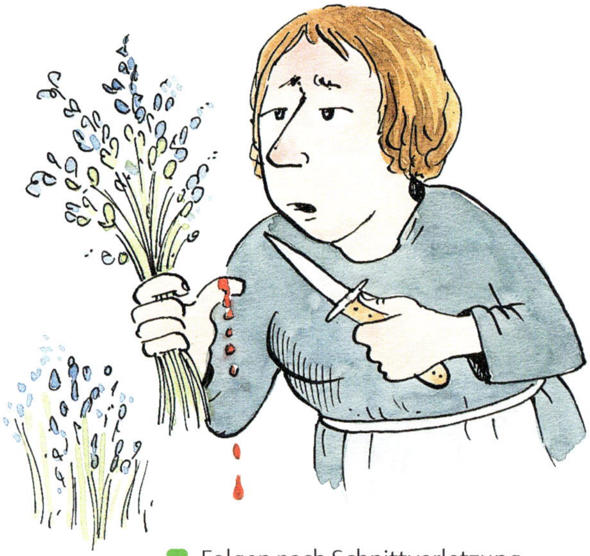

Stramonium
Stechapfel

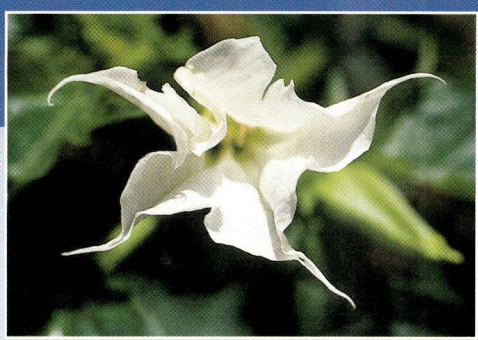

Entgegen dem Nachtschattengewächs Stramonium, das in der Nacht zu Leben erwacht, die Blüten öffnet und seine Blätter anhebt, zeigen Menschen, die Stramonium als homöopathisches Medikament benötigen, eine starke Furcht vor der Dunkelheit der Nacht und halten sich am liebsten nur an hellen und übersichtlichen Orten auf.

- Wenn man in der Homöopathie von Stramonium spricht, hat man meistens den fortgeschrittenen Zustand der Stramonium-Pathologie vor Augen, in dem die Patienten ein extrem gewalttätiges Bild zeigen.
- Die Ursache dieses so heftigen Verhaltens liegt oft in einer überschießenden Reaktion auf ein Angst auslösendes Ereignis begründet und entsteht auf Grund vererbter Traumen oder der Erinnerung an selbst erfahrene intensive Schrecksituationen.
- Die Patienten spüren eine unglaubliche Bedrohung, haben starke Angst, fühlen sich hilflos und allein und reagieren mit einem heftigen Ausbruch: Sie schreien, beißen, würgen, schlagen um sich und sind so in Rage, dass sie vollkommen ausrasten.
- Dieses Verhalten ist anfangs ein reiner Schutzmechanismus und tritt nur in Bedrohungssituationen auf.
- Später jedoch, bei weiterem Fortschreiten der Erkrankung, kann es auch ohne erkennbaren Auslöser auftreten und sich in hochgradig erschreckenden Delirien voller Wut, Raserei und Gewalt verselbstständigen.
- Ein Teil dieser Reaktionen äußert sich in neurologischen Erkrankungen und kann durch Zuckungen, Stottern, Krämpfe, Meningitis und viele andere Symptome auf die starken inneren Spannungen hinweisen.
- Nicht alle Stramonium-Erkrankungen verlaufen aber mit dieser Heftigkeit! Es gibt ebenso milde Krankheitsverläufe, in denen Ängste und andere weniger aggressive Gemüts- oder Körpersymptome auf das Mittel deuten.
- Alle Ängste und evtl. nachfolgenden Reaktionen entstehen durch die übertriebene Wahrnehmung eigentlich harmloser Gegebenheiten.
- Sie fühlen sich ungewöhnlich schnell in Gefahr und fürchten sich, von anderen verletzt zu werden.
- Diese Furcht, verletzt zu werden, zieht sich durch das ganze Stramonium-Bild! Der Patient zeigt dies durch scheinbar harmlose Äußerungen in ängstlichen Bedenken vor Krankenhäusern, der Geburt, Spritzen, einer Abneigung gegen Berührung oder aber eben auch durch eine heftige, abwehrende Reaktion.
- Stramonium ist auch ein wichtiges Mittel für die Behandlung gewalttätiger, hyperaktiver oder hochängstlicher Kinder.
- Ihre Erkrankung entstand bei einer schwierigen, lebensbedrohlichen Geburt, durch vererbte traumatische Erlebnisse der Eltern oder später erlebte gemütsüberlastende Situationen.
- Viele der Kinder leiden unter nächtlichen Panikattacken und starker Furcht vor der Dunkelheit. Sie können nicht ohne Licht schlafen und gehen zur Sicherheit am liebsten mit in das Bett der Eltern.

Stramonium

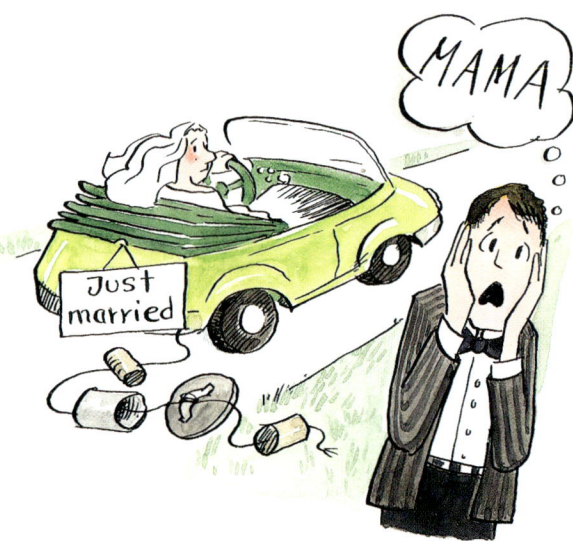

- Angst, den Schutz der bekannten Umgebung oder bisherigen „sicheren" Lebenssituationen zu verlassen

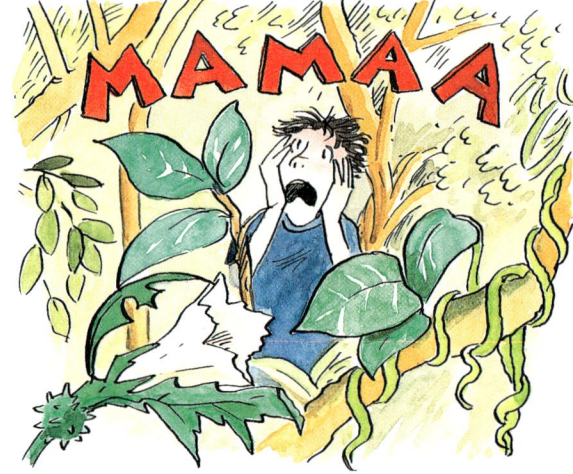

- Fühlt sich vollkommen allein und bedroht – wie in der „Wildnis"

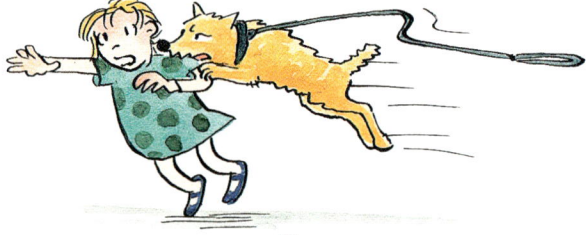

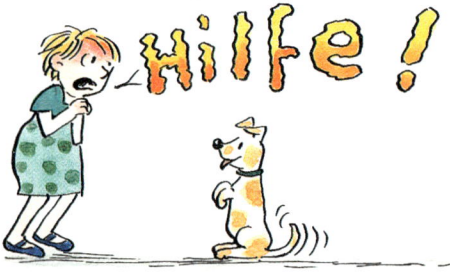

- Beschwerden durch Schreck Überreaktion in harmlosen, ähnlichen Situationen

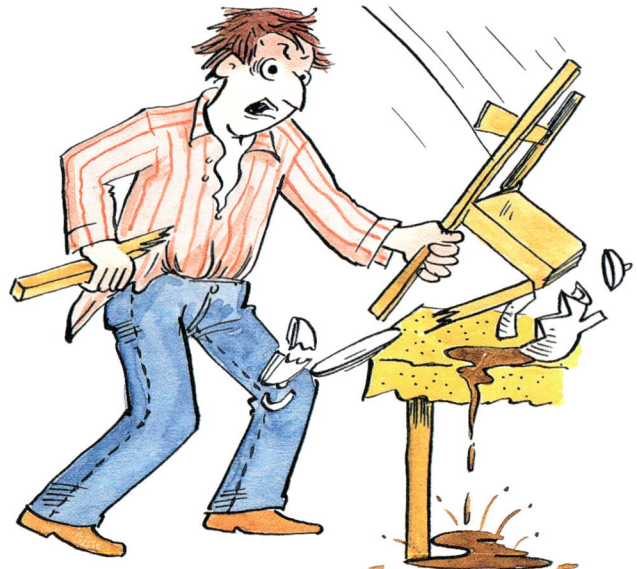

- Zorn, Raserei und gewalttätige Ausbrüche

Stramonium

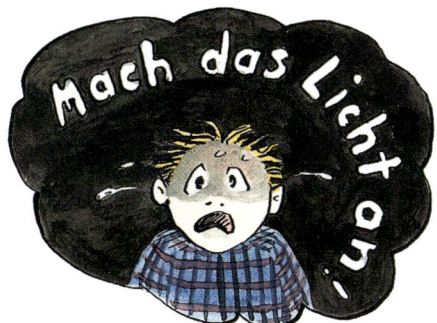

● Angst in der Dunkelheit – Verlangen nach Licht

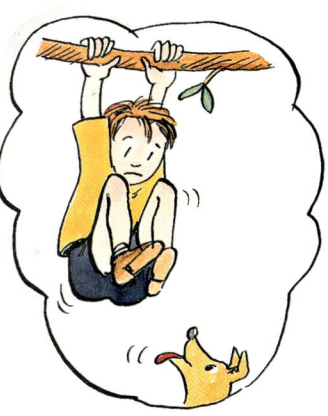

● Furcht vor Tieren

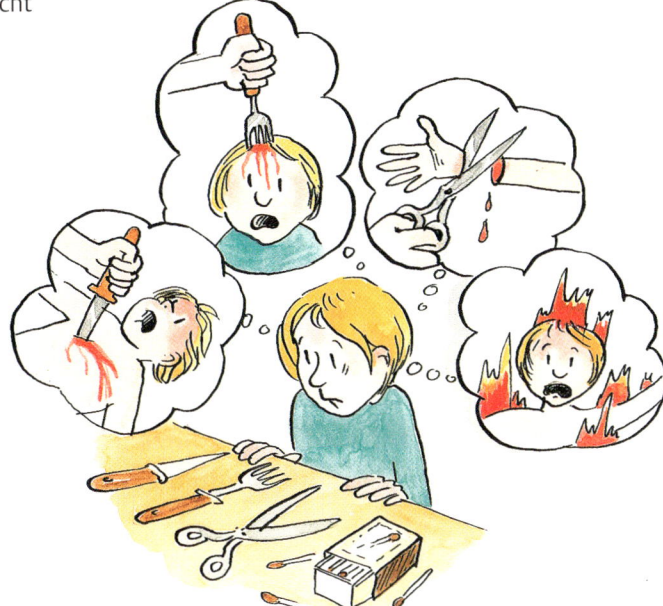

● Extreme Furcht, verletzt zu werden

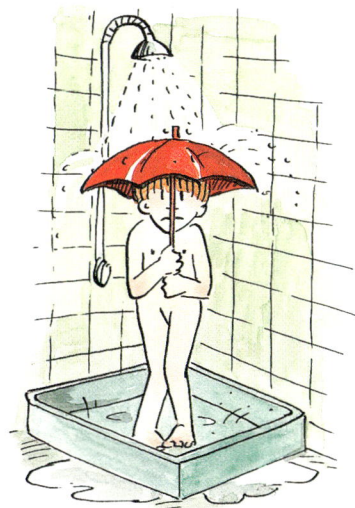

● Furcht vor Wasser, sogar schon beim Duschen

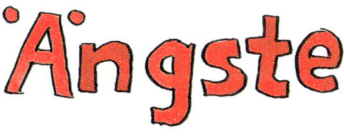

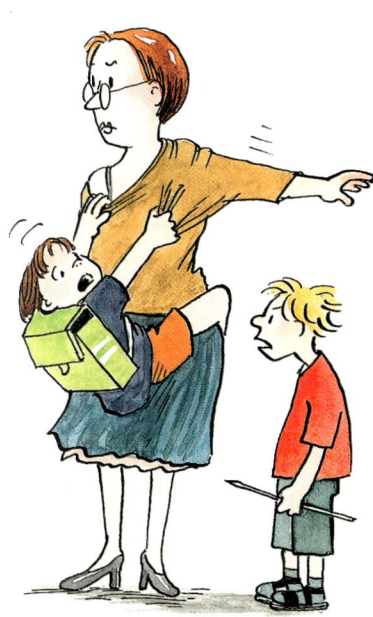

● Klammert sich an andere

Stramonium

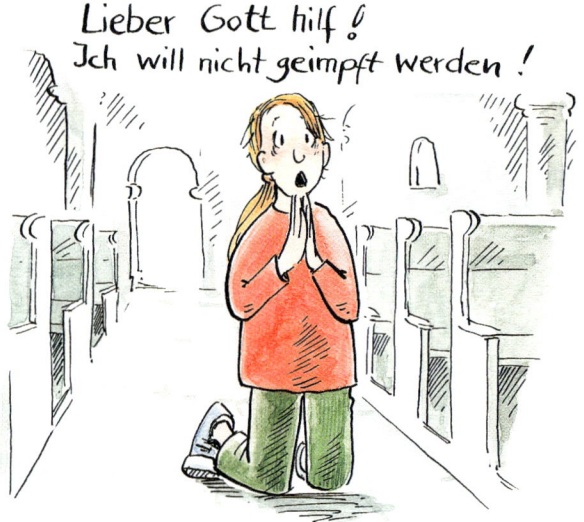

- Sehr religiös, betet viel – fühlt sich in seiner Glaubensgemeinschaft sicher und geborgen

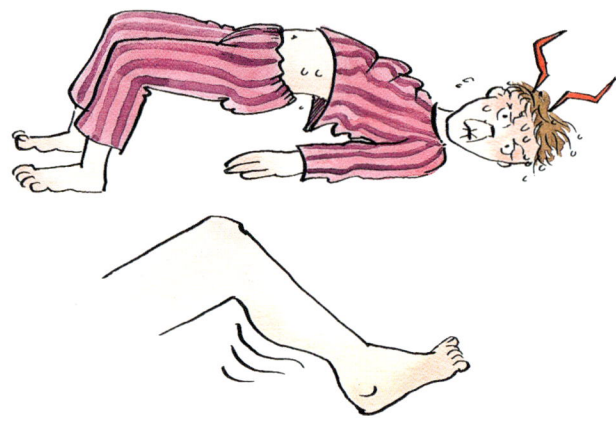

- Neurologische Erkrankungen:
  – Muskelzucken, heftige Krämpfe,
  – Hirnhautentzündungen

- Starkes Stottern

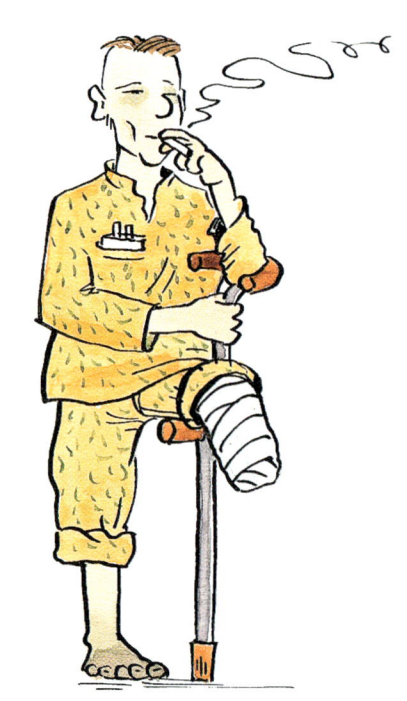

- Je länger er krank ist, desto gleichgültiger wird er gegenüber seinem Leid

Sulfur

Schwefel

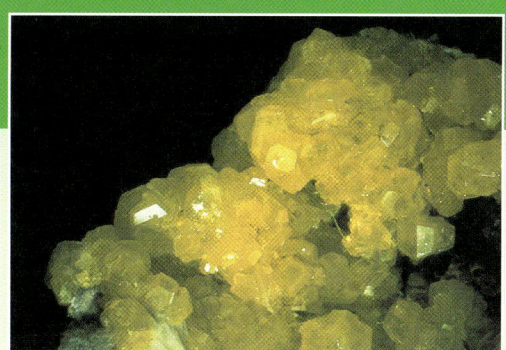

Schwefel ist für die Industrie ein sehr wertvolles Element, und der Schwefelverbrauch eines Landes gilt als Indiz für dessen Reichtum. Ähnlich „reich" fühlen sich Menschen, die Schwefel als homöopathisches Medikament benötigen. Sie bleiben trotz widriger Lebensumstände oder langer Krankheiten auffallend lange optimistisch und fühlen sich viel besser, als ihre Situation oder ihr Aussehen es vermuten lässt.

- Sulfur ist eine der bekanntesten homöopathischen Arzneien. Man kennt fast 15 000 Symptome, und so ist es nicht verwunderlich, dass viele von uns selber Sulfur benötigen, Sulfur-Symptome zeigen, ohne es gerade zu brauchen, oder aber als Therapeut oft Sulfur-Symptome beim Patienten entdecken.
- Die klassischen Sulfur-Beschreibungen berichten uns von unsauberen und unordentlichen Menschen. Dieses Bild kann man heutzutage nur noch selten so deutlich sehen, da in unserer Erziehung Hygiene und Sauberkeit meist sehr wichtig sind und jegliche schmutzige oder unordentliche Regung bei Kindern schon früh von den Eltern bekämpft wird.
- Trotz dieser Erziehungsmaßnahmen lässt sich bei vielen Sulfur-Menschen dennoch die mangelnde Reinlichkeit ansatzweise sehen oder riechen. Dieses Thema wandelt sich manchmal sogar zum genau polaren Gegenteil, und man findet bei ihnen nun extremstes Sauberkeits- und Ordnungsverlangen. Meistens ist jedoch dem „Sulfuriker" seine äußere Erscheinung ziemlich egal.
- Ein großer Teil der Sulfur-Menschen ist sehr intelligent. Sie sind auf der Suche nach tiefliegenden Wahrheiten, und ihr Leben besteht aus Grübeln, Forschen und Theoretisieren. Viele Erfinder, Denker und Philosophen hatten oder haben starke Sulfur-Anteile in ihrer Persönlichkeit, und nicht wenige technische oder geistige Errungenschaften der Menschheit stammen von ihnen. Sokrates, Albert Einstein oder Karl Marx gehörten sicherlich zu diesem Typus, den wir heute auch bei vielen Wissenschaftlern finden können. Oft leben sie zurückgezogen wie Einsiedler, und ihr Leben dreht sich nur um ihre Gedankenmodelle.
- Ein anderer Teil der Sulfur-Menschen ist eher praktisch begabt, idealistischer und geselliger. Sie sind extrovertiert, freundlich und pflegen ihre Beziehungen zu anderen.
- Beide beschriebenen Typen sind oft sehr damit beschäftigt wichtig zu sein oder etwas Wichtiges zu wissen und sich dadurch den Respekt anderer zu verdienen. Der Grund für ihre egoistischen Bestrebungen liegt in einem früher erlebten Gefühl, wegen ihres Nichtwissens, ihrer Armut oder anderer Mängel von ihrem Umfeld verachtet oder kritisiert worden zu sein. Ausgehend von ihrer hier erlebten Verlegenheit verwenden sie nun ihre Anstrengungen darauf, diese Defizite auszugleichen und sich die Anerkennung anderer zu verdienen.
- Leider wird dieses Bestreben nicht selten durch ihre Faulheit behindert. Alle guten Vorsätze und Pläne versanden somit und enden oft als nur rein theoretische Idee.
- Vergleichbar mit dem verbrennenden Schwefel an einem Streichholz, leiden Sulfur-Patienten oft unter brennenden Schmerzen und innerer Hitze. Es ist ihnen meistens viel zu warm. Ihre körperlichen Erkrankungen spiegeln sich oft auf der Haut, dem Kreislauf- und Verdauungssystem wider.
- Ähnlich dem auffallenden Geruch des Schwefels, zeigen auch sie nicht selten übel riechende Absonderungen, die sie aber meistens ziemlich normal und sogar gut finden – während Gerüche anderer Menschen sie oft abstoßen.

Sulfur

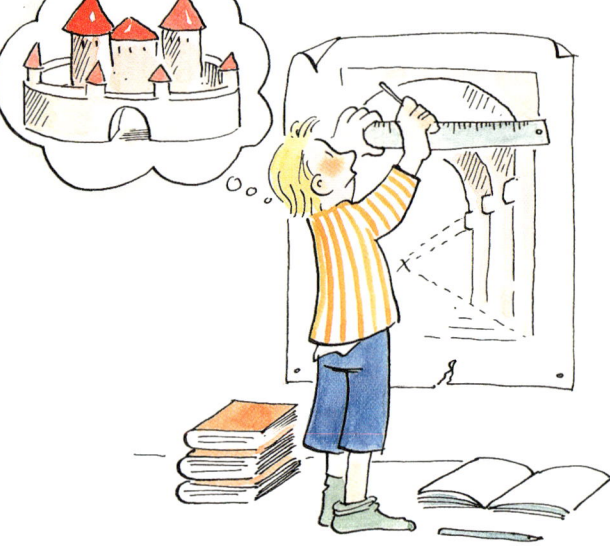

- Beschwerden durch Verlegenheit
  Beschwerden durch Demütigung

- Als Folge davon: sehr ehrgeizig
  Begabte, frühreife Kinder

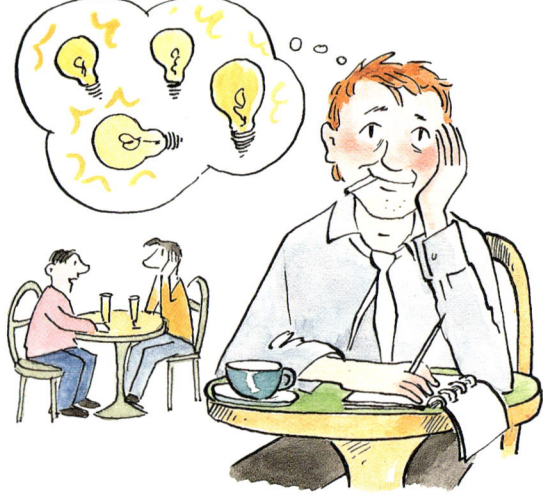

- Hochfliegende Phantasien –
  theoretisiert gern

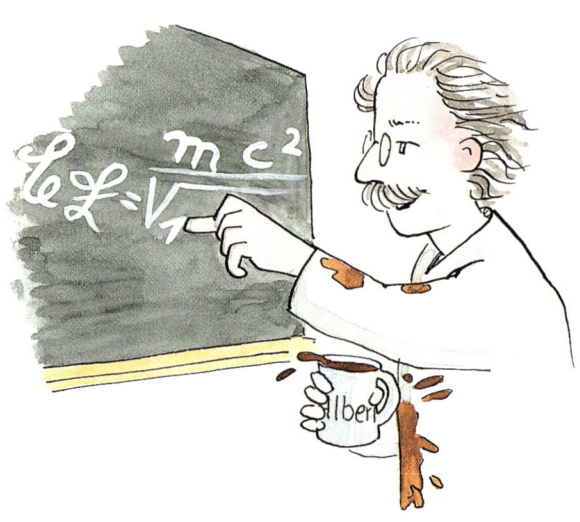

- Einfalls- und Ideenreichtum –
  Erfinder

Sulfur

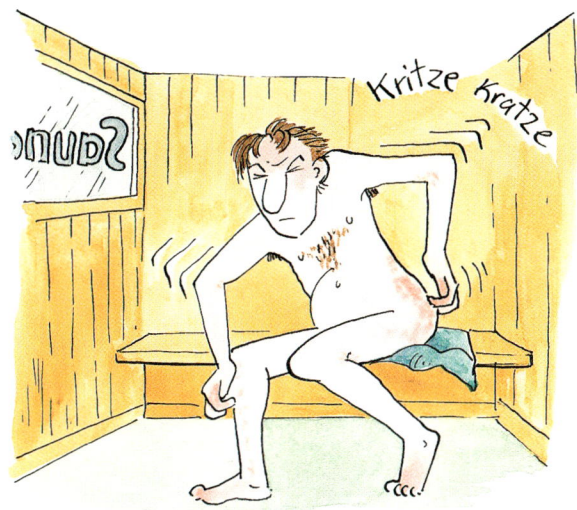

- Juckreiz – schlimmer durch Hitze
  Sehr warmblütige Menschen

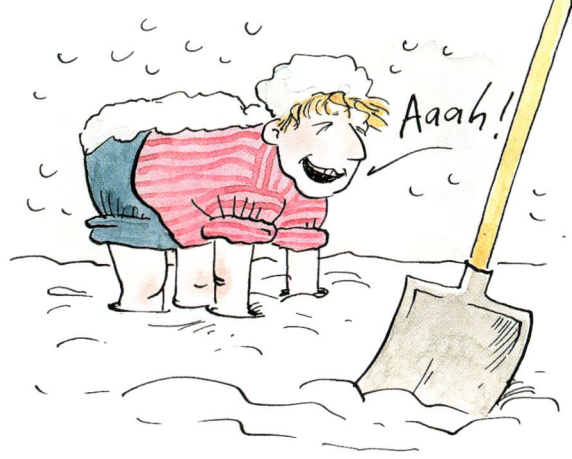

- Kälte bessert ihr Befinden

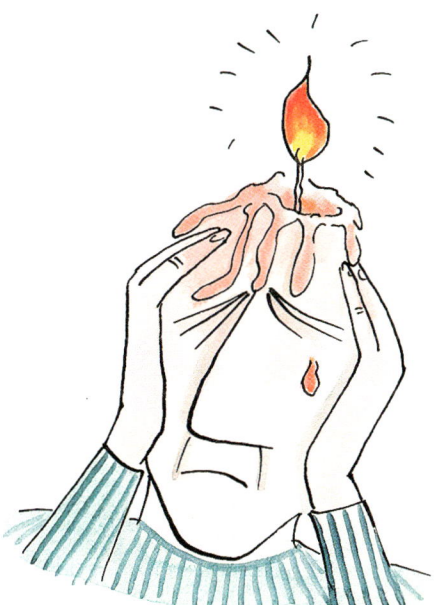

- Brennende Kopfschmerzen –
  brennendes Gefühl auf dem Scheitel

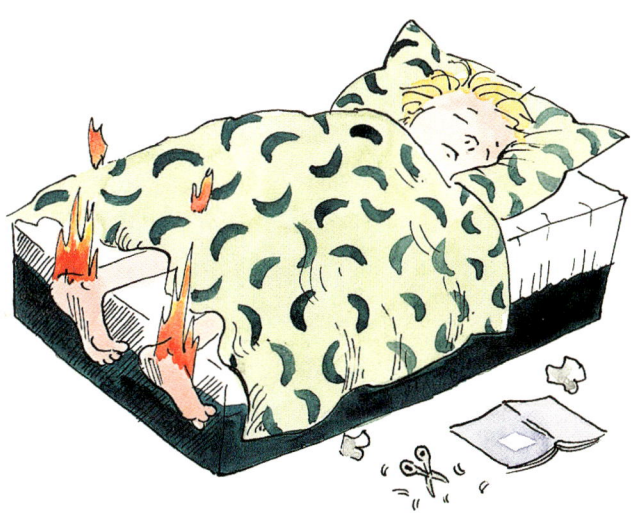

- Brennende Kopfschmerzen –
  Verschlimmerung vieler Beschwerden
  durch Bettwärme
  Hitze der Füße nachts

Sulfur

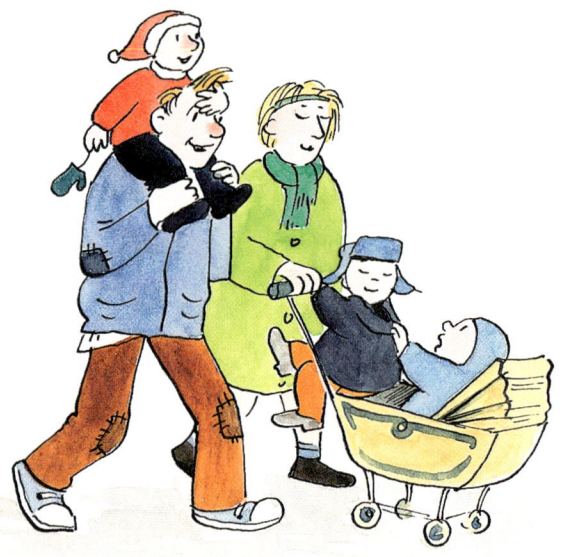

- Glaubt, er sei reich, trotz materieller Armut – meist hoffnungsvoll und optimistisch

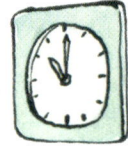
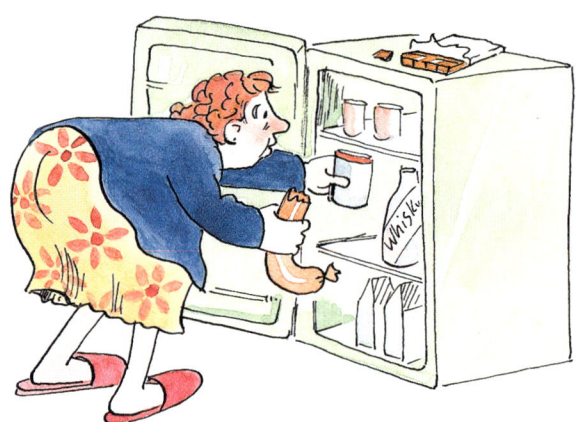

- Heißhunger um 11 Uhr

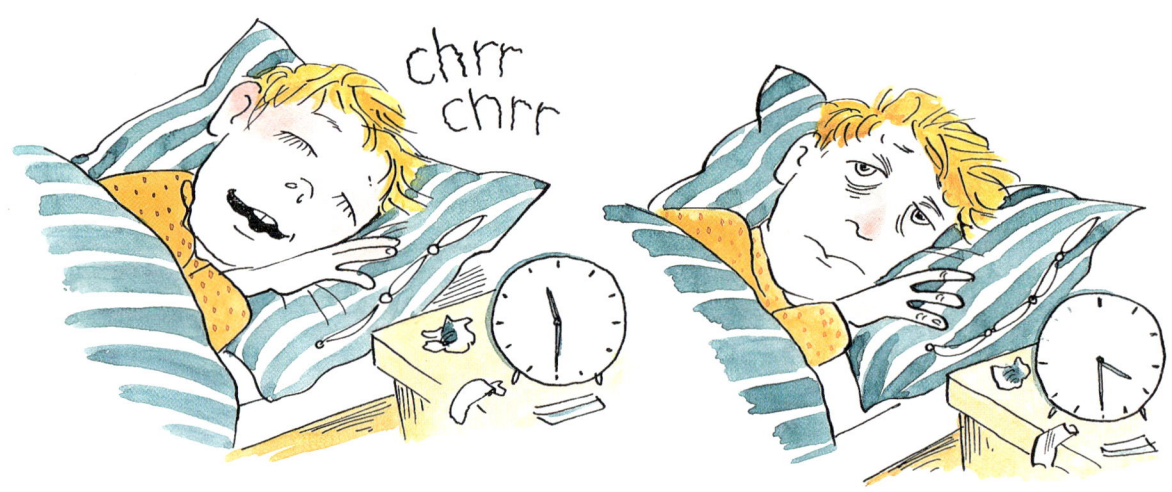

- Schlafstörungen – schläft zuerst gut, erwacht aber nach ein paar Stunden ...

- ... und döst den Rest der Nacht nur noch vor sich hin – schläft am liebsten auf der linken Seite

Thuja occidentalis
Lebensbaum

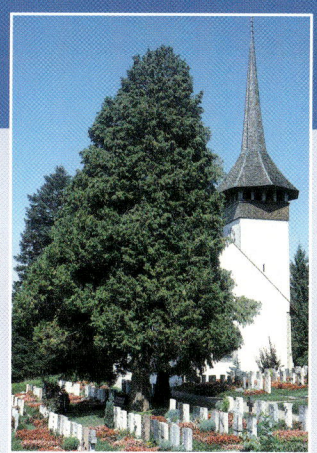

Die Thuja-Hecke dient dem Abgrenzen und teilweise auch dem Verbergen von Grundstücken oder Anlagen. Diese Parallele sieht man auch bei den Menschen, die das homöopathische Medikament Thuja benötigen. Sie brauchen die Abgrenzung zu anderen Personen und versuchen, Dinge aus ihrem Leben vor anderen zu verheimlichen.

- Thuja ist ein sykotisches Arzneimittel. Das heißt, dass der Patient selber oder einer seiner Vorfahren sehr wahrscheinlich an Tripper erkrankt war.
- Die akuten Symptome des Trippers werden natürlich oft versteckt oder schnell medikamentös beseitigt, um bloß nicht von anderen Menschen deswegen verachtet zu werden.
- Durch die Unterdrückung der akuten Symptome entwickeln sich jedoch chronische Leiden, die auch ähnlich wie die Thuja-Hecke viel mit dem Thema des „Versteckenmüssens" zu tun haben.
- Thuja-Menschen möchten gut und unauffällig in die Gesellschaft passen und sind deshalb bemüht, möglichst unscheinbar in ihr zu agieren.
- Sehr viele ihrer Bemühungen haben mit dem Verbergen angeblich unangenehmer Seiten von sich zu tun, seien es körperliche Makel, dem Bekanntwerden von Ereignissen aus der Vergangenheit oder jetziger Tatsachen. All diese Fakten könnten ihrem Image schaden und wären einer guten Selbstdarstellung hinderlich.
- Grundlage der Heimlichtuerei ist meistens ein sehr schlechtes Selbstbewusstsein beruhend auf einem Gefühl der innerlichen Schwäche. Irgendetwas an ihnen scheint nicht in Ordnung zu sein, sie fühlen sich hässlich, nicht liebenswert und bemühen sich sehr, diese eingebildeten Tatsachen nicht nach außen hin bekannt werden zu lassen.
- Damit dies gelingt versuchen sie, sich unauffällig an die Gesellschaft anzupassen, imitieren ihr Aussehen, ihre Trends, bemühen sich, möglichst nicht aufzufallen und sind gleichzeitig auch sehr verschwiegen. Sie vertuschen und lügen, nur um den Schein des Unauffälligen zu wahren.
- Im Laufe der Zeit werden sie aber immer merkwürdiger und ziehen sich langsam von den Menschen zurück. Sie werden zu introvertierten Geheimniskrämern, bekommen fixe Ideen, Zwangs- oder Wahnvorstellungen.
- Hierbei glauben sie, ihr Körper und Geist seien voneinander getrennt und würden verschiedene Dinge wollen. Sie glauben, ihr Körper sei aus Glas oder besessen von einer fremden Macht. Dies kann zu einem sehr fanatischen und oft auch religiösen Wahn führen.
- Durch dieses scheue, wenig von sich preisgebende, aber häufig auch in frühen Stadien sehr höfliche und dankbare Verhalten ist der Thuja-Patient nicht leicht als solcher zu erkennen. Hier können uns spezifische körperliche Beschwerden oder weitere wichtige Krankheitsauslöser in der Wahl des Arzneimittels weiterhelfen.
- Ursachen der Thuja-Pathologien sind neben dem Tripper oft Impfungen oder Unterdrückungen von Warzen! Außer den äußerlich sichtbaren Warzen und anderen „versteckten" inneren Wucherungen leiden die Patienten häufig unter Atemwegserkrankungen und urogenitalen Beschwerden.
- Ähnlich den anderen sykotischen Arzneimitteln geht es ihnen durch feuchtes Wetter schlechter, und viele ihrer Absonderungen zeigen eine gelbgrüne oder wieder eine der Thuja-Hecke entsprechende grüne Farbe.

Thuja occidentalis

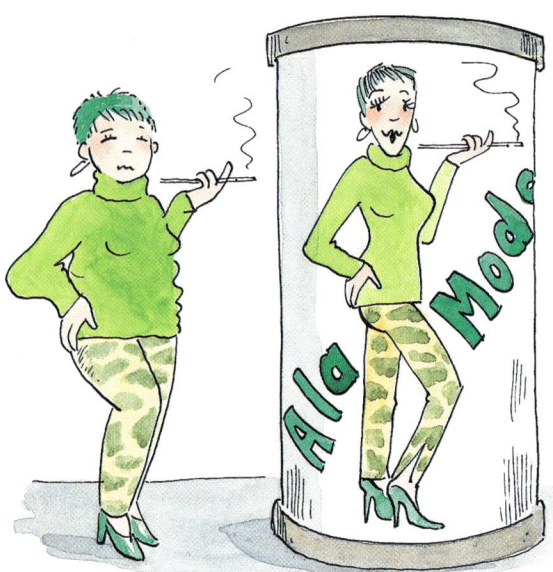

● Gefühl, hässlich zu sein –
geht mit der Mode und passt sich an

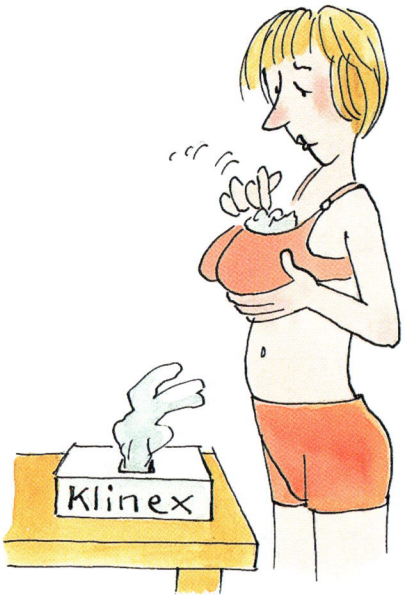

● Schwaches Selbstwertgefühl –
lügt und manipuliert

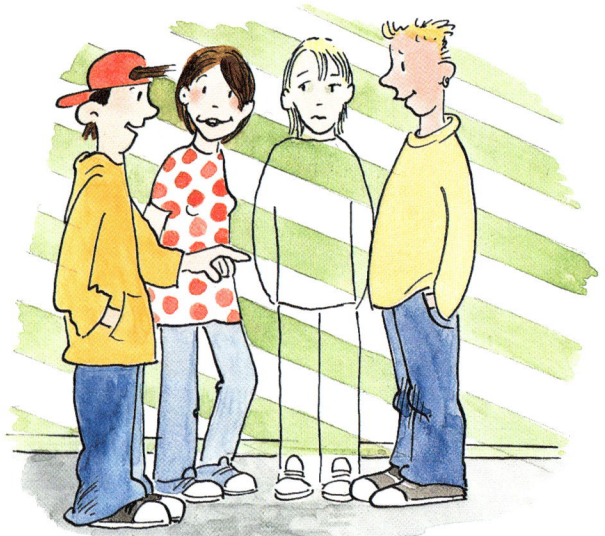

● Will nichts von sich preisgeben –
versucht, nicht aufzufallen

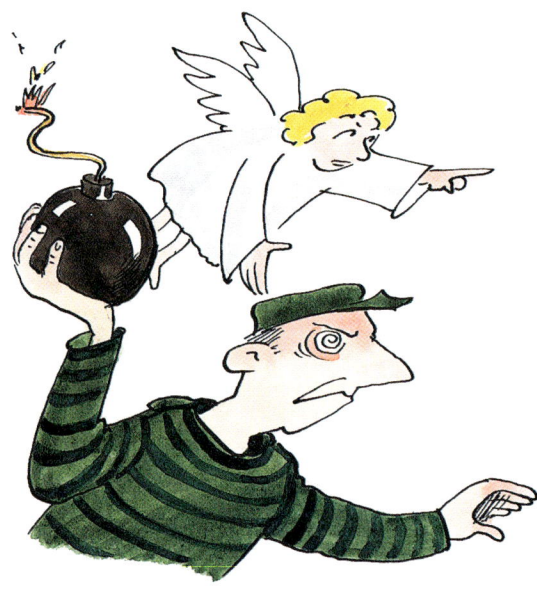

● Glaubt, eine übermenschliche Macht kontrolliere ihn –
religiöser Fanatismus

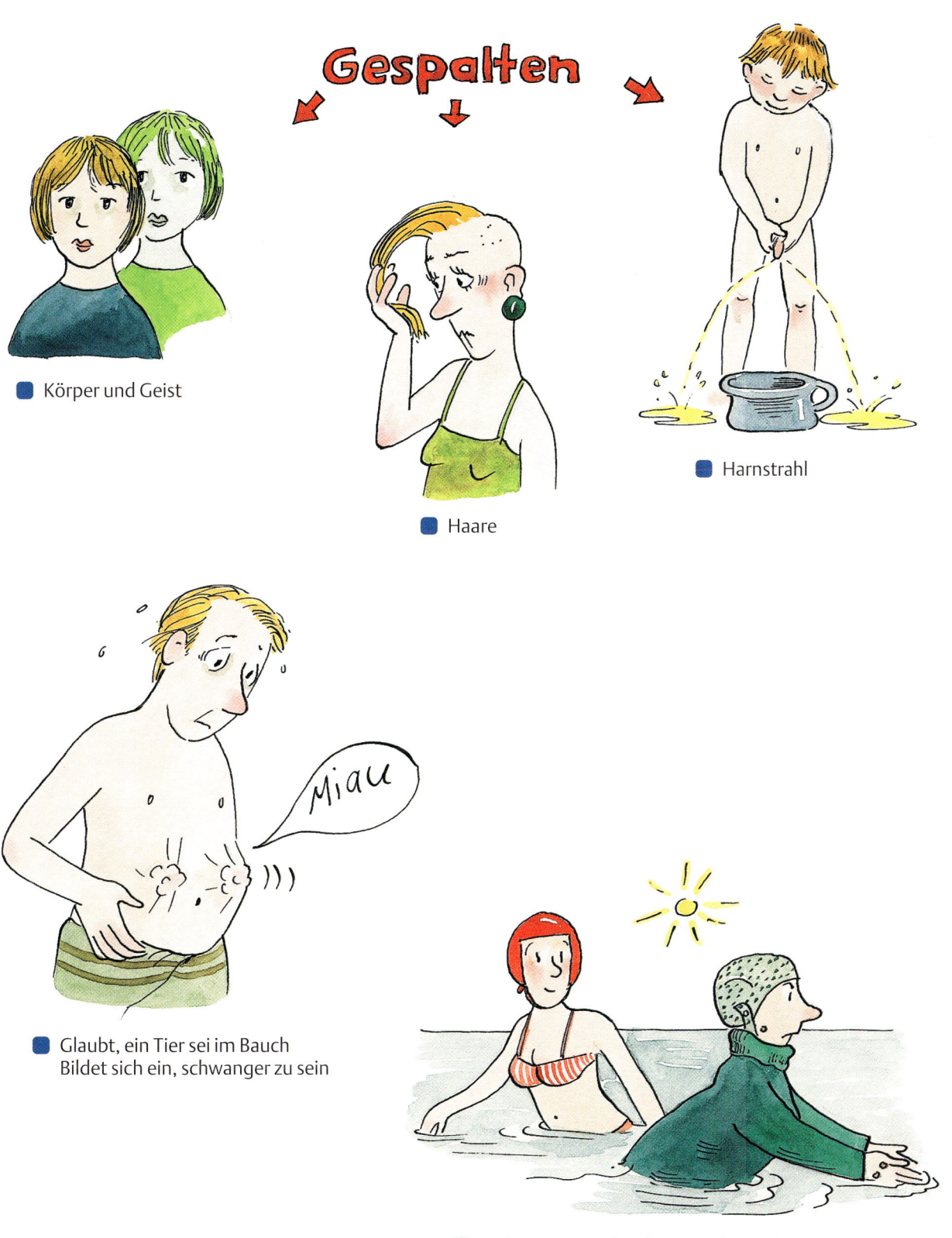

Thuja occidentalis

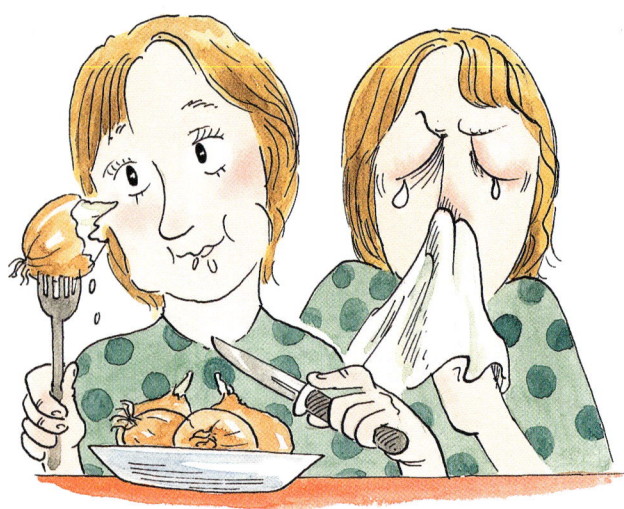

- Verlangen nach oder Abneigung gegen Zwiebeln

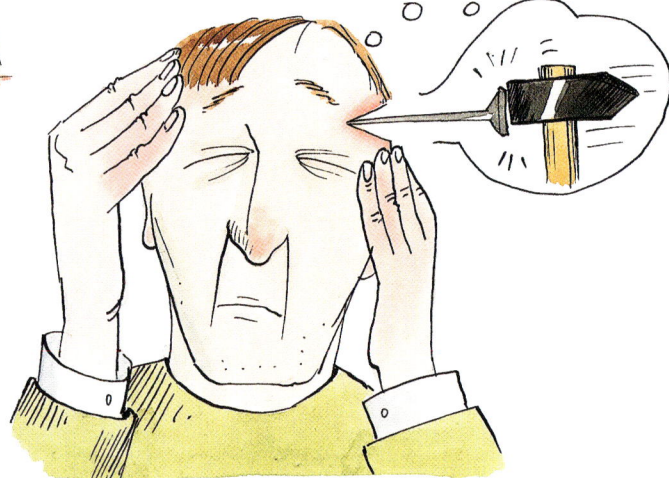

- Kopfschmerz, als ob ein Nagel hineingetrieben würde – häufig an der linken Schläfe oder Stirn

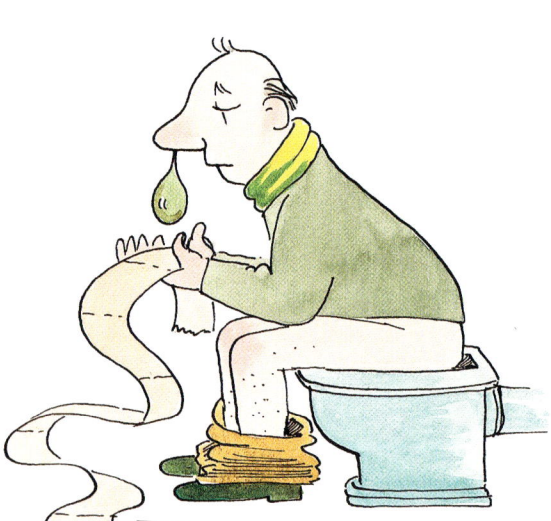

- Schnupfen während des Stuhlgangs

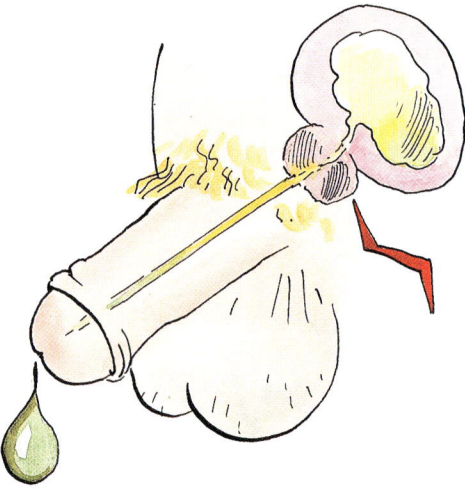

- Grün-gelbe Absonderungen aus der Harnröhre – Entzündung der Genitalien

Tuberculinum

Nosode, hergestellt aus einem tuberkulösen Abszess

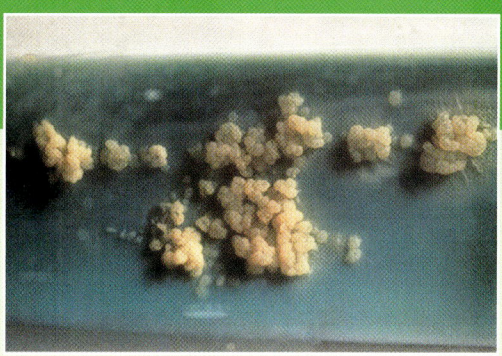

Eine der Ursachen für den erneuten globalen Anstieg der Tuberkulose nach 1980 ist die „rastlose" Zunahme des Welthandels und Verkehrs auf Grund der Freiheitsbestrebungen der Völker und dem Wegbrechen vieler Grenzen. Dieses ebenfalls rastlose Verlangen nach Freiheit, Ortswechseln und Grenzenlosigkeit zeigen auch Tuberculinum-Menschen.

- Das bedrohliche Gefühl der ehemals Tuberkulosekranken, in ihrer Atmung stark eingeschränkt und dem Ersticken nahe zu sein, überträgt sich (auch noch über Generationen als Miasma) als allgemeines Empfinden, eingeengt oder eingesperrt zu sein auf Tuberculinum-Menschen und erklärt ihren auffallenden Freiheitsdrang und die starke Abneigung gegen alle Arten von Einschränkungen.
- Jegliches Verweilen in einer Position oder Situation macht sie unruhig und lässt sie oft hektisch und ruhelos immer irgendetwas in ihrem Leben verändern.
- Sie brauchen einen ständigen Wechsel, sei es vom Wohnort, der Arbeitsstelle oder vom Partner. Ähnlich einem sich stets auf Wanderschaft befindlichen Zigeuner treibt es sie immer weiter und zwingt sie, ihrem starken inneren Ruf nach Veränderungen rastlos zu folgen.
- Durch Ruhe und der damit verbundenen geringen Bewegung kommt unbewusst das Gefühl der bedrohenden Einengung wieder, und so geht es ohne lange Pausen aktiv immer weiter.
- Ihr Leben ist atemlos, voller Drang nach Veränderungen, Freiheit und Erfüllung ihrer Sehnsüchte.
- Sie glauben, das Leben sei kurz und wollen es daher möglichst intensiv auskosten. Lieber kurz, frei und heftig gelebt, als lange, nach Vorschriften und eintönig.
- Auf der Suche nach Intensität und Erregung wollen sie Liebe, Spaß und Abenteuer ohne Einengungen und Beschränkungen anderer genießen und jagen ruhelos von einer Abwechslung zur nächsten.
- Durch diese kurzen oberflächlichen Trips werden sie auf Dauer aber sehr unzufrieden, immer reizbarer und auch aggressiver.
- Tuberculinum-Menschen können sehr bösartig sein. Sie sind Egoisten, denen es nur um sich und die Erfüllung ihrer Wünsche geht. Was andere wollen, lässt sie meistens ziemlich kalt.
- Tuberculinum ist als Arznei oft schon bei Kindern angezeigt. Diese sind ebenfalls ruhelos, launisch, mit keinem Spielzeug lange zufrieden und können sehr böse werden.
- Mit direkter Absicht können sie kaltblütig anderen Menschen weh tun – Bestrafungen oder Zurechtweisungen sind ihnen total egal.
- Auf der körperlichen Ebene leiden Tuberculinum-Menschen auf Grund einer Abwehrschwäche an zahlreichen Infektionen oder an Allergien und sind durch ihre ständigen chronischen Beschwerden häufig sehr schwach und erschöpft.
- Sie zeigen eine besondere Anfälligkeit für Atemwegserkrankungen – und schon ihr oft nur schmaler Brustkorb zeigt uns eine verminderte Leistungsfähigkeit dieser Region an.
- Oft besteht eine Abneigung oder sogar Allergie gegen Katzen. Vielleicht, weil sie ihnen unbewusst eine zufriedene Freiheit und Unabhängigkeit vorleben, die sie selbst fast nie im Leben erreichen.

Tuberculinum

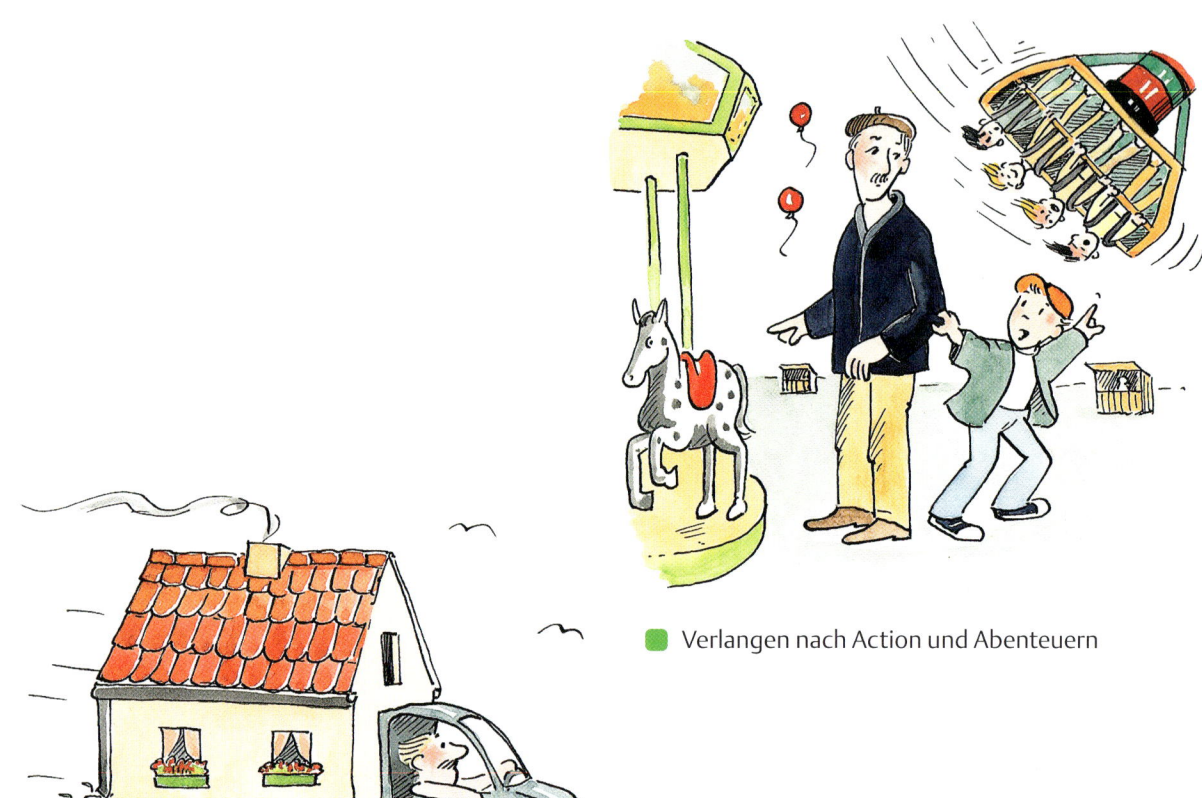

● Verlangen nach Action und Abenteuern

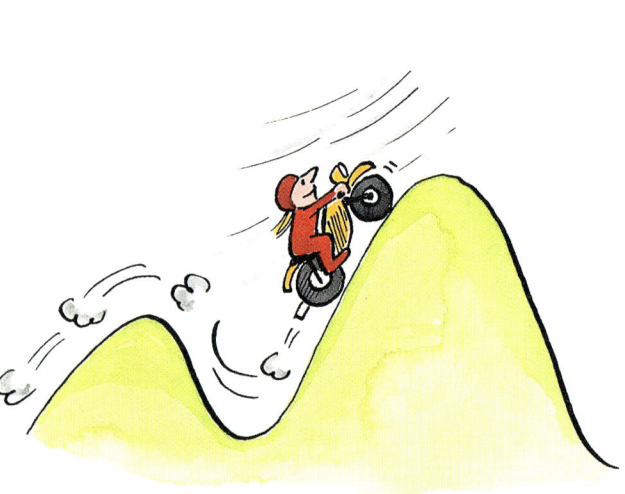

● Starkes Verlangen zu reisen

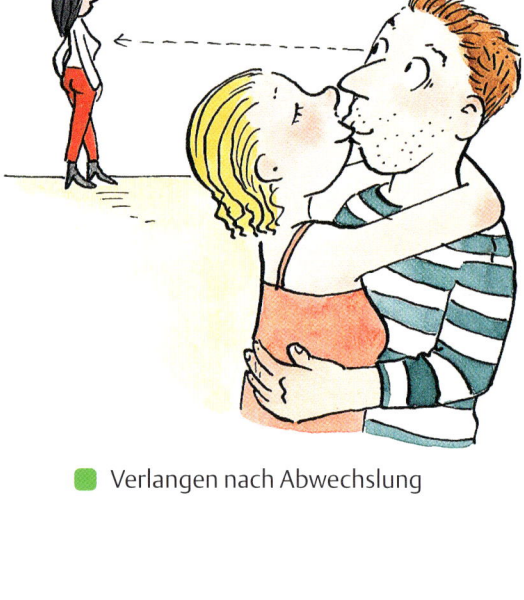

● Verlangen nach Abwechslung

● Liebt den Wind und die Berge

Tuberculinum

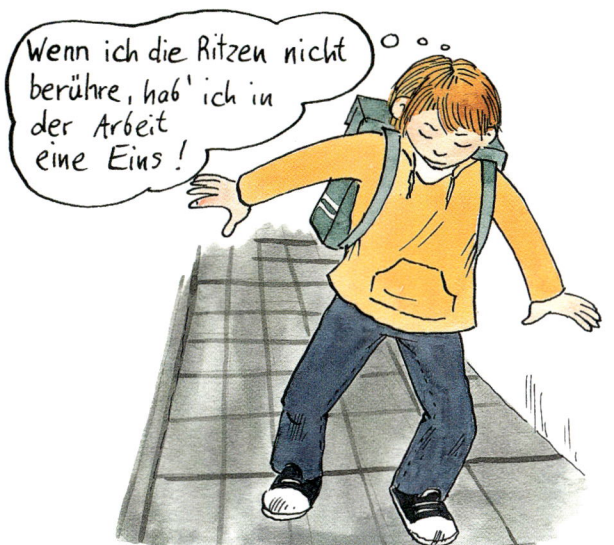

● Neigung zu rituellem und zwanghaftem Verhalten

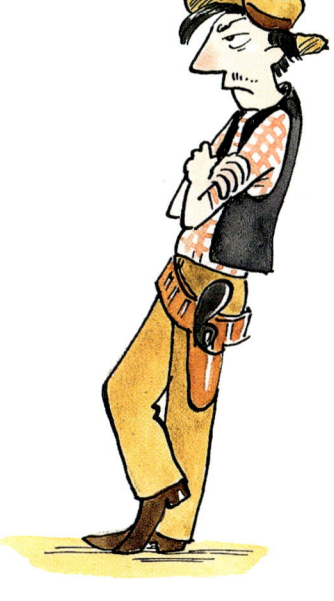

● Oft unzufrieden und gelangweilt

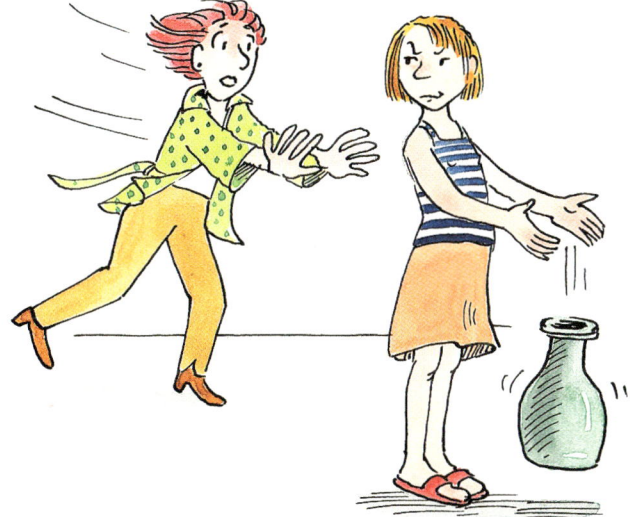

● Ungehorsames und bösartiges Verhalten

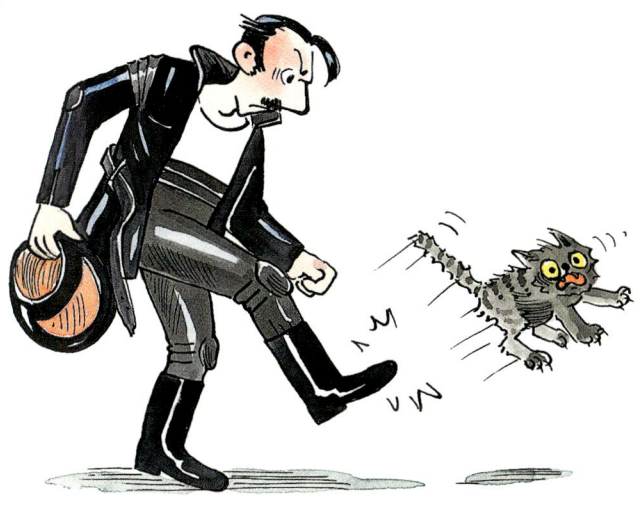

● Reizbar und gewalttätig
  Katzenallergie

Tuberculinum

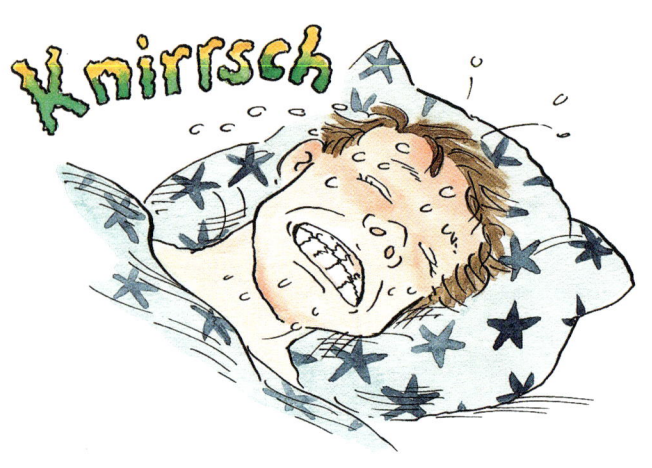

● Nachtschweiß und Zähneknirschen

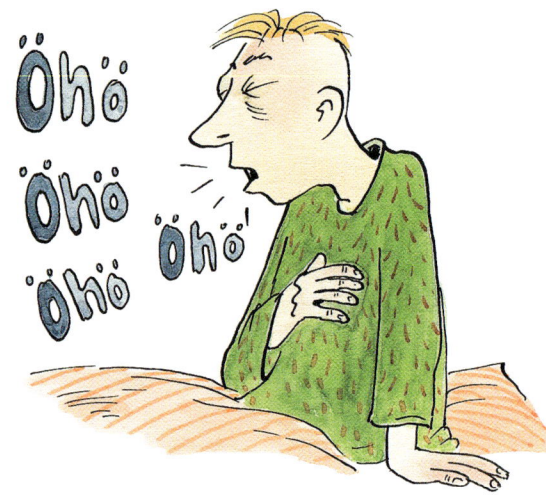

● Harter, kurzer, trockener Husten – häufige Atemwegserkrankungen

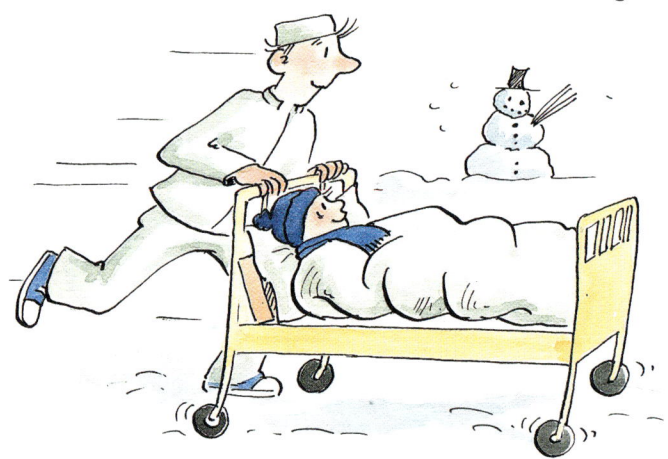

● Besserung ihrer Beschwerden im Freien

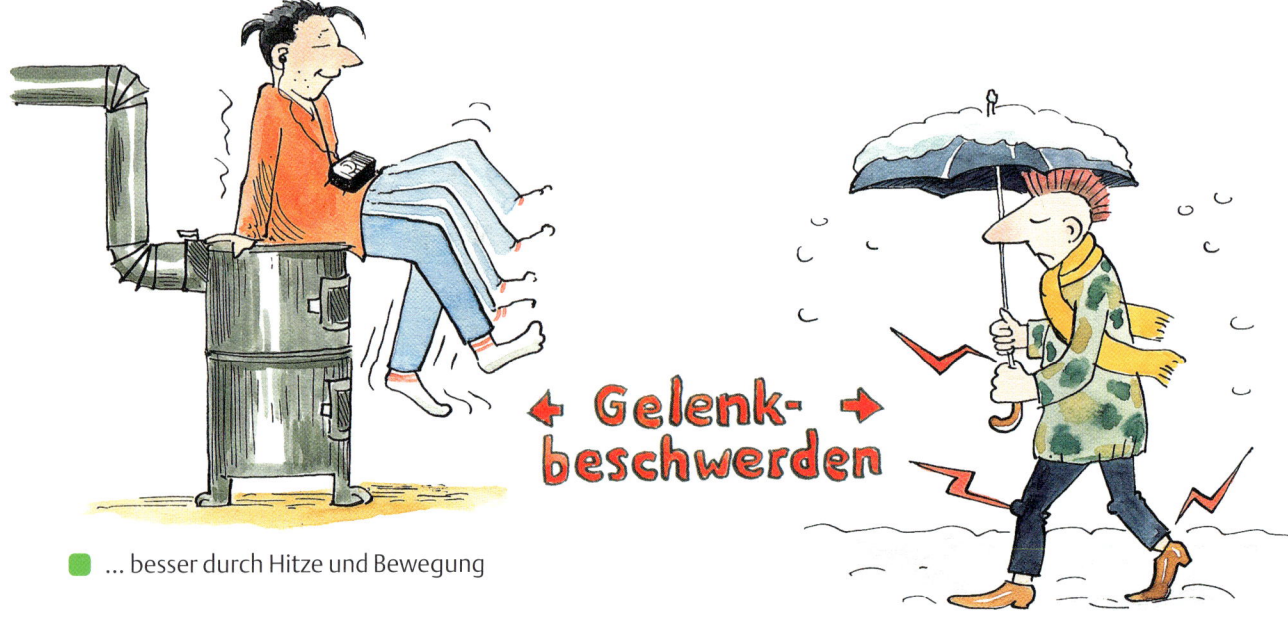

● ... besser durch Hitze und Bewegung

● ... schlechter durch kaltes und nasses Wetter

Veratrum album

Brechwurz

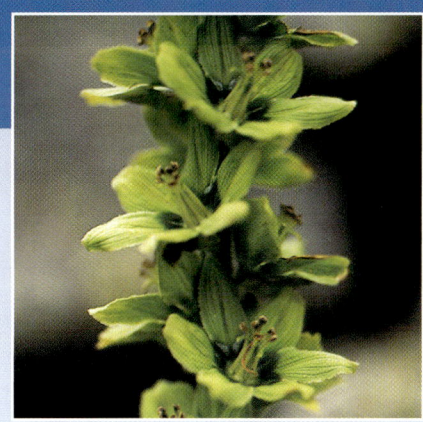

Der Name „veratrum" bedeutet übersetzt „wenden" und besagt, dass die Einnahme der Pflanze den Geist „wenden" und zum Wahnsinn treiben kann. Schon Samuel Hahnemann behauptete, dass fast ein Drittel der Patienten in den „Irrenhäusern" der damaligen Zeit Veratrum album als Medikament benötigten.

- Veratrum-album-Menschen sind oft sehr geschäftige Personen, die andauernd und ruhelos in Bewegung sind und ein enormes Energiepotenzial besitzen.
- Dieses äußert sich bei Kindern noch in bedeutungslosem andauerndem Wiederholen von meist sinnlosen Tätigkeiten wie dem Stapeln von Gegenständen oder Zerschneiden von Papier, wird aber, je älter diese Menschen werden, immer mehr auf nur ein Ziel kanalisiert: viel Geld zu verdienen, beruflich oder sozial aufzusteigen – und sich damit in der Anerkennung anderer zu sonnen.
- Veratrum-album-Menschen suchen daher unaufhörlich und auffallend schmeichlerisch nach Aufmerksamkeit in ihrer umgebenden Gesellschaft. Sie sind überfreundlich, extrem zuvorkommend, umarmen schnell andere Personen und bemühen sich scheinbar herzlich um deren Interesse.
- In ihrem unablässigen Bestreben, ihre gesellschaftliche oder berufliche Stellung zu verbessern, arbeiten sie sehr ehrgeizig und zeigen in ihrem begierigen Eifer enormen Einfallsreichtum und Ausdauer.
- Ehrgeizige Bestrebungen sehen wir bei vielen Arzneimitteltypen, aber auffallend für Veratrum-album-Menschen ist dabei ihr gefühlloser Einsatz von „unsauberen" Methoden, denn sie scheuen nicht davor zurück, auch Lügen, Manipulationen oder betrügerische Handlungen für das Erreichen ihrer Ziele zu gebrauchen. Ihr Umfeld soll glauben, dass sie es geschafft haben, reiche oder bedeutende Persönlichkeiten zu sein, und dafür ist ihnen jedes Mittel recht.
- Ursache dieses rücksichtslos aufstrebenden Verhaltens ist die niederschmetternde Erfahrung, schon einmal eine höhere soziale Position verloren zu haben. Entweder wurde dieses Ereignis bei einem Elternteil erlebt und „vererbt" oder aber bewusst am eigenen Leib gespürt. Dieser ehemalige Absturz treibt sie jetzt an. Sie wollen dringend wieder hinauf!
- In diesem Streben können sie oft sehr selbstgerecht und hochnäsig werden. Sie sind davon überzeugt, einfach etwas Besseres zu sein und definitiv ganz nach oben zu gehören.
- Nimmt dieses Gefühl noch weiter zu, so glauben sie in ihrem Größenwahn, gar göttlich zu sein. Wir sehen in diesen Stadien der Gemütserkrankung einen Identitätswechsel vom eigenen Ich hin zur Identität Gottes. Entweder sind sie Gott selber, sein Sohn oder ein verkündender Prophet. Veratrum album ist ein wichtiges Arzneimittel für viele psychische Erkrankungen – von der harmlosen Wahnidee bis hin zur schweren Psychose.
- Neben den hier beschriebenen seelischen Pathologien kann dieses Arzneimittel aber auch für eine Vielzahl körperlicher Beschwerden nützlich sein und hat sich vor allem in der Behandlung von Kollapszuständen und Erkrankungen des Magen-Darm-Traktes bewährt.
- Es hat bei akuten Erkrankungen sehr viele Ähnlichkeiten mit *Arsen*, da beide Arzneimittel unter anderem bei entkräfteten, stark frierenden Patienten angezeigt sind, die unter heftigem Durchfall und Erbrechen leiden können. Veratrum album ist somit ein weiteres wichtiges Medikament in der Behandlung der Cholera.

Veratrum album

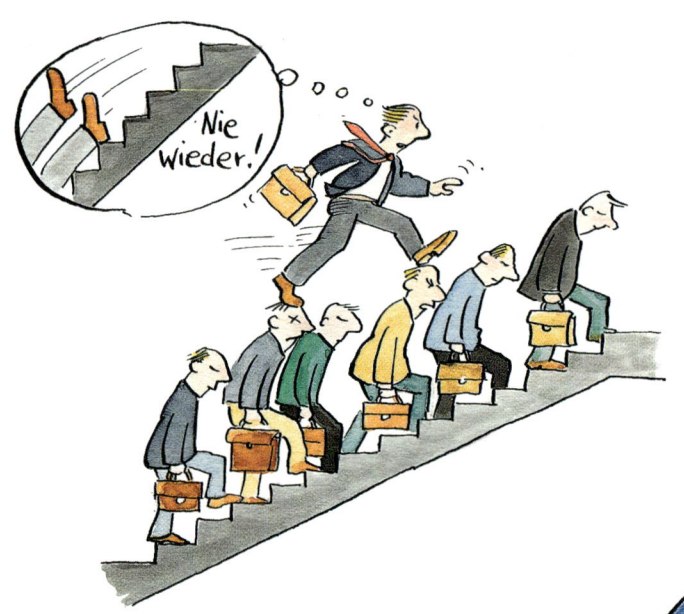

- Beschwerden durch geschäftlichen oder sozialen Abstieg – will nun, ohne Rücksicht auf andere, dringend wieder hinauf

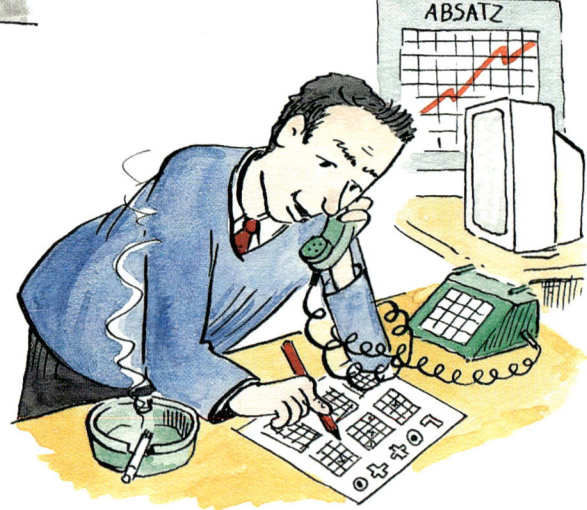

- Sehr ehrgeiziges Verlangen, reich zu werden und aufzusteigen

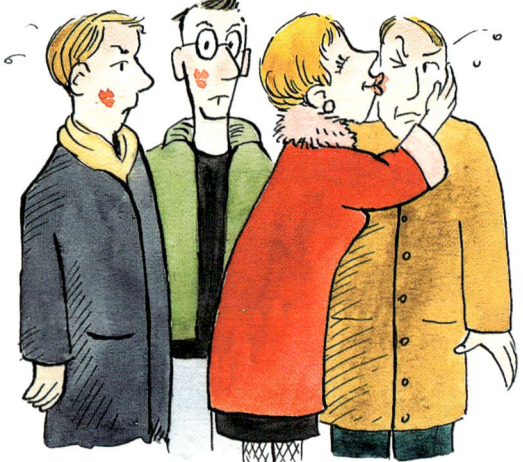

- Will jedem gefallen – umarmt und küsst alle

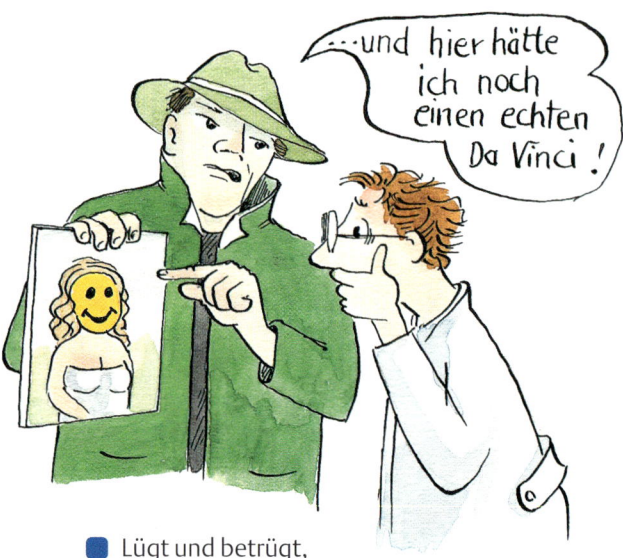

- Lügt und betrügt, um seine Ziele zu erreichen

Veratrum album

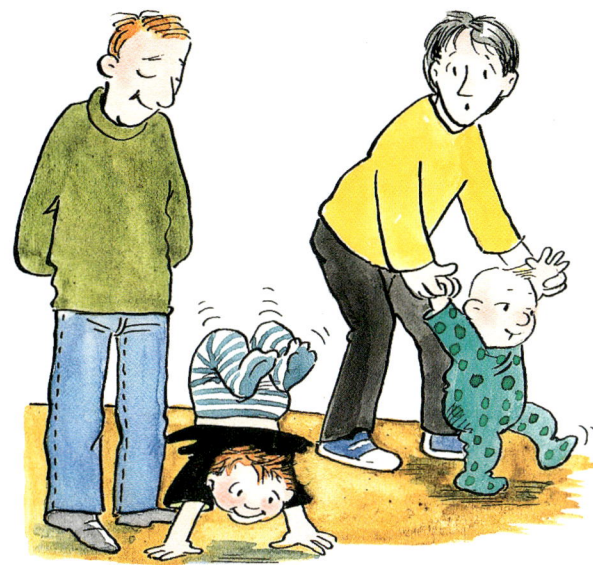
- Frühreife Kinder

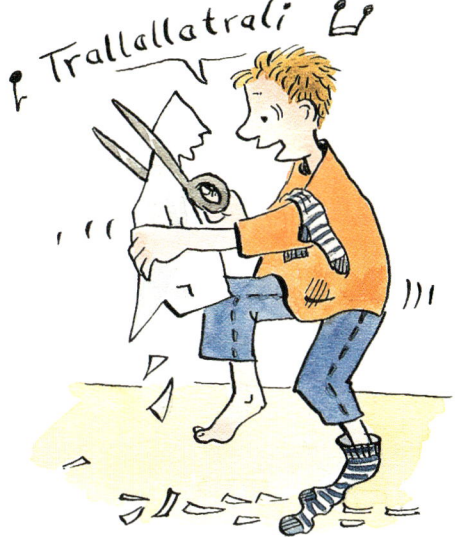
- Planlose Wiederholungshandlungen – zerschneidet Dinge

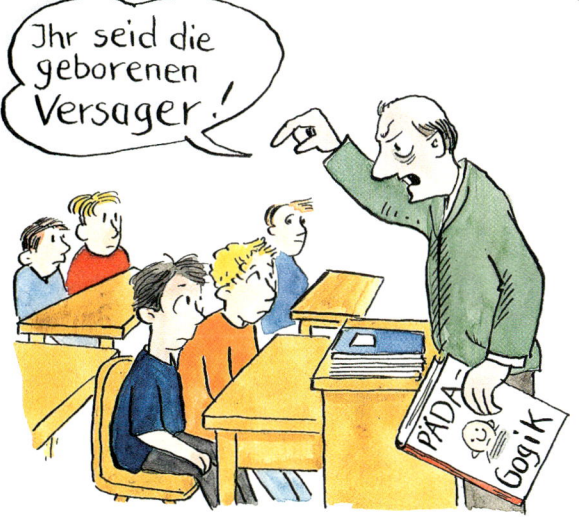
- Schnell kritisch und tadelnd – grob und hartherzig

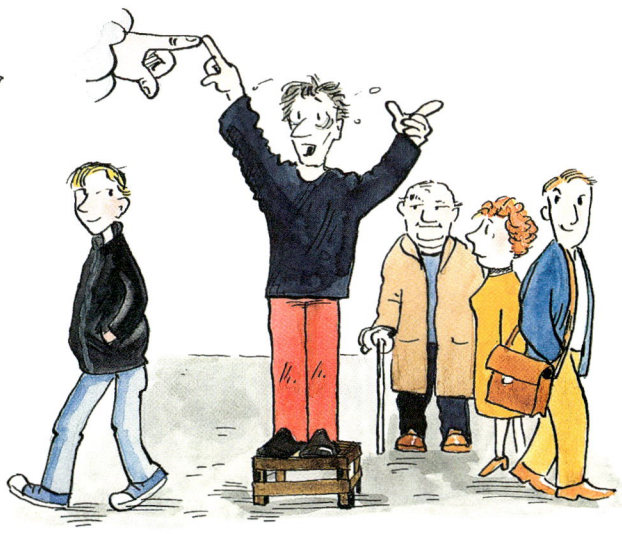
- Religiöse Wahnideen – glaubt, er sei Gott oder ein Prophet

Veratrum album

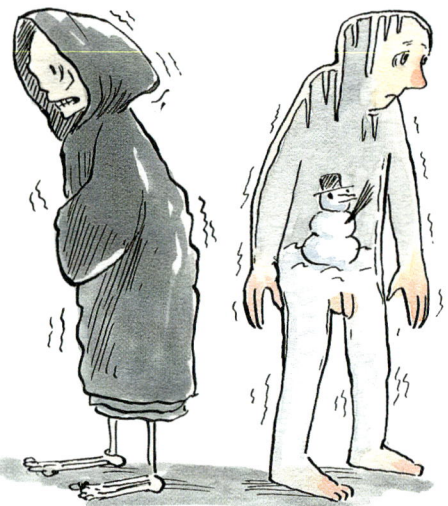

- Extrem frierende Patienten
  Eiskalter Körper

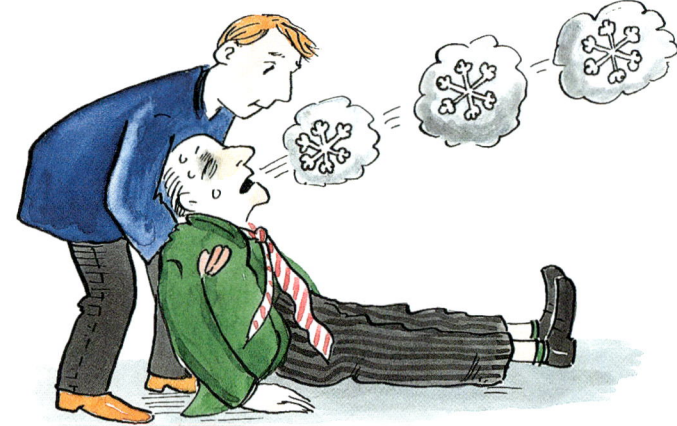

- Akuter Kollaps!
  Kalter Schweiß und eiskalter Atem

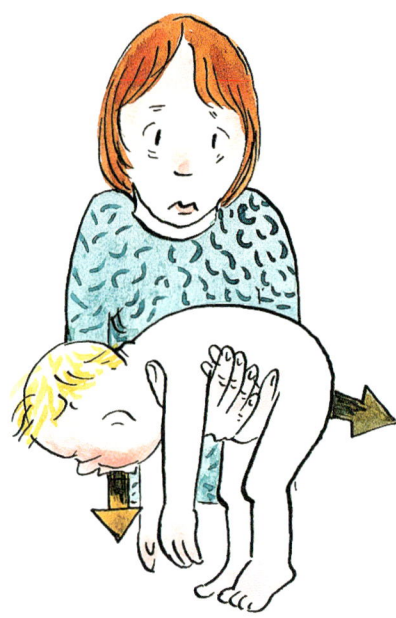

- Durchfall und Erbrechen gleichzeitig –
  Cholera

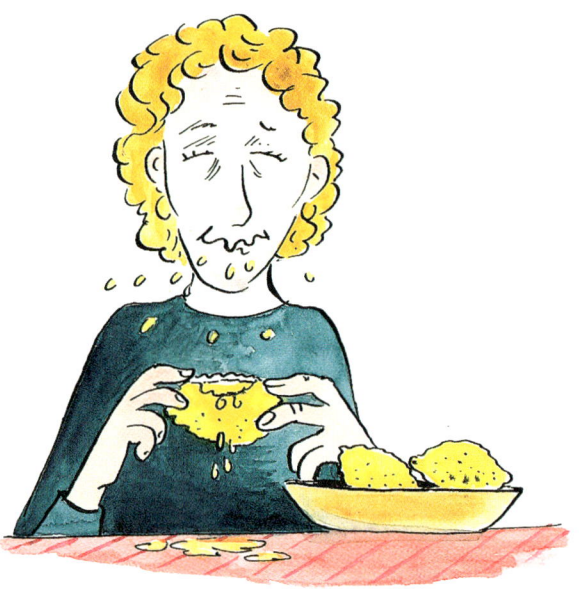

- Verlangen nach Zitronen –
  Verlangen nach sauren Speisen oder Getränken

Zincum metallicum

Zink

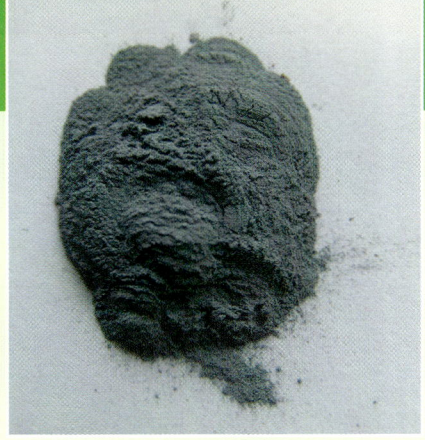

Zink kommt in der Natur in gebundener Form als Zinkspat, Zinkblende oder Kieselzinkerz vor. Diese „unreinen" Zinkformen sind für Säuren angreifbar – reines Zink dagegen ist säurebeständig. Diese Tatsache lässt sich mit den Patienten vergleichen, die Zincum metallicum benötigen. Werden auch sie durch aufgeladene Schuld „unrein", so fühlen sie sich verfolgt, schnell angegriffen und werden krank.

- Zincum-metallicum-Patienten erkennt man in der Praxis oft an ihrer nervösen Überreizung. Sie scheinen unter andauernder Anspannung zu stehen, sind unruhig, zappeln viel und leiden unter Zuckungen. Typisch sind ihre ruhelosen Beine. Zincum ist ein wichtiges Heilmittel für das „Restless-Legs"-Syndrom.
- Für die Entstehung dieser neurologischen Symptome sind oft Unterdrückungen verantwortlich, einerseits von Hautausschlägen, von natürlichen Absonderungen wie Schweiß oder der Menstruation, aber andererseits auch von Emotionen oder Schuldgefühlen.
- Zincum-metallicum-Patienten glauben oft, ein Vergehen im Leben begangen zu haben und deswegen nun schuldig zu sein. Sie fühlen sich verfolgt und würden am liebsten fliehen. Passend dazu beginnen ihre Beine unruhig zu werden. Wie kommt es zu diesen Gedanken?
- Gesunde Zincum-metallicum-Menschen sind voller Lern- und Arbeitseifer. Sie sprühen vor Ideenreichtum und Kreativität, setzen sich hohe Ziele und versuchen, diese stets zu erreichen. Das Leben erwartet ihren ganzen Einsatz, und voller Bereitschaft und der Überzeugung, viel darin erreichen zu können, geben sie sich ihren Aufgaben hin.
- Versagen sie aber dann bei der Realisierung dieser Aufgaben, sei es im Beruf oder in Prüfungen, so bricht die Illusion ihres eigenen Könnens zusammen. Sie sind schnell enttäuscht, glauben, einen wirklich unverzeihlichen Fehler begangen zu haben und bekommen nun Schuldgefühle.
- Daraus entwickeln sich die beschriebenen Verfolgungsängste, die sie denken lassen, bestimmt bald verhaftet und bestraft zu werden. Diese Ängste lassen sie nicht mehr zur Ruhe kommen und bewirken eine permanente innere Anspannung, die für die Entstehung von zincumtypischen Symptomen verantwortlich ist.
- Das Nervensystem bildet hierbei die Hauptplattform der körperlichen Zincum-Pathologie. Diese erstreckt sich von relativ harmlosen Zuckungen bis hin zu schweren neurologischen Erkrankungen wie Parkinson, Chorea, Hirnhautentzündungen oder aber sogar gewalttätigen Delirien.
- Im Rahmen ihrer Erkrankung werden die Patienten zunehmend reizbar und bekommen heftige Wutausbrüche. Ihre Anspannung lässt sie hier noch schnell explosiv überreagieren, führt aber bei langer Krankheitsdauer zu einem massiven Zusammenbruch ihrer Kräfte.
- Die Patienten entwickeln Depressionen, ziehen sich immer mehr zurück, werden sehr apathisch und zeigen schließlich das genaue Gegenteil der einst geistig so klaren und hochaktiven Menschen.
- Ihr früher sehr reger und aktiver Geist wird immer langsamer und stumpft ab. Das Denken fällt ihnen sehr schwer, und oft müssen sie eine ihnen gestellte Frage selber wiederholen, ehe sie diese verstehen und eine (oft langsam gesprochene) Antwort darauf geben können.
- Am Ende sehen wir einen zerstreuten und kollabierten Menschen, der oft nur noch glaubt, durch den Tod Erleichterung finden zu können.

Zincum metallicum

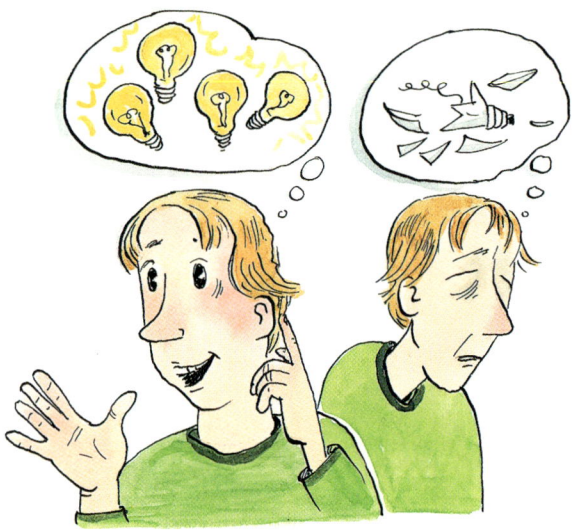

- Geistige Übererregbarkeit – aber später oft totale geistige Erschöpfung

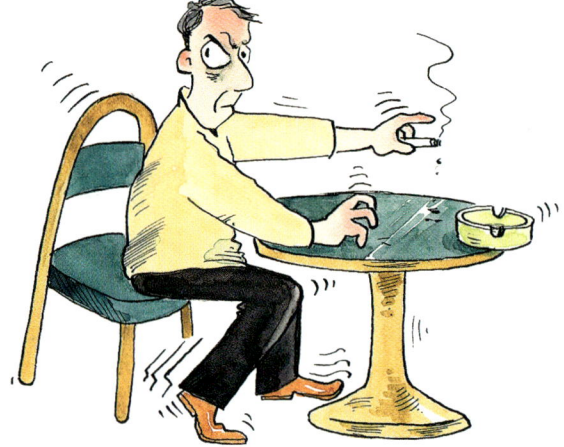

- Furcht, angegriffen, überfallen oder verhaftet zu werden – enorme Anspannung und Unruhe

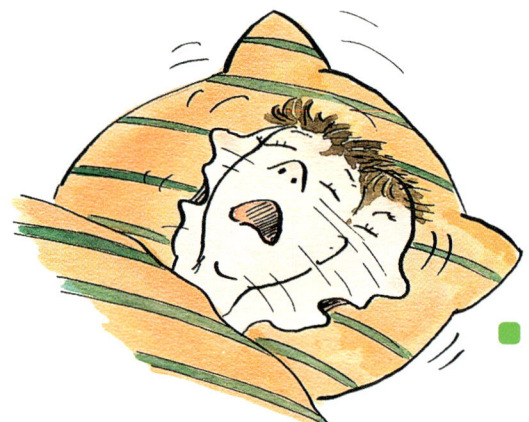

- Akute Krankheiten mit Rollen des Kopfes

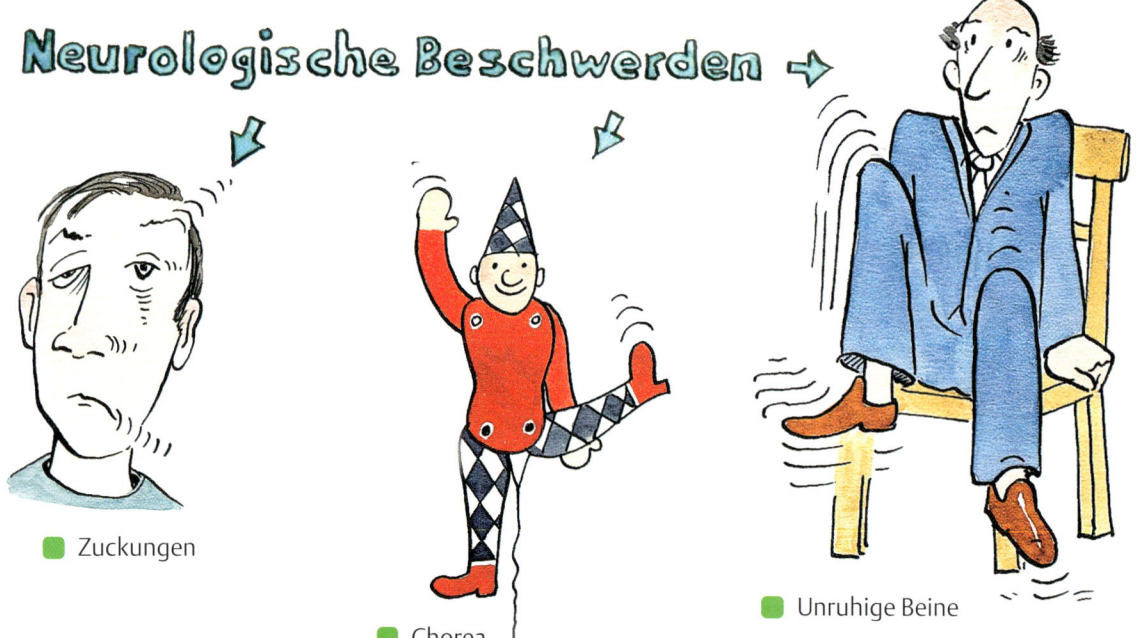

Neurologische Beschwerden

- Zuckungen
- Chorea
- Unruhige Beine

Zincum metallicum

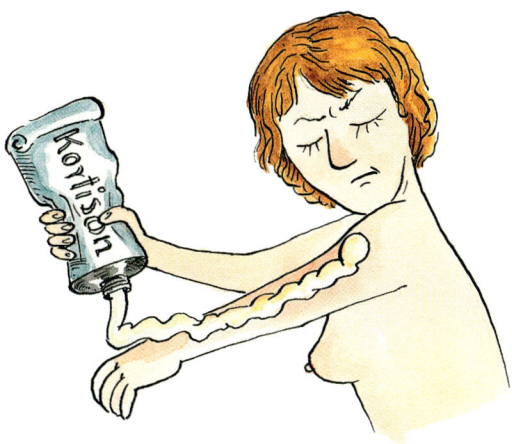

- Beschwerden durch unterdrückte Hautausschläge

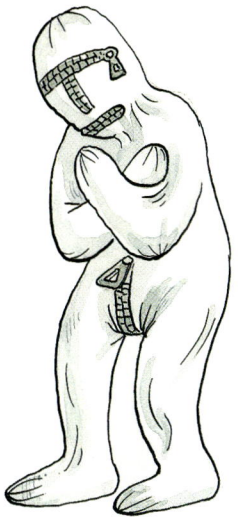

- Beschwerden durch unterdrückte Absonderungen

Krank durch Unterdrückung

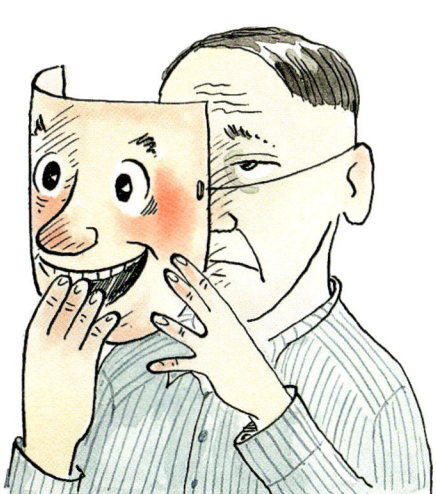

- Beschwerden durch unterdrückte Gemütsbewegungen

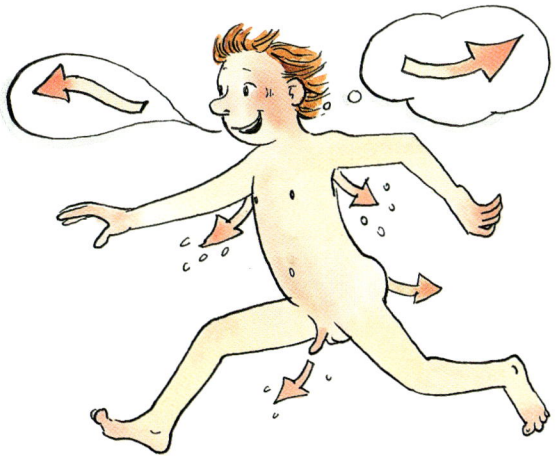

- „Herausfließen" ihrer Absonderungen oder Gedanken bessert

Zincum metallicum

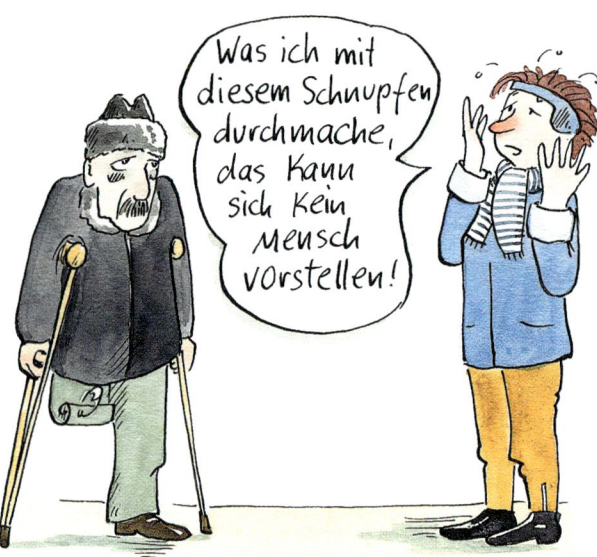

- Jammert und klagt viel

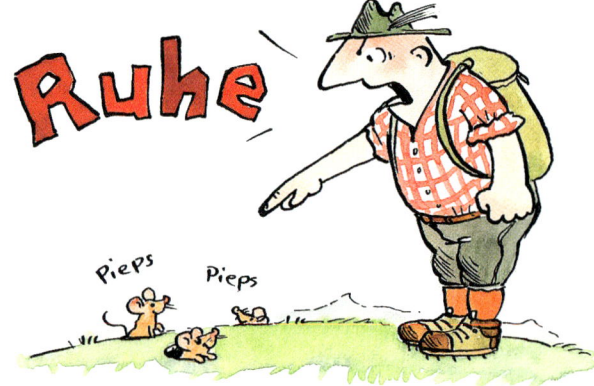

- Empfindlich gegen Geräusche – besonders gegen Stimmen

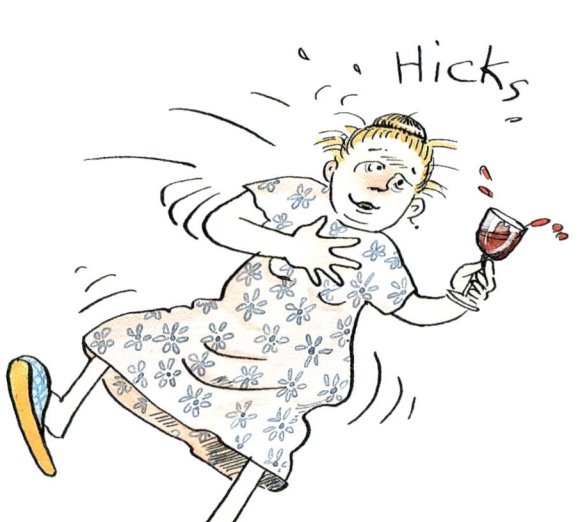

- Wein verschlimmert ihr Befinden

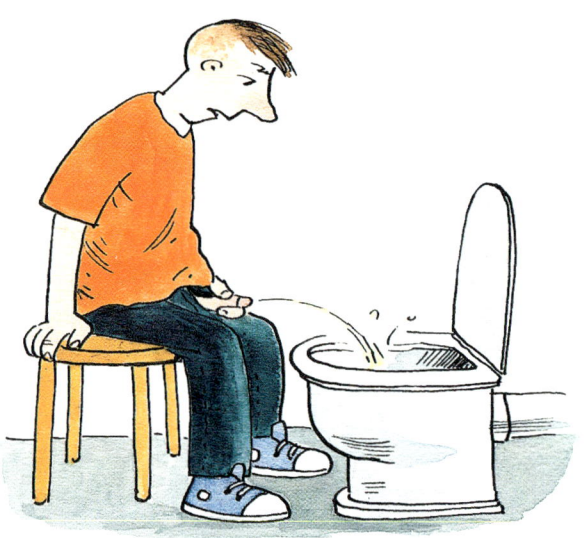

- Kann besser im Sitzen als im Stehen urinieren

Literatur

Bomhard M: Symbolische Materia Medica 3. Auflage. Berlin: Verlag Homöopathie und Symbol; 1999.

Boerike W: Handbuch der homöopathischen Materia Medica. 1. Auflage. Heidelberg: Haug Verlag;1992.

Clarke J H: Der neue Clarke, Enzyklopädie für den homöopathischen Praktiker. Radar – Enzyklopaedia Homöophatica. Version 9. Assesse: Archibel; 2004.

Cowperthwaite A: Charakteristika homöopathischer Arzneimittel. 1. Auflage.Stuttgart: Haug Verlag; 2002.

Friedrich P E: Charaktere homöopathischer Arzneimittel. 3. Auflage. Höhenkirchen-Siegertsbrunn: Traupe-Vertrieb; 1997.

Lippe A: Handbuch homöopathischer Charakteristika. 1. Auflage. Stuttgart: Haug Verlag; 2003.

Mezger: Gesichtete Homöopathische Arzneimittellehre Band 1+2. 10. Auflage. Stuttgart: Haug Verlag; 1993.

Morrison R: Handbuch der homöopathischen Leitsymptome und Bestätigungssymptome. 2. Auflage. Groß Wittensee: Kai Kröger Verlag; 1997.

Müller K J: Acidum phosphoricum. 3. Auflage. Zweibrücken: Eigenverlag;1999.

Müller K J: Argentum nitricum. 2. Auflage. Zweibrücken: Eigenverlag;1995.

Müller K J: Carcinosinum Band 1. 9. Auflage. Zweibrücken: Eigenverlag; 2002.

Müller K J: Cimicifuga. 2. Auflage. Zweibrücken: Eigenverlag; 1998.

Müller K J: Lycopodium bei Frauen. 4. Auflage. Zweibrücken: Eigenverlag; 2001.

Müller K J: Opium. 2. Auflage. Zweibrücken: Eigenverlag; 1999.

Müler K J: Rhus Toxicodendron. 1. Auflage. Zweibrücken: Eigenverlag; 2002.

Müler K J: Thuja. 2. Auflage. Zweibrücken: Eigenverlag; 1995.

Sankaran R: Die Seele der Heilmittel. 1. Auflage. Mumbai (Indien): Homoeopathic Medical Publishers; 2000.

Scholten J: Homöopathie und Minerale. Utrecht: Scholten; 1994.

Vermeulen F: Synoptische Materia Medica Band 1. 2. Auflage. Groß Wittensee: Kai Kröger Verlag; 1998.

Vermeulen F: Homöopathische Substanzen – vom Element zum Arzneimittelbild. 1. Auflage. Stuttgart: Sonntag Verlag; 2004.

Vithoulkas G: Materia Medica Viva Band 1. 1. Auflage. Göttingen: Burgdorf Verlag 1991.

Vithoulkas G: Materia Medica Viva Band 6. 1. Auflage. Göttingen: Burgdorf Verlag 1995.

Vithoulkas G: Materia Medica Viva Band 7. 1. Auflage. Göttingen: Burgdorf Verlag 1995.

Vithoulkas G: Materia Medica Viva Band 8. 1. Auflage. Göttingen: Burgdorf Verlag 1996.

Vithoulkas G: Materia Medica Viva Band 9. 1. Auflage. Göttingen: Burgdorf Verlag 2002.

Vithoulkas G: Essenzen homöopathischer Arzneimittel. 1. Auflage. Höhr – Grenzhausen: Sylvia Faust Verlag; 2002.

Voegeli A: Leit- und wahlanzeigende Symptome der Homöopathie. 5. Auflage. Stuttgart: Haug Verlag; 2002.

Vornarburg B: Homöotanik Band 1: Zauberhafter Frühling. 1. Auflage. Stuttgart: Haug Verlag; 1996.

Vornarburg B: Homöotanik Band 2: Blütenreicher Sommer. 1. Auflage. Stuttgart: Haug Verlag; 1999.

Abbildungsnachweis

Hein Günter Beer, Oberasbach: S. 54

Alexander Gothe, Hofgeismar S. 117, 141

Homöopathisches Labor Gudjons, Stadtbergen: S. 89

Deutsche Homöopathie-Union, Karlsruhe: S. 10, 22, 38, 42, 50, 58, 62, 66, 69, 77, 81, 85, 93, 133, 157, 169, 181

Institut für Anorganische Chemie, Universität Stuttgart: S. 14, 39, 46, 105, 121, 129

Olaf Richter, Butzbach, und Michael Hadulla, Heidelberg: S. 97, 165

Roland Spohn, Engen: S. 101, 161, 173

Thieme Verlagsgruppe, Stuttgart: S. 26, 145, 149, 197

Bruno Vonarburg, Teufen, Schweiz: S. 2, 6, 18, 34, 73, 109, 125, 137, 177, 185, 193

aus Kayser FH, Bienz KA, Eckert J & Zinkernagel: Medizinische Mikrobiologie. Verstehen – Lernen – Nachschlagen. 10. Aufl. Stuttgart: Thieme; 2001: S. 113, 153, 189

Julia Drinnenberg, Hofgeismar: alle übrigen Abbildungen

Humorvoll, einprägsam, anschaulich

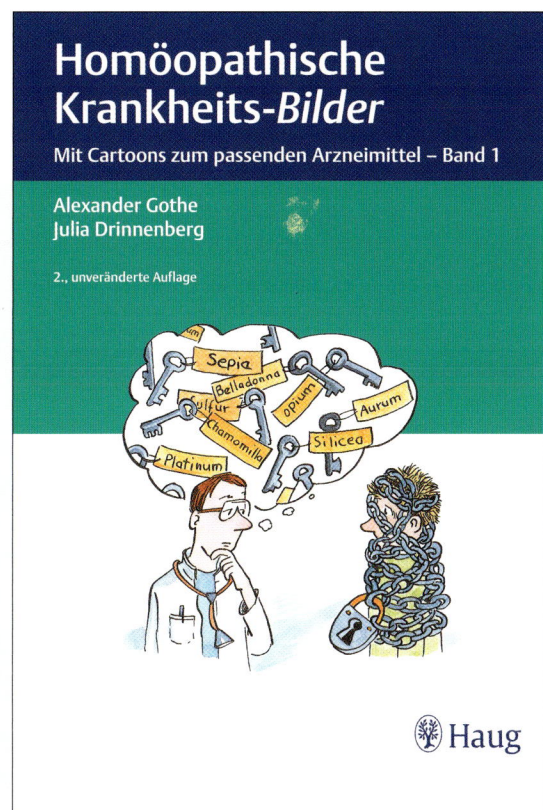

A. Gothe, J. Drinnenberg
Homöopathische Krankheits-*Bilder*
Mit Cartoons zum passenden Arzneimittel
Band 1
2., unveränderte Auflage 2012
202 S., 488 Abb., geb.
ISBN 978-3-8304-7470-8
49,99 € [D]

Sie leiden plötzlich unter sehr heftigen Kopfschmerzen, haben einen roten Kopf und rote Augen? Dann könnte Ihnen Belladonna oder ein anderes Arzneimittel aus diesem Buch helfen.

Denn hier finden Sie schnell die wichtigsten Arzneimittel für in der täglichen Praxis häufig vorkommende Erkrankungen. Witzige Cartoons bringen die Schlüsselsymptome auf den Punkt und machen so jede Arzneifindung zu einem unterhaltsamen Erlebnis. In der Kombination von kurzem Text und prägnantem Bild bleiben die Indikationen nachhaltig im Gedächtnis haften. Das Erlernen von Leitsymptomen und die Verbindung zur Praxis wird so zu einem Kinderspiel: Sie haben zu jeder Situation das passende Bild im Kopf.

Mit diesem Buch macht sogar das Lernen Spaß!

Tel. (0711) 8931-900   kundenservice@thieme.de
Fax (0711) 8931-901   www.haug-verlag.de
MVS Medizinverlage Stuttgart GmbH & Co. KG
Oswald-Hesse-Straße 50, 70469 Stuttgart

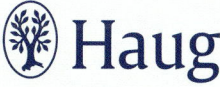

Lehrreich und unterhaltsam – Lernen mit Cartoons

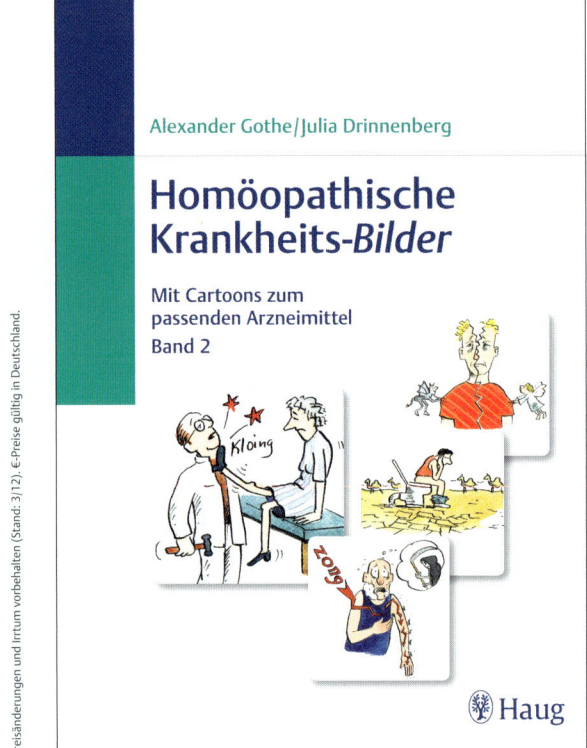

Gesichtsschmerzen, wie von der Zange gekniffen? Dann ist Verbascum thapsus das Mittel Ihrer Wahl.

Differenzierung homöopathischer Arzneimittel auf der Basis kurzer Texte und prägnanter Zeichnungen? Sehen Sie selbst, wie klar Ihnen die Wahl damit wird. Neben Krankheitsbildern aus der täglichen Praxis erfahren Sie in humorvoller Form auch etwas über schwere und lebensbedrohliche Krankheiten wie Krebs oder Herzinfarkt.

Die Cartoons helfen Ihnen, wichtige homöopathische Leitsymptome zu erkennen. Der Blick für Ihre Patienten wird von dieser Art der visuellen Darstellung nachhaltig geschärft.

A. Gothe, J. Drinnenberg
Homöopathische Krankheits-*Bilder*
Mit Cartoons zum passenden Arzneimittel
Band 2
2010, 206 S., 564 Abb., kart.
ISBN 978-3-8304-7261-2
39,95 € [D]

Tel. (0711) 8931-900   kundenservice@thieme.de
Fax (0711) 8931-901   www.haug-verlag.de
MVS Medizinverlage Stuttgart GmbH & Co. KG
Oswald-Hesse-Straße 50, 70469 Stuttgart

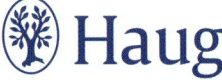